LEAH HAZARD

ÚTERO

A HISTÓRIA DE ONDE TUDO COMEÇOU

Tradução
Diego Franco Gonçales

Planeta

Título original: *Womb: The Inside Story of Where We All Began*

Preparação: Valquíria Matiolli
Revisão: Bonie Santos e Algo Novo Editorial
Revisão técnica: Melina Lichti
Projeto gráfico e diagramação: Vanessa Lima
Capa e ilustração de capa: Gabriela Pires

Para preservar a identidade das pessoas citadas, os nomes utilizados são fictícios.

CIP-BRASIL. CATALOGAÇÃO NA PUBLICAÇÃO
ANGÉLICA ILACQUA CRB-8/7057

Hazard, Leah
Útero: a história de onde tudo começou / Leah Hazard; tradução de Diego Franco Gonçales. - São Paulo: Planeta do Brasil, 2023.
352 p.

ISBN: 978-85-422-2182-4
Título original: Womb: The Inside Story of Where We All Began

1. Útero 2. Ginecologia 3. Obstetrícia I. Título II. Gonçales, Diego Franco

23-1596 CDD 612.6

Índice para catálogo sistemático:
1. Útero

MISTO
Papel produzido a partir de fontes responsáveis
FSC www.fsc.org FSC® C019498

Ao escolher este livro, você está apoiando o manejo responsável das florestas do mundo.

2023
Todos os direitos desta edição reservados à
Editora Planeta do Brasil Ltda.
Rua Bela Cintra, 986, 4º andar – Consolação
São Paulo/SP – 01415-002
www.planetadelivros.com.br
faleconosco@editoraplaneta.com.br

Para todo mundo.

O corpo não é sujo. Não há imundícies a serem perdoadas.
O corpo nao é um pedido de desculpas.

SONYA RENEE TAYLOR
"O corpo não é um pedido de desculpas" ("The Body is Not an Apology")

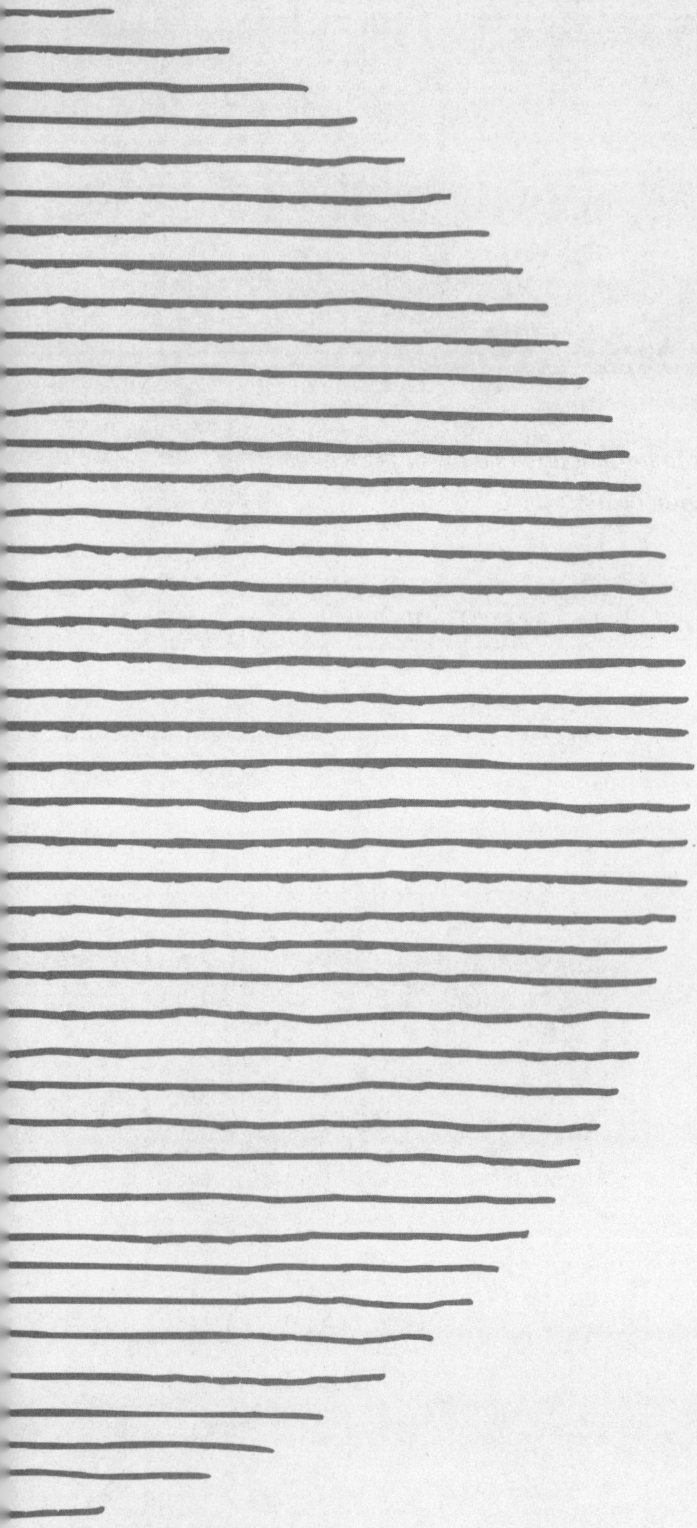

Sumário

Introdução

Em busca do útero

Há melhor lugar para aprender sobre anatomia do que em um museu dedicado às maravilhas do corpo humano?

Por um feliz acaso, é exatamente onde me encontro em uma brilhante manhã de outubro, quando até as torres de pedra de Edimburgo parecem reluzir sob o sol frio do outono. Estou adiantada para encontrar um amigo nesta cidade de pavorosas histórias de ladrões de corpos e fantasmas, e, ao passar pelo imponente arco da Royal College of Surgeons [Faculdade Real de Cirurgiões], uma inscrição na soleira faz um convite tentador demais para ser ignorado. "*Hic sanitas*", dizem as letras gravadas no pavimento. "Aqui há saúde."

Dez anos atrás, visitei os museus da Galeria dos Cirurgiões com minhas filhas, que ficaram eletrizadas com as fileiras de "coisas em potes", como diz o folheto da galeria, e os dioramas iluminados de médicos de fraque curvados sobre manequins cheios de sangrentas feridas de papel-machê. Desde então, me formei e atuei como parteira, trabalhando em salas de parto, clínicas comunitárias, unidades de triagem e enfermarias pré e pós-natal. Com isso, meu fascínio pela anatomia superou o interesse fugaz de minhas filhas pelo assunto e assumiu um viés distintamente obstétrico. O sistema reprodutor feminino é minha paixão, assim como meu meio profissional – a maneira como funciona ou não funciona, a maneira como dá vida ou causa a morte, a maneira como produz alegria e dor em igual medida. Hoje, a ideia para este livro sobre o mais milagroso e incompreendido órgão do corpo humano está no estágio inicial da gestação: um lampejo de inspiração; um momento carregado de possibilidades. Hoje, estou aqui para ver os úteros.

Nos fundos do segundo andar, vejo que há uma exposição sobre obstetrícia e ginecologia e corro em direção a ela. Primeiro, porém, tenho que navegar por entre os muitos órgãos considerados pelo curador mais brilhantes e mais sexy. Como um supermercado com todas as suas guloseimas mais doces empilhadas à frente e ao centro, o museu começa com uma considerável vitrine sobre medicina militar. Pedaços de crânios explodidos e membros amputados ilustram as muitas maneiras pelas quais os homens feriram e curaram uns aos outros no campo de batalha. Algo glorioso, aparentemente. Eu me apresso pelos corredores. Não é que eu não esteja impressionada, mas estou atrás de algo um pouco diferente hoje: pedaços do sexo "mais fraco" e "mais ameno"; órgãos que viram os estragos causados pelo nascimento e os caprichos do ciclo de vida feminino.

Atravesso fígados e intestinos, um apêndice perfurado, um coração com uma facada flagelando suas câmaras cinzentas e inchadas. Na sala de cirurgia vascular, há um pé e veias dissecadas; olhos arregalados opacos na oftalmologia; maxilares deformados na bucomaxilofacial. Passando brevemente pela urologia, conto vinte testículos e numerosos pênis em vários estágios de doença e saúde. Olho novamente para o mapa para ter certeza de que não perdi meu destino: não, continue indo, cada vez mais para os fundos do museu.

Passando por um conjunto impressionante de aneurismas na escada dos fundos, faço uma curva e lá está: obstetrícia e ginecologia, a menor seção do museu, com apenas quatro prateleiras de espécimes. Tento não ficar desapontada; paro e estudo cada pote, dando a cada órgão o respeito que ele merece, admirando as mulheres cujos corpos foram esfolados e fragmentados em nome da ciência. Há treze úteros – menos do que os testículos antes da curva, noto –, alguns inchados com miomas e cânceres, e um com a fina corda branca de um DIU ainda aninhada em sua carne. Uma vulva sem corpo ainda carrega um tufo de cabelo ruivo surpreendentemente brilhante: um sinal do passado, com significado perdido. Não há nomes nem dados pessoais fornecidos além dos mais breves diagnósticos impressos em cartões. Esses órgãos, sede de vidas humanas, são inquietantemente inertes;

as descrições que os acompanham não indicam quais desses úteros geraram filhos, embora, dado o fato de que a maioria dos espécimes foi colhida há uns bons cem anos, antes do advento da contracepção confiável, há muita chance de esse ter sido o caso de quase todos.

Como que para sublinhar essa função – ou talvez para compensar a relativa escassez da exposição –, foi colocada de canto uma "cadeira de obstetrícia" do século 18, com hastes rígidas e envernizadas. "A base", explica uma plaqueta, "pode ser ancorada no chão", como se a parturiente fosse tão vulcanicamente poderosa – ou, talvez, tão perigosa – que devesse ser amarrada à Terra, impedindo que a força do trabalho de parto a colocasse em órbita, como um foguete. Como parteira, testemunhei esse poder muitas vezes – mulheres transformadas em demônios furiosos, seus corpos atormentados por cada contração do útero, com fogo nos olhos. Mas esses úteros suspensos em formol estão mortos há muito tempo, silenciosos. Eles mantêm seus segredos quietos e fechados.

Duas jovens interrompem meu devaneio. Passando por aquela seção, elas estremecem e recuam diante dos órgãos expostos. "Sai pra lá, útero", diz uma das mulheres para a amiga enquanto elas fazem caretas para os úteros desentranhados e correm para a sala ao lado, de otorrinolaringologia, parando para admirar as orelhas e os narizes, e depois se demorando nos membros infantis aparentemente menos ofensivos na sala mais ao longe.

Algo sobre os úteros boiando silenciosamente em seus potes foi um pouco demais, próximo demais, para essas mulheres. Mais assustador que as relíquias do campo de batalha, mais repugnante que intestinos e bexigas doentes.

Às vezes é mais fácil não ver, não saber. Mapear o corpo pode perturbar tanto quanto fortalecer – a consciência gera perguntas com respostas desconfortáveis. Neste livro, porém, entre estas páginas, somos feitas de material mais firme e viajamos com a mente aberta. Estamos prontas para entender o útero e descobrir onde todo mundo começou. Nós paramos, nós nos demoramos. Aprendemos sobre o que está dentro do pote.

Um útero normal (e uso a palavra "normal" deliberadamente) tem aproximadamente 7 centímetros de altura por 5 centímetros de largura, com paredes de aproximadamente 2,5 centímetros de espessura. Às vezes, diz-se que o órgão se assemelha a uma pera de cabeça para baixo, embora nos estágios finais da gravidez o útero possa se expandir até o tamanho de uma melancia. O sistema reprodutor feminino é frequentemente descrito em termos culinários – um útero como uma pera, ovários como amêndoas, um feto como uma ameixa ou uma tangerina –, talvez para tornar tudo docemente benigno; tenros pedaços de açúcar e especiarias, só coisas boas. Essa, afinal, é uma verdade cantada para nós em prosa e verso desde os nossos primeiros dias e repetida pela sociedade até provocar náusea: que as meninas são deliciosas e estão lá para a degustação. Deste ponto em diante, porém, este livro evitará todas as metáforas alimentares. Aprenderemos que o útero é muito mais que um doce ou um vaso vazio. Estamos aprendendo, agora, que o útero é um músculo. Podemos compará-lo com bastante precisão a um punho fechado, não apenas em tamanho, mas também em poder.

Na verdade, o útero é notavelmente semelhante em tamanho e estrutura a outro órgão muito mais famoso: o coração. Assim como esse órgão, ele é composto de três camadas: nesse caso, há o endométrio (uma camada interna, que engrossa e descama a cada período menstrual e que, durante a gravidez, nutre tanto o embrião quanto a placenta); o miométrio, uma camada de músculo liso, formada por fibras bem entrelaçadas que podem flexionar e relaxar, causando cãibras ou contrações; e o perimétrio (externo), uma película visceral.

Em ambos os lados do útero, há finos tubos que chegam aos ovários, que armazenam os óvulos, e na parte inferior, ou "pescoço", do útero está o colo, uma espécie de porta carnuda para a vagina. Esse é o diagrama que muitas de nós fomos forçadas a desenhar e descrever na escola, embora essa habilidade pareça desaparecer à medida que envelhecemos. De acordo com pesquisas feitas em 2016 e 2017 pela Eve Appeal, uma instituição beneficente de saúde ginecológica, muitas mulheres jovens não conseguiam nomear com precisão as partes do sistema reprodutivo feminino.[1] Apenas cerca de 50% de todos os homens poderiam identificar uma vagina em uma ilustração anatômica, e, quanto à sua capacidade de localizar o útero... quanto menos se falar sobre essa lacuna cavernosa no conhecimento do público, melhor.[2]

Para tornar as coisas um pouco mais complicadas, o útero "normal" tem infinitas variações, algumas das quais são surpreendentemente comuns e outras quase implausivelmente raras. Por exemplo, a posição do útero dentro da pélvis pode variar muito: a posição antevertida (inclinada para a frente), na qual o útero se inclina sobre sua vizinha, a bexiga, é encontrada em apenas 50% das mulheres. O restante é dividido igualmente entre a posição média (autoexplicativa) e a retrovertida (inclinada para trás em direção ao intestino). Nesse caso, a "norma" na verdade descreve apenas cerca da metade de nós.

O útero de algumas pessoas, de fato, tem pouquíssima semelhança com os diagramas da escola. Existe o útero unicorno – que infelizmente não é um cavalo mítico empinando pélvis adentro, mas sim um útero que tem apenas um lado, ou "chifre", que se ramifica para um único tubo e ovário. E o meu favorito de todos, o útero bicorno, condição vista em cerca de 3% das mulheres: um útero mais ou menos em forma de coração, com uma espécie de depressão na parte superior, que torna a gravidez um pouco mais arriscada, mas, ainda assim, bastante possível.

Um número pequeno, mas significativo, de mulheres nasce com dois úteros (o útero didelfo), cada um dos quais pode gestar um feto concebido em épocas diferentes, gerando "gêmeos" que, na verdade, têm idades diferentes. Algumas mulheres também nascem sem útero – a extravagantemente nomeada síndrome de Mayer-Rokitansky-Küster-Hauser, ou MRKH –, muitas vezes só percebendo essa variação quando a adolescência chega e vai embora sem sinal algum de menstruação. Um transplante pioneiro atualmente oferece a algumas dessas mulheres a promessa de gravidez, como exploraremos mais adiante.

Podemos ver, então, que o conceito de útero normal é, em muitos aspectos, subjetivo. O útero pode ser inclinado ou declinado, pequeno ou grande, ter um chifre ou dois, ou simplesmente não estar lá. Também é importante entender que até um homem pode ter um útero, embora a presença desse órgão possa ser uma surpresa. Considere o caso de um homem indiano de 70 anos que, tendo sido pai de quatro filhos a partir do que parecia ser um sistema reprodutor masculino em pleno funcionamento, começou a sentir uma dor incômoda em seus genitais. Na consulta médica, descobriu-se que o homem tinha uma espécie de hérnia testicular com um útero parcialmente formado escondido por dentro.[3] Um destino semelhante aguardava um britânico de 37 anos que procurou ajuda por causa de sangue na urina. Temendo um diagnóstico de câncer de bexiga, o homem recebeu notícias melhores, mas não menos chocantes: um útero havia muito adormecido estava menstruando através de seu pênis.[4] Separados por milhares de quilômetros e com um ano de diferença, ambos os homens experimentaram a mesma anomalia: uma peculiaridade do desenvolvimento fetal em que o ducto reprodutivo que desce pela extremidade da cauda de um embrião forma uma combinação de genitália externamente masculina e internamente feminina.

De fato, os homens podem ter útero, e não apenas aqueles considerados biologicamente masculinos ao nascer, mas também os que afirmam sua masculinidade mais tarde na vida. Alguns homens trans – designados ao sexo feminino no nascimento, mas que decidem viver alinhados com uma identidade masculina sentida intimamente – optam pela remoção cirúrgica do útero. Outros, no entanto, optam por manter o órgão; dependendo do tratamento hormonal e do estilo de vida desejado, esses homens podem continuar menstruando ou até mesmo dar à luz um filho. Mais adiante, retornaremos a esse cenário único.

Embora as experiências vividas de homens com útero sejam tão diversas quanto os próprios homens, a existência deles exige que desfaçamos os fios emaranhados de sexo e gênero antes que possamos tecer uma tapeçaria narrativa do útero. A tradição médica – em si um legado do pensamento masculino heterossexual, predominantemente branco e ocidental – há muito insiste que o sexo é binário e que o gênero é fixado no nascimento. Em contraste, a história variada e muitas vezes surpreendente do útero nos convida a considerar uma realidade mais sutil: uma em que todos os corpos são vistos e valorizados, e tudo é possível.

Sem dúvida, o útero "normal" é uma construção social – isso se, de fato, existir. Sabemos que a maioria das mulheres tem um útero que se parece e se comporta de certa maneira: aquela pera bonitinha, fofa e compacta, igual ao desenho que todas nós tínhamos que fazer na escola. Mas também estamos começando a entender que, para muitas mulheres – e até para alguns homens –, o útero pode parecer diferente, se declarar de maneiras distintas e fazer coisas bastante inusitadas.

"Sai pra lá, útero"?

Útero

Jovem e em repouso

O que faz o útero quando não está se preparando para ter, gestar, dar à luz ou se recuperar de ter bebês? Essa pergunta raramente é feita em uma sociedade que passou a valorizar o útero principalmente por seu papel na reprodução. Aos olhos do mundo ocidental industrializado, o útero só desperta interesse quando cumpre sua promessa de uma nova vida – um recipiente para a próxima geração, em vez de uma entidade digna de estudo e consideração por si só. O útero, em seu auge de maturidade e fertilidade, causa um fascínio sem fim na ciência e na sociedade, com cada geração de pesquisadores investigando novamente o dilema de duplo sentido da infertilidade e da contracepção, o misterioso fluxo e refluxo da menstruação e o aparente milagre da gravidez e do nascimento, de um minúsculo aglomerado de células a uma criança chorando. Mas o que o útero faz enquanto só está... por aí? A questão parece ao mesmo tempo mundana e radical – sugerindo a possibilidade de que o útero em repouso possa ser digno de exame e que, por sua vez, o órgão possa ter algum valor intrínseco para sua dona além da reprodução.

Se quisermos fazer um esforço sério para explorar o útero fora do contexto da gravidez, então faz sentido começar do início, na infância. Pode ser desconfortável pensar no útero de uma menina, mas, antes de fazermos isso, peço que você pegue na mão desse desconforto por um momento e o interrogue. Por que não devemos pensar na anatomia e na fisiologia de um órgão em seu estado recém-nascido? Quando uma fêmea nasce, seu minúsculo útero é simplesmente isto: um órgão. Ainda não fértil, ainda não reprodutivo, ainda não sujeito aos muitos ideais, tabus e emoções que depois projetamos nele, nem preso às normas sociais e às inúmeras leis que, em breve, usaremos para regular e restringir suas funções. Esse órgão – liso, róseo, novo e vital – está *ali*, vibrando com o pulso de sua dona, tão neutro e mudo quanto um pulmão ou um fígado. Enquanto imaginamos esse pequeno útero, eu argumentaria que o desconforto que podemos sentir diz mais sobre a sexualização de mulheres e meninas em nossa sociedade do que sobre o próprio órgão. Contemplar o útero infantil é estar à distância de um fio de cabelo da vagina infantil (que também está apenas *ali*, existindo, cuidando da própria vida), e, em um mundo em que as meninas são sexualizadas e estereotipadas em idades cada vez mais precoces, tais pensamentos podem invocar fúria, lascívia e vergonha. Mas aqui, nestas páginas, estamos prontas para olhar o útero em repouso – até mesmo o útero infantil, aninhado confortavelmente em sua pequena pélvis – com um olhar claro, curioso e despreocupado.

Como se pode imaginar, em comparação com a sua versão adulta e madura, existem relativamente poucos estudos sobre o útero recém-nascido. Os escassos artigos que existem tendem a comentar brevemente sobre o tamanho e a forma do jovem órgão, em vez do que pode estar acontecendo dentro dele, então vamos começar com estas simples dimensões: em forma de tubo ou pá, em vez da clássica lágrima invertida de sua forma adulta, o útero infantil pode ter 2,5 a 4,5 centímetros de comprimento e aproximadamente 1 centímetro de espessura.[1] Nas primeiras horas após o nascimento, o útero recém-nascido e seu revestimento ainda são influenciados até certo ponto pelo estrogênio e pela progesterona maternos, mas esses níveis diminuem na primeira semana de vida, resultando muitas vezes em um momento de medo surpreendente para o qual muitos pais de primeira viagem estão completa e totalmente despreparados: a chegada da pseudomenstruação, ou falsa menstruação.

No meu tempo trabalhando como parteira na enfermaria pós-parto, acostumei-me a novas mães se aproximarem de mim a qualquer hora do dia ou da noite, pálidas e em pânico, erguendo vários pedaços improváveis de detritos do parto – um coágulo sobre um absorvente para exame, um pedaço perdido de material de sutura encontrado em um tecido –, mas nenhum provocando tanto alarme quanto uma minúscula fralda manchada de rosa. "Minha filha está sangrando", exclamavam, ao mesmo tempo envergonhadas e preocupadas, e muitas vezes mais do que só um pouco enojadas.

O que essas mulheres notaram é um processo fisiológico normal, a respeito do qual ninguém as havia alertado – como grande parte da vida feminina. Conforme os hormônios da gravidez da mãe causaram um espessamento temporário do revestimento do minúsculo útero de sua filha, e à medida que os níveis de estrogênio e progesterona herdados diminuem após o nascimento, esse pequeno revestimento se desprende e deixa o corpo da criança na forma do que é essencialmente uma minimenstruação (mas sem óvulos ou qualquer potencial para gravidez). Uma breve explicação é muitas vezes suficiente para tranquilizar uma nova mãe cuja filha experimentou esse evento fisiologicamente normal, mas, ao mesmo tempo, essa conversa e a necessidade dela são lembretes de que, desde os primeiros dias na Terra, os corpos femininos são emblemas de ignorância, medo, choque e vergonha. E eles não precisam ser – muitas vezes, a explicação é muito mais simples do que quaisquer horrores imaginados, presentes em um vazio facilmente preenchido pelo conhecimento –, mas essa é uma história escrita há muito tempo e uma narrativa que persegue as mulheres literalmente do berço ao túmulo.

Em vez de considerar a verdadeira forma e função do útero em toda a sua verdade confusa, imprevisível e às vezes repugnante, a ciência há muito prefere imaginar o útero não grávido como uma espécie de bola de cristal – imaculada e pura –, um objeto inerte que só tem significado na medida em que prevê o futuro do feto. Ao projetar seus ideais de pureza e virgindade femininas no mais feminino de todos os órgãos, a ciência criou uma doutrina – o paradigma do útero asséptico – que só recentemente foi desafiada de forma significativa.

Como muitas das teorias que ainda dominam a ciência nos dias atuais, esse paradigma foi delineado pela primeira vez por um homem branco europeu; nesse caso, Theodor Escherich, um pediatra austro-alemão de bigode extravagante e olhar agudo. Ao contrário das doutrinas científicas mais sérias, porém, a ideia do útero asséptico surgiu de origens humildes: nesse caso, uma sopa espessa e muito escura de mecônio (em termos leigos, cocô de recém-nascido).

Desde o início de sua carreira em Viena, Escherich viajava para Paris, onde assistia a palestras de sumidades da época, incluindo o neurologista Jean-Martin Charcot, cuja teoria da histeria postulava o corpo feminino como um perigoso local de doenças mentais e físicas. O próprio fascínio de Escherich pelas doenças físicas o levou a Munique, onde estudou as propriedades bioquímicas do mecônio em intervalos variados após o nascimento.[2] Por mais malcheirosos que esses experimentos tenham sido, eles pareciam provar um ponto importante: que o intestino infantil é inicialmente asséptico, e só é colonizado por microrganismos a partir das primeiras horas e dias de vida fora do útero. O próprio útero era – ou pelo menos parecia ser – um ambiente completamente limpo, no qual o feto crescia e se desenvolvia.

Essa ideia ganhou rápida aceitação entre os colegas de Escherich – fosse pelo rigor de seus métodos, fosse pelo conveniente eco da doutrina dos tropos contemporâneos sobre a virtude materna. Em 1900, o pediatra francês Henry Tissier assumiu a responsabilidade e foi o primeiro a pronunciar: "O feto vive em um ambiente asséptico",[3] teorizando, com os próprios experimentos, que o intestino do recém-nascido começa intocado até ser colonizado durante o trânsito por aquela passagem notoriamente traiçoeira, a vagina. Assim, o paradigma do útero asséptico, como passou a ser chamado, foi adotado como uma nítida interseção de pediatria, obstetrícia e misoginia. Para o *establishment* científico do início do século 20, dominado por homens, a ideia de que um feto só poderia ser colonizado – pode-se dizer contaminado – após o contato com a genitália de sua mãe deve ter parecido uma verdade inegável e inevitável.

No entanto, qualquer estudante perspicaz da ciência – ou mesmo observador casual da sociedade – sabe que a verdade é um metamorfo, evoluindo de acordo com os valores e as preocupações de seu lugar e tempo particulares. O paradigma do útero asséptico dominou por anos, mas agora, nestas primeiras décadas do século 21, a ciência e a sociedade avançaram o suficiente para considerar um novo tipo de verdade, que vê o útero não como uma bola de cristal – fria e seca –, mas como um ambiente rico e vibrantemente povoado.

A vida dentro do útero, como muitos cientistas agora acreditam, não se restringe aos nove meses de gestação. Mesmo o útero não grávido – o útero em repouso, o útero que foi ignorado por tanto tempo – pode abrigar um microbioma próspero: bilhões de microrganismos nativos, de bactérias e fungos a vírus e leveduras, com ampla influência sobre a saúde da mulher, de sua fertilidade e sistema imunológico até sua predisposição ao câncer. Como Dolly Parton canta: "A magia está dentro de você. Não há bola de cristal".[4]

Para entender como o útero, no imaginário científico popular, passou de um deserto microbiano a uma metrópole fervilhante, devemos primeiro retornar ao nosso velho amigo, o mecônio. Quando o século 20 desembocou no século 21, novas tecnologias possibilitaram a detecção de microrganismos ao identificar os menores fragmentos de detritos genéticos residuais. Armados com essas ferramentas e técnicas sofisticadas, os pesquisadores voltaram sua atenção para o cocô de bebê, com resultados intrigantes: ao contrário das afirmações de Escherich, Tissier e seus muitos discípulos, os caçadores de germes do novo milênio descobriram que as bactérias pareciam estar presentes em mecônio excretado ao nascimento ou logo após ele.[5] A descoberta surpreendente não foi tanto a existência de micróbios nos intestinos de bebês cujas mães eram conhecidas por terem infecções no momento do nascimento. Não, a descoberta que logo reuniria microbiologia, imunologia e ginecologia da maneira mais inesperada foi a de que mesmo o cocô de bebês nascidos de mulheres saudáveis parecia ser colonizado por uma grande diversidade de espécies bacterianas. Considerando que esses bebês só haviam vivido em um ambiente – o útero – antes do nascimento, era lógico que o único lugar onde essa transformação poderia ter ocorrido era o hábitat supostamente "asséptico" do próprio útero.

Conforme novos métodos de análise começaram a produzir resultados igualmente singulares, os cientistas correram para coletar e estudar amostras de todas as substâncias possíveis produzidas dentro do útero ou ao redor dele: tubos de ensaio, lâminas para microscopia e centrífugas em laboratórios ao redor do mundo repletos de líquido amniótico, tecido endometrial, sangue do cordão umbilical e fragmentos variados de placentas e suas membranas, além, é claro, de mecônio. Estudo após estudo parecia confirmar a existência de uma variedade estonteante de micróbios dentro do útero, de bactérias "comensais" ostensivamente inofensivas a vilões como estreptococos e *Escherichia coli* (nomeada em homenagem ao nosso amigo Theodor e comumente conhecida como *E. coli*).[6,7] Os resultados variaram, e alguns detratores insistiram que esses achados eram profundamente falhos, com micróbios apenas parecendo ter sido detectados devido à contaminação bacteriana do ambiente de pesquisa ou das soluções químicas usadas em cada experimento.[8]

Parecia impossível que um paradigma tão profundamente arraigado como o do útero asséptico pudesse ser derrubado em questão de anos, e, no entanto, à medida que o coro de reprovação se tornava mais forte, o mesmo acontecia com dados da pesquisa sobre esse "novo" fenômeno. Em 2016, uma equipe belga, ao coletar tecido do revestimento do útero, anunciou que, das 183 "sequências" ou testes executados nessas amostras, *todos* demonstraram a presença de quinze tipos diferentes de micro-organismos. A equipe estava confiante o suficiente em seus resultados para declará-los "consistentes com a presença de uma microbiota única [...] residente no endométrio do útero humano não grávido". Eles especularam modestamente que "a microbiota uterina provavelmente terá um papel previamente não reconhecido na fisiologia uterina e na reprodução humana".[9]

Essa premissa simples, mas cientificamente radical, transformou a saúde reprodutiva feminina na última década e provavelmente revolucionará a maneira como prevenimos, diagnosticamos e tratamos doenças ginecológicas e obstétricas – de miomas à infertilidade, da endometriose à pré-eclâmpsia – nos próximos anos. Para entender as implicações massivas desse novo campo da ciência, fui a Sydney – bem, fiz uma sessão de Zoom com Sydney, dadas as circunstâncias limitantes de uma pandemia no momento em que escrevo – e conversei com uma mulher cujo trabalho sobre microbioma uterino poderia permitir a detecção precoce de um câncer que mata mais de 300 mil mulheres todos os anos – mulheres como ela, como eu e talvez como você, sua parceira ou sua mãe.

Na tela do meu computador, a dra. Frances Byrne tem a expressão condoída de uma mãe tentando desesperadamente parecer profissional enquanto sua filha expressa suas necessidades mais urgentes fora de cena. São oito da manhã para mim na Escócia, mas sete da noite para Frances na Austrália, e posso ouvir a bebê gritando aquele lamento característico de exaustão de fim de noite, e então os tons abafados de seu marido tentando acalmar a filha enquanto a mantém em outro quarto.

"Desculpe-me por isso", diz Frances, mas, assim que menciono que tenho duas meninas – e, apontando para a escada ao meu lado, mostro a ela que estou gravando do meu "escritório improvisado", embaixo do beliche da mais velha –, ela visivelmente relaxa e, assim, o gelo se quebra. Não somos mais estranhas no papel formal de entrevistadora e entrevistada. Agora somos camaradas de armas, companheiras na guerra sem fim e carregadas de culpa entre a obrigação materna e a aspiração profissional.

"Como você tem filhos adolescentes", diz Frances, "então pode me falar se tudo piora".

"Não, fica melhor", eu a tranquilizo. "Há luz no fim do túnel."

Tendo reconhecido os frutos de nossos respectivos úteros e as demandas que nossas vidas reprodutivas colocaram em nossa existência, passamos ao assunto em questão: o estudo pioneiro de Frances sobre o microbioma uterino, sua relação com doenças e seu potencial para mudar nossa compreensão de saúde ginecológica. Seu foco é o triângulo amoroso vicioso entre câncer de endométrio, obesidade e útero, mas, como ela me conta, esse foco pode se ampliar para abranger qualquer número de patologias e problemas.

"O câncer de endométrio é o câncer do revestimento do útero", explica ela, "e afeta predominantemente mulheres na pós-menopausa. Mas, de todos os cânceres conhecidos por aí, ele tem a relação mais forte com a obesidade – mais de 50% de todos os cânceres de endométrio podem ser atribuídos à obesidade. Mas nem toda mulher obesa terá câncer de endométrio. Então, o que estamos tentando descobrir é como a obesidade promove o desenvolvimento desses cânceres. Tem havido muita pesquisa mostrando o impacto dos hormônios e os desequilíbrios hormonais que ocorrem com a obesidade, e estes podem ajudar a estimular o crescimento celular e talvez a promover o desenvolvimento de câncer. Mas o que é uma área relativamente inexplorada é o papel que o microbioma desempenha".

Aqui entram Frances e sua equipe na Faculdade de Biotecnologia e Ciências Biomoleculares da Universidade de Nova Gales do Sul. Embora já existam estudos sobre os microbiomas uterinos de mulheres com e sem câncer, "eles não analisaram especificamente diferentes populações de mulheres", explica Frances. "Mas estamos em uma posição única para investigar isso porque, na verdade, começamos a coletar amostras de pacientes obesas e magras com e sem câncer de endométrio há alguns anos." Quando as duas populações foram comparadas, surgiu uma descoberta importante.

"O que descobrimos", diz Frances, "é que mulheres obesas tendem a ter uma assinatura de microbioma que, na verdade, é mais semelhante à de mulheres que têm câncer, sejam elas magras, sejam elas obesas. E então a outra descoberta foi que todas as mulheres com câncer tinham níveis mais baixos das espécies de lactobacilos [em seus úteros] em comparação com o grupo controle". Para deixar claro, lactobacilos são probióticos (ou bactérias "boas") presentes em iogurtes naturais e outros alimentos fermentados, como missô e chucrute, e sabe-se que vivem por todo o corpo de forma bastante feliz, desde o intestino até a vagina. Embora outros estudos recentes tenham indicado que os lactobacilos podem ter qualidades protetoras no trato reprodutivo, potencialmente reduzindo ou mesmo prevenindo a infecção pelo HIV, o vírus do herpes simples, a gonorreia e a vaginose bacteriana, nenhum identificou conclusivamente o mecanismo ou processo exato por trás desse efeito.[10] Frances sugere que a prevalência de organismos não lactobacilos poderia, no futuro, ser um importante indicador de doença: "O que esses micróbios estão produzindo, e potencialmente a inflamação que estão causando nesse ambiente específico, pode estar ajudando a estimular o crescimento desses cânceres [de endométrio]".

Ela também está confiante de que esses fortes resultados iniciais não são apenas um resultado de contaminação. Não apenas sua equipe está coletando amostras de úteros imediatamente após a histerectomia, mantendo o ambiente o mais estéril e o procedimento o mais rápido possível, mas também novas técnicas para detectar o material genético de micróbios uterinos são muito mais precisas e sensíveis do que aquelas usadas nos primórdios dessa área, apenas alguns anos atrás.

Tudo isso é muito bom, você pode pensar, mas o que alguns úteros descartados na Austrália têm a ver com a saúde reprodutiva do resto do mundo? Bastante, de acordo com Frances. Enquanto bebo meu café matinal e o sol da tarde se inclina na parede do quarto de Frances, ela me diz que uma ligação definitiva entre o microbioma uterino e o aparecimento de certas doenças pode levar a uma nova era de ferramentas de diagnóstico menos invasivas e mais eficazes e de tratamentos para inúmeras mulheres.

"Talvez", ela imagina, "você teste o microbioma em seu útero e, se estiver fora de controle, for algo anormal para os seus padrões ou mude após determinado procedimento, talvez essas coisas todas possam ser testadas no futuro. E se", ela continua, "uma mulher tiver um microbioma favorável à doença, seja por causa de um desequilíbrio nos lactobacilos, seja por algum outro organismo, então é possível imaginar um futuro em que uma amostra do microbioma de uma mulher mais saudável seja 'transplantado' para o útero da mulher em risco.

Não vejo por que não", diz Frances. "Já estão fazendo isso com transplantes de microbioma fecal." Nesses transplantes – também conhecidos como TMF – fezes pré-selecionadas e especialmente preparadas de doadores saudáveis são administradas por via retal a receptores doentes. Por mais estranho que possa parecer, o TMF já se mostrou promissor no tratamento de uma variedade de distúrbios gastrointestinais, como colite e infecção por *Clostridium difficile*.[11,12] Atualmente, mais de trezentos estudos em todo o mundo estão explorando o uso do TMF para tratar uma gama ainda mais diversificada de doenças, da anorexia à hepatite.[13] Frances sugere que procedimentos inovadores como transplantes de microbiomas – fecais, endometriais ou outros – podem reduzir a dependência da medicina de antibióticos, o que, por sua vez, trouxe uma das ameaças mais agudas à saúde global: a resistência aos antibióticos.

"E isso é uma coisa muito legal de se pensar", ela acrescenta. "Você está tentando aproveitar o poder das bactérias, em vez de prescrever um tratamento que simplesmente mate todas elas."

Quando termino nossa reunião, permitindo que Frances cuide de sua filha enquanto a minha pode ser ouvida conversando por vídeo com seu professor de história no quarto ao lado, olho para minha tela em branco e reflito por um momento sobre a enormidade do que escutei. O paradigma do útero asséptico: quase conclusivamente errado. A bola de cristal "vazia": um espaço interior de maravilhosa diversidade e valor incalculável. O futuro: um momento, muito possivelmente, em que nossas filhas terão seu microbioma uterino testado ao primeiro sinal de doença, seguido de uma infusão de micróbios saudáveis para manter a doença, infecção ou mesmo infertilidade sob controle.

É verdade que ainda há muito a descobrir sobre essa nova fronteira: rotas a serem exploradas e rejeitadas enquanto outras perspectivas se abrem diante de nós, oferecendo novas promessas –, talvez não para nós, mas para nossas filhas ou netas. Embora cientistas tenham pesquisado o microbioma em vários estados de doença, eles ainda precisam forjar um mapa conclusivo de um microbioma "nuclear" presente em mulheres saudáveis, e também suspeitam que esse "núcleo" possa variar entre úteros em pessoas de diferentes idades e etnias.[14] Além disso, muitos estudos sobre este e outros aspectos da saúde reprodutiva ainda não apresentam dados independentes por raça – uma omissão gritante, considerando que mulheres negras e outras minorias étnicas são desproporcionalmente afetadas por certas condições ginecológicas, de câncer de endométrio a miomas, e são notoriamente subdiagnosticadas em outras, como a endometriose. Felizmente, nos últimos dois anos, vários pesquisadores tentaram corrigir esse desequilíbrio, com resultados iniciais mostrando fortes evidências de que mulheres aborígenes, negras e hispânicas/latinx tendem a ter microbiomas uterinos marcadamente diferentes de suas contrapartes brancas.[15,16] Como se diz, conhecer é poder, e mais conhecimento dessas discrepâncias tem um enorme potencial para capacitar as pessoas com útero a permanecerem bem ao longo da vida reprodutiva.

O útero em repouso, então, dificilmente pode estar em repouso. Mesmo nas primeiras horas de vida, ele aumenta e diminui com hormônios antes de se anunciar, espontaneamente, com o chocante rastro de sangue da pseudomenstruação. Quanto ao órgão adulto, antes considerado adormecido e puro – um recipiente vazio no qual poderíamos projetar nossos ideais de feminilidade e virtude –, a ciência está apenas começando a decifrar seus muitos segredos. As respostas para muitas das perguntas da ginecologia ainda podem ser encontradas entre os bilhões de minúsculos organismos que fervilham dentro de cada útero.

Menstruação

Maré escarlate, ouro líquido

Reza a lenda urbana que nunca estamos a mais de dois metros de um rato ou três metros de uma aranha. Histórias que podem causar emoção ou até repugnar ao serem ouvidas. Mas como você se sentiria se eu lhe sugerisse que você nunca está a mais de alguns metros de uma mulher menstruando? No ônibus, na fila para o café com leite matinal, na linha de montagem de uma fábrica, no supermercado, até mesmo em um clube de strip ou uma sala vip ou suíte executiva, mulheres e um bom número de homens trans sangram silenciosamente, seus úteros fazendo o que têm feito há milênios: despejando seu revestimento, iniciando de novo, começando outro ciclo de vida com a fé cega de que este pode bem ser o mês em que a fertilização finalmente acontecerá.

Muito tem sido escrito sobre a vergonha e o estigma impostos por culturas ao redor de todo o mundo às pessoas que menstruam e seu sangue. Escritos sagrados, a literatura e a história oral documentaram as inúmeras maneiras pelas quais meninas e mulheres foram vistas como impuras, profanas e diabólicas durante a menstruação – seu sangue tendo o poder de contaminar e profanar, sabotar eventos importantes como caças, colheitas e celebrações, e tornar o sexo e o prazer feminino um tabu. Pessoas em seus períodos menstruais foram – e, em alguns lugares, ainda são – excluídas e às vezes até fisicamente isoladas do restante da comunidade e do ritmo da vida cotidiana. Muitos livros exploraram detalhadamente a história da vergonha menstrual; este não é um desses livros. Se você tem um útero que menstrua, já conhece o estigma e a vergonha. Se você já fez a jornada aparentemente interminável da sala de aula para o corredor e dali para o banheiro com um absorvente na manga ou já amarrou seu agasalho na cintura para esconder a mancha florescente de um sangramento inesperado, ou já foi repreendida por um professor ao não participar da educação física por causa de cólicas incapacitantes, então você conhece a vergonha. Se você já enfiou o cordão do absorvente interno no reforço do maiô, ou se já torceu o pescoço para verificar a protuberância reveladora de um absorvente nos fundilhos do jeans, você conhece o estigma. E se você não menstrua, mas já empalideceu ao ver um pedaço de papel manchado de vermelho no lixo do banheiro da sua namorada, já passou pelos produtos menstruais em um supermercado ou já grunhiu e mudou ostensivamente de canal no meio de um anúncio de absorventes mais modernos e finos, então você também absorveu a vergonha e o estigma ainda melhor do que aquele absorvente no anúncio absorve o sangue azul, sintético e inofensivo. Você não precisa deste livro para lhe dizer por que a função normal e fisiológica mensal de um útero adulto passou a ser vista como embaraçosa, grosseira e francamente perigosa. Você precisa deste livro para lhe dizer o que o útero está realmente fazendo quando menstrua, o que sai e por que o sangue que você está escondendo (e do qual se esconde) pode mudar nossa compreensão das doenças, nosso corpo e nossa vida para sempre.

Prepare-se. É hora de nadar com tubarões.

Antes de entrarmos nos motivos do potencial inexplorado da menstruação, precisamos voltar aos rascunhos para nos lembrar do que é, de fato, um período menstrual. Se você, como eu, não prestou muita atenção nas aulas de Saúde – ou Educação Sexual, ou Saúde e Relacionamentos Pessoais e Sexuais, ou qualquer nome que deem à historinha da cegonha nos dias de hoje –, então seu único conhecimento sobre a fisiologia da menstruação pode ser uma lembrança difusa de um gráfico hormonal rotulado do Dia 1 ao 28, com picos aparentemente aleatórios de estrogênio e progesterona no meio. Ah, sim, o gráfico – está se lembrando? Em breve vamos retornar a ele e entendê-lo para nunca mais tocar no assunto.

Entre as idades de aproximadamente 10 e 16 anos, a maioria das meninas terá seu primeiro sangramento menstrual, e o primeiro dia desse sangramento – e de cada ciclo subsequente – é conhecido como Dia 1. Nos dias seguintes, quantidades crescentes de estrogênio atuam sobre os ovários para ajudá-los a amadurecer um ou mais folículos do óvulo, e, por volta do Dia 14, um surto de algo chamado hormônio luteinizante (você pode aprender esse nome e esquecê-lo logo depois) faz um dos folículos estourar e liberar um óvulo de um dos ovários para o útero. A progesterona ajuda a engrossar o revestimento do útero – o endométrio – caso o óvulo seja fertilizado por um espermatozoide e precise de um lugar suculento para se implantar, mas, se isso não acontecer, os níveis hormonais despencam e o óvulo e seu revestimento são por fim eliminados, por volta do Dia 28, na forma do que conhecemos como "sangue menstrual"; esse dia então se torna o Dia 1 do ciclo seguinte. Cerca de 30 a 70 mililitros de líquido levam por volta de três a sete dias para deixar o corpo, às vezes acompanhados de sintomas que vão de cólicas abdominais a sensibilidade mamária, dores de cabeça, diarreia e ansiedade – ou todas ou nenhuma das opções anteriores. E então a coisa toda começa novamente.

Você notará, talvez, que ao falar sobre menstruação há muitos "aproximadamente" e "quase" e uma boa quantidade de estimativa. Uma pessoa pode começar a menstruar aos 9 ou aos 15 anos, seu ciclo pode durar 25 dias ou mais de um mês, ela pode sangrar levemente e sem dor por três dias, ou fortemente e com dor debilitante por uma semana, ou qualquer combinação ou permutação disso. Mesmo a definição de "muito" está sujeita a grande debate: algumas fontes sugerem que isso significa ter que trocar seu absorvente interno ou externo a cada hora, um sangramento através das roupas ou qualquer um que interfira na atividade diária. Tal como acontece com tantos aspectos da saúde ginecológica, a ciência contempla o período menstrual, encolhe os ombros e oferece uma meia explicação murmurada do que pode ou não ser normal.

E quanto àquilo que realmente sai – é só sangue, certo? As mulheres são ensinadas desde cedo a escondê-lo (o agasalho em volta da cintura, o papel higiênico amassado nas calças) e como descartá-lo (o mais rápido e discretamente possível, seja jogando fora as evidências, seja usando absorventes elogiados por seu perfume e embalagens praticamente silenciosas). Nos anúncios impressos e na TV, a mulher magra e feliz em jeans brancos apertados ou usando shorts é apresentada como um modelo de menstruação: ela é a boa *menstruadora*, a que permanece alegre, ativa e limpa. Ela está sangrando, mas em particular; ela sorri, mas silenciosamente.

Aceitamos que o sangue menstrual é uma coisa suja e secreta – uma secreção vergonhosa a ser administrada, escondida e descartada –, mas e se eu lhe dissesse que o sangue que tanto desejamos esconder e descartar é na verdade uma preciosa fonte de informação bioquímica, com uma assinatura exclusivamente pessoal que deve ser celebrada e explorada? E se soubéssemos que coletar e analisar esse sangue poderia nos poupar anos de diagnósticos atrasados e procedimentos investigativos dolorosos; e se os responsáveis pelas engrenagens governamentais soubessem que o fluxo menstrual é na verdade ouro líquido, com potencial para reduzir o tempo de espera na saúde e economizar milhões nos orçamentos nacionais da área? O material que escondemos, seja leve, seja pesado, seja vermelho-escarlate ou marrom folha de outono – não o gotejamento azul aguado dos anúncios, mas o real, direto da fonte – tem que ser mesmo um embaraço?

Antes de considerar a importância do sangue menstrual, precisamos entender o que há nele. A verdade, aliás, é que apenas parte do que sai na menstruação – em alguns casos, menos da metade – é de fato sangue. Um dos poucos estudos abrangentes desse material descobriu que, em média, apenas 36% do tecido menstrual é sangue, sendo os outros 64% compostos de uma rica mistura de células endometriais, muco, bactérias nativas (o microbioma, de novo) e secreções vaginais.[1] E, mais uma vez, essa informação vem com a ressalva de que não existe uma receita "normal" ou padrão para o fluxo mensal; o mesmo estudo descobriu que a composição variou amplamente, com sangue compreendendo apenas 1,6% em algumas mulheres e até 81,7% em outras. Os autores do estudo não se aprofundaram nas possíveis razões dessa discrepância; por exemplo, não sabemos com certeza se as proporções entre sangue e outro material variam de acordo com idade, raça ou estado de saúde. Tal como acontece com tantos estudos sobre a saúde da mulher, as novas informações levantam mais questões do que respostas, com investigações adicionais fortemente dependentes de financiamento e daqueles que o alocam.

Voltemos, porém, ao sangue – ou, como muitos cientistas passaram a chamá-lo, ao "efluente menstrual". Você leu certo: *efluente*, uma palavra que evoca sujeira e detritos. O Dicionário Cambridge define o termo como "resíduos líquidos que são enviados de fábricas ou locais onde o esgoto é tratado, geralmente fluindo para rios, lagos ou mar".[2] A antropóloga Emily Martin argumenta que a menstruação há muito é vista pelo *establishment* médico como simplesmente a excreção de tecido morto e inútil:

> *As descrições [em textos médicos] implicam que um sistema deu errado, tornando produtos inúteis, fora das especificações, invendáveis, desperdiçados, sucata. Uma ilustração em um texto médico amplamente utilizado mostra a menstruação como uma desintegração caótica de forma, complementando os muitos textos que a descrevem como "cessar", "morrer", "perder", "desnudar", "expulsar".*[3]

A adoção do termo "efluente" para descrever o sangue menstrual parece se encaixar perfeitamente na narrativa dominante em torno da menstruação: a que começou com tabus e superstições dos tempos pré-históricos; inspirou os primeiros teólogos, como Tertuliano, que viveu nos séculos 2 e 3 d.C., a declarar que "a mulher é um templo construído sobre um esgoto"; e continua até hoje. Você pode rechaçar o uso do termo "efluente", com todas as suas conotações negativas, para descrever o que é uma descarga reprodutivamente essencial e fisiologicamente saudável. Aqui está mais um exemplo de linguagem maculando e diminuindo os corpos das mulheres: uma afronta, um insulto. No entanto, eu recomendaria cautela com essa reação instintiva. Vamos fazer uma leitura mais atenta.

Efluente, em seu sentido mais verdadeiro, significa simplesmente "algo que flui". Quem usa o termo está recuperando-o de suas conotações pejorativas; está meramente descrevendo o que é e o que acontece. Entende-se que o que as pessoas que menstruam experienciam a cada mês não é apenas sangue, então não devemos nomeá-lo como tal. Podemos chamá-lo de algo que flui e, ao fazê-lo, o reconhecemos não como sujeira ou lixo, mas simplesmente uma substância que vai de A para B. Podemos ser neutros, podemos abrir a porta para essa possibilidade. Poucas pessoas abrem essa porta e passam por ela com tanto entusiasmo quanto a dra. Christine Metz, e, se ela e sua equipe tiverem algum sucesso nessa história, também arrastarão consigo o *establishment* médico, chutando e gritando porta adentro.

"Eca."

Apesar dos títulos impressionantes de Christine Metz – chefe do Laboratório de Bioquímica Medicinal, professora do Instituto de Medicina Molecular dos Institutos Feinstein de Pesquisa Médica e diretora de pesquisa obstétrica/ginecológica do Programa de Bolsas de Medicina Materno-Fetal do Hospital da Universidade de North Shore e do Centro Médico Judaico de Long Island –, "eca" foi a reação predominante de muitos de seus colegas quando ela propôs a pesquisa que agora se tornou um dos projetos mais importantes em seu campo. Por que esse "eca"? Você pensaria que o impulso de nojo é abrandado durante o curso de medicina, com todos aqueles cadáveres, ferimentos traumáticos, feridas purulentas e bacias para vômito que se pode encontrar após uma ou duas jornadas no hospital. Médicos – esses modelos de imparcialidade e compaixão – não falam "eca". Ou falam?

Acontece que, quando a substância a ser estudada é o efluente menstrual, eles definitivamente falam. O ROSE (sigla em inglês para Research OutSmarts Endometriosis, ou Pesquisa para Sobrepujar a

Endometriose), projeto de Christine, propôs que as mulheres colhessem seu fluxo mensal usando coletores menstruais ou absorventes específicos, enviando-o por FedEx para o centro de pesquisa onde os médicos poderiam estudar certas células no sangue para identificar potenciais marcadores de endometriose. A ideia, Christine me diz em uma chamada de vídeo em uma brilhante manhã de fevereiro, era que as células estromais anormais – as células que ajudam a engrossar o revestimento do útero e podem permitir a formação de uma placenta no início da gravidez – poderiam sinalizar uma doença que geralmente leva, em média, de sete a dez anos para ser diagnosticada, muitas vezes com investigações e cirurgias dolorosas e caras ao longo do caminho (uma luta à qual retornaremos mais adiante neste livro).

Christine está radiante e animada no início de nossa conversa – claramente encantada em compartilhar seu trabalho e cheia de entusiasmo e urgência –, mas admite que foi difícil emplacar o Estudo ROSE. O fator "eca" da menstruação está arraigado, embora a medicina moderna pareça não ter problemas em estudar outras substâncias potencialmente embaraçosas.

"É chocante que isso não tenha sido bem estudado", Christine me diz. "Como parte de uma revisão recente para o *American Journal of Obstetrics and Gynecology*, analisei a quantidade de artigos publicados sobre efluentes menstruais. Havia pouquíssimos se comparado, por exemplo, a sêmen ou esperma." Mais tarde, replicando essa pesquisa, encontrei o mesmo resultado: apenas cerca de quatrocentas ocorrências para efluentes menstruais, em comparação com mais de quinze mil para sêmen ou esperma. O desequilíbrio é claro.

A vigilância da comunidade científica, diz Christine, deixa uma lacuna na saúde das mulheres. "Sentimos que o efluente menstrual é um espécime biológico realmente importante, que nos diria muito mais sobre a saúde uterina, bem além de apenas a endometriose, que é o nosso foco. Por exemplo, em relação à infertilidade e à fertilidade, achamos que é uma verdadeira mina de ouro, assim como em relação a outros problemas, como adenomiose, miomas, detecção precoce de câncer, sangramento uterino anormal e dismenorreia [menstruação dolorosa], um problema sério para muitas meninas e mulheres. Mas achamos que é um espécime biológico negligenciado."

Essa negligência tem raízes profundas na vergonha e no estigma em torno da menstruação, mesmo entre profissionais médicos, que talvez devessem ser melhores do que isso. Como mães de meninas, Christine e eu concordamos que nossas experiências em nossos próprios anos reprodutivos, e com nossas filhas à medida que entram nos delas, trouxeram esse problema à tona.

"Acho que os médicos relutam em falar em detalhes sobre a menstruação de suas pacientes", ela diz. "E sei, por experiência própria e de minhas filhas, que, quando se vai ao ginecologista, você checa alguns pontos, mas eles nunca perguntam: 'Como está sua menstruação? Você tem dores? Quanto tempo dura a dor? Quando você sente dor?' Ninguém nunca me perguntou sobre meu fluxo. Eu nunca soube o que era um fluxo intenso até ter uma filha com uma menstruação difícil, basicamente porque ninguém nunca falava sobre isso. E achamos que isso faz parte do fator 'eca'."

Infelizmente, diz Christine, o fator "eca" se estendeu a seus próprios colegas quando ela procurou apoio para o Estudo ROSE. "Quando começamos a promover nosso estudo, tentando recrutar mulheres, descobrimos que a maioria dos médicos não nos ajudaria. Estavam muito relutantes em mencionar a pesquisa para suas pacientes. Eles disseram: 'Ah, minhas pacientes não vão entregar o efluente menstrual. Sem chance. Elas não vão querer fazer isso'." A porta para o progresso parecia ter sido fechada antes que Christine e sua equipe pudessem entrar.

A história, porém, tem um final feliz, e o Estudo ROSE está vivo e próspero. Apesar da resistência inicial dos médicos, as próprias mulheres se apresentaram com grande determinação. Não apenas muitas mulheres ficaram felizes em participar quando solicitadas, mas também estavam ansiosas para preencher a enorme quantidade de papelada necessária que até Christine achava que seria um problema. "Mulheres que foram diagnosticadas com endometriose preenchem algo chamado WERF, que é um documento de quarenta páginas [da World

Endometriosis Research Foundation – a Fundação Mundial para Pesquisa sobre Endometriose]", ela me diz. "Mas essas mulheres realmente gostaram de preenchê-lo, elas querem compartilhar sua história conosco e nos contar os aspectos de seu sofrimento. Achamos que seria horrível para elas, que ninguém iria preencher aquilo!", Christine ri e se inclina para a tela. "Mas foi o oposto." Todas aquelas perguntas não feitas por médicos de família e por ginecologistas ao longo dos anos foram, ao que parece, mais do que bem-vindas, revelando uma riqueza de informações que as participantes estavam ansiosas para compartilhar. Por sua vez, essas informações – acompanhadas por uma análise cuidadosa das amostras – permitiram que a equipe ROSE começasse a divulgar alguns resultados bastante impressionantes.

"Até agora, publicamos dois artigos, que mostram que o diagnóstico é muito bom. A AUC – *Area Under the Curve*, ou 'área sob a curva' – é 0,92, um número muito alto, mostrando que somos capazes de identificar aquelas com endometriose."[4] Em termos leigos, isso significa que, ao examinar o efluente menstrual de mulheres que têm endometriose, a equipe conseguiu identificar características nessas células que parecem fortemente indicativas da doença. Esse sucesso inicial não é suficiente; sempre buscando um progresso maior e mais rápido, Christine explica: "Agora a questão é: podemos identificar mulheres com sintomas ainda não diagnosticados? Esse estudo está em andamento. No artigo que publicamos [recentemente], há um pequeno subconjunto de pacientes que acham que têm endometriose, mas que ainda não foram diagnosticadas". Até o momento, ela me conta, as células no efluente delas parecem muito similares às das participantes que têm endometriose. "Então, acreditamos que vai funcionar", ela diz.

Pode-se imaginar que o *establishment* médico, por mais resistente que tenha sido no começo, receberia esses resultados com um entusiasmo irrestrito, mas... percebe no que isso está dando? Sim, a comunidade científica – como um navio enorme e de leme travado – demorou a perceber essa mudança de direção. Christine me diz que as características celulares facilmente identificadas no efluente menstrual têm sido até agora encontradas apenas em biópsias endometriais, nas quais a vagina é mantida aberta e o colo do útero fixado no lugar para que um tubo fino possa ser passado através dela para coletar tecido do revestimento do útero. "São procedimentos muito invasivos", explica Christine. "E é muito doloroso para as mulheres, e ninguém faria biópsias múltiplas. Mas, na verdade, para uma das minhas bolsas dos NIH [National Institutes of Health – Institutos Nacionais de Saúde], os comentários foram: 'Isso é ridículo, por que coletar efluente menstrual quando você pode simplesmente fazer biópsias nessas mulheres?', o oposto total da nossa abordagem – que preconiza uma ferramenta não invasiva, de que as mulheres não se importariam de participar e em que não teriam que suportar nada doloroso."

Além disso, além do descaso com o conforto e a conveniência das mulheres, muitos colegas se opuseram ao tempo necessário – cerca de um mês – para coletar e cultivar as células corretas de amostras de efluente. Essa aparente necessidade de velocidade, aponta Christine, é na verdade um padrão duplo sem sentido. "Recebemos muitas críticas de que precisamos cultivar essas células para o diagnóstico, e eles acham que isso é um grande atraso. Agora, o verdadeiro atraso é que, atualmente, a maioria das mulheres espera de sete a dez anos para ser diagnosticada com endometriose. O que é um mês para cultivar as células?"

Christine me explica tudo isso com o cansaço mal disfarçado de uma mulher que se acostumou a convencer os céticos do mérito de suas ideias. Trata-se de algo com o qual eu me identifico. O cansaço de explicar verdades evidentes, embora, no caso de Christine, também seja algo tingido de tristeza por muitas mulheres com problemas ginecológicos que sofrem desnecessariamente por anos porque a medicina, enquanto instituição, não aceita formas mais rápidas e melhores de diagnosticar e tratar a dor delas.

"A parte mais triste disso", diz ela, "é que muitas das mulheres com endometriose perderam seus empregos porque ficam mal dois dias por mês, ou não são promovidas, não têm acesso a bons tratamentos. [...] Uma coisa está atrelada à outra, elas não estão atingindo todo o seu potencial na vida. E estão realmente sofrendo as consequências disso. [...] Então esperamos desenvolver algo que seja menos caro do que o diagnóstico cirúrgico, que, sabe, poderia facilmente custar 10 mil dólares nos Estados Unidos. E achamos que conseguimos fazer o tratamento por muito menos do que isso".

E dinheiro, como todos sabemos – seja o sistema de saúde privatizado, como é nos Estados Unidos, onde Christine vive e trabalha, seja público, como é para mim, no Reino Unido –, é o que importa no fim das contas.

Felizmente, para qualquer indivíduo com útero, existem algumas pessoas com visão de futuro que garantem que o investimento em saúde – seja com financiamento privado, seja com financiamento público – produza o melhor retorno possível. Candace Tingen é uma dessas pessoas. Quando ela fez uma reunião por vídeo comigo de sua casa em Maryland, nos Estados Unidos, me disse (após um pedido de desculpas porque os filhos dela estavam "na rua, mas a qualquer momento eles podem aparecer gritando") o porquê de a intersecção de dinheiro, efluentes menstruais e tecnologia talvez ser o que a ginecologia estava esperando.

"Sou funcionária do Instituto Nacional de Saúde Infantil e Desenvolvimento Humano", explica Candace, "então meu trabalho é supervisionar um portfólio de doações que cobrem miomas uterinos e distúrbios menstruais e, na verdade, saúde menstrual em geral". Ela diz que, apesar de a comunidade científica estar relutante em abraçar novas possibilidades nessa área, o público geral definitivamente não está. "É um momento divertido", diz ela com grande entusiasmo. "As mulheres em casa foram as primeiras pessoas a aceitar isso; veja, posso olhar para o meu sangue, posso olhar para a minha menstruação, posso pensar nisso e dizer quão pesada é a coisa toda. Quero dizer, se você for ao TikTok agora, as mulheres jovens estarão falando sobre a consistência de seus efluentes menstruais, sobre problemas de coagulação, sobre a cor – e sobre todas essas coisas, porque é algo que agora é aceitável discutir dentro da psique da geração mais jovem, algo que nem sempre se aplica aos pesquisadores e a algumas das gerações mais velhas." Nesse momento, faço uma anotação mental para depois pedir para a minha filha de 14 anos me introduzir ao mundo do "Menstruação Tok", se é que tal coisa existe, da mesma forma que ela abriu meus olhos para a maravilha do "K-pop Tok" (para fãs de música pop coreana) e do "Twilight Tok" (para memes obscuros de lobisomem). Então Candace continua, dizendo por que essa nova geração de *Tok e tech* pode ser fundamental para tornar os mais recentes avanços na saúde menstrual acessíveis às massas.

"Estamos pedindo às pequenas empresas que busquem projetos nessa área, com um bônus se puderem focar os efluentes menstruais. Então, agora já existem sensores biológicos para certos elementos químicos e certas proteínas. A ideia é que, se um desses sensores estivesse em um absorvente interno, por exemplo, ele poderia detectar um biomarcador para a doença. O sensor poderia estar dentro de um absorvente interno ou em um recipiente separado. Então você poderia pegar uma gota de seu sangue e colocá-la em um pequeno dispositivo, que rastrearia se esse biomarcador está presente em seu fluido menstrual, e resultaria em algo tão simples quanto um sim ou não. Ou poderia ser conectado a um aplicativo em seu telefone, que verificaria um, dois ou vários biomarcadores e, em seguida, enviaria essas informações ao seu médico, que diria: 'Ei, estou vendo algumas coisas que são um pouco, ou potencialmente, preocupantes. Por que você não vem para uma consulta, vamos dar uma olhada, vamos falar sobre alguns de seus sintomas e ver o que faremos'. Meu sonho dourado é essa conexão entre um absorvente interno, um telefone e um médico – eu amo esse canal único que capacita as mulheres em casa: tecnologias de teleatendimento que não necessariamente exigem consultas médicas para qualquer coisa."

Enquanto Candace fala com um entusiasmo desenfreado, tenho que admitir que também amo a ideia dela, mas me pergunto se veremos isso se concretizar em nossa vida. Quando pergunto se ela acha que as mulheres da nossa idade vão se beneficiar dessas tecnologias, sua resposta é enfática: "Acho. Com toda a certeza". Ela me diz que uma empresa, NextGen Jane (um nome que, na minha mente, evoca imagens de astronautas corajosas), está a caminho de desenvolver um "absorvente interno inteligente" com o tipo de potencial conectivo e diagnóstico que poderia capacitar pessoas que menstruam a darem um passo em direção a mais saúde, a partir do próprio efluente, em suas casas. Esses desenvolvimentos são especialmente transformadores para pessoas que, de outra forma, teriam sofrido para conseguir acesso a cuidados ginecológicos; Candace mostra que "cerca de metade dos condados nos Estados Unidos não tem ginecologistas, então as pessoas buscam atendimento ginecológico com seus clínicos gerais ou têm que viajar para o condado ao lado se precisarem de cuidados obstétricos e ginecológicos específicos. E nem se trata de um ginecologista especializado em endometriose ou miomas. Aí você começa a entender por que há um atraso de diagnóstico tão grande. Se estivéssemos em todos os consultórios de clínicos gerais quando você for fazer seu check-up anual, poderia simplesmente deixar um absorvente interno durante o seu ciclo. Se pudéssemos cadastrar as pessoas, acompanhá-las e direcioná-las para atendimento específico, isso abriria portas".

Embora o sistema funcione de maneira um pouco diferente no Reino Unido e em muitos outros países, é comum em todo o mundo pessoas que menstruam não terem acesso local a atendimento ginecológico especializado por causa da distância, do custo, por problemas para se afastar do trabalho ou da escola ou por terem de cuidar de outras pessoas, ou ainda por barreiras mais complexas decorrentes de discriminação de raça ou gênero. Candace e eu encerramos nossa conversa fantasiando sobre um mundo futurista em que deixar um absorvente ou um coletor menstrual em uma clínica local seria tão rotineiro quanto entregar uma amostra de urina ou passar por uma coleta de sangue. Aos 43 anos, posso entrar na menopausa antes que isso aconteça, mas, para minha filha – usando o TikTok no quarto ao lado –, o absorvente interno inteligente pode ser de fato muito inteligente.

A "inteligência" aplicada à menstruação – prevendo, entendendo e administrando – tem preocupado as pessoas desde os primórdios da humanidade. Em um artigo intitulado "E a mulher criou…", publicado no *The Guardian* em 2004, Sandi Toksvig escreveu:

> *Anos atrás, quando eu estudava antropologia na universidade, uma das minhas professoras mostrou uma fotografia de um chifre com 28 marcas. "Alega-se", disse ela, "que isso é a primeira tentativa do homem de criar um calendário". Todos olhamos para o apêndice ósseo com admiração. "Digam-me", ela continuou, "que homem precisa saber quando 28 dias se passaram? Suspeito que esta seja a primeira tentativa de uma mulher de criar um calendário".*[5]

Para muitas pessoas que menstruam, acompanhar o ciclo menstrual hoje em dia é simples como usar o celular. Aplicativos de acompanhamento da menstruação tornaram-se comuns no mundo ocidental desenvolvido desde que, em 2015, a Apple Health lançou sua primeira versão. E como não se tornariam populares? O que costumava ser uma questão de adivinhação – ou, para as mais organizadas entre nós, um sistema enigmático de pontos ou datas circuladas em um calendário – resume-se agora ao trabalho de um milissegundo de um algoritmo informatizado. Não é difícil entender o motivo de vários aplicativos desses terem sido desenvolvidos na última década e por que foram baixados centenas de milhões de vezes. O apelo de nunca mais ser "pega de surpresa" por uma menstruação inesperada ou de ser capaz de estimar a janela fértil do meio do ciclo é irresistível.

O interesse das mulheres em prever e entender seus ciclos, seja por conveniência, seja por razões reprodutivas, certamente deve ser tão antigo quanto a própria menstruação. Imagine a primeira moradora das cavernas a sentir uma contração na barriga, seguida de uma mancha de sangue na parte interna da coxa, ou a mulher da tribo nômade que percebeu que sua menstruação parava assim que seu corpo ficava pesado com uma criança. A natureza humana é curiosa e busca a verdade; por que, então, não deveria haver calendários menstruais – poderíamos até chamá-los aplicativos de acompanhamento de menstruação – como o chifre cuidadosamente marcado mostrado pela professora de Sandi Toksvig? Infelizmente, a maior parte da documentação inicial da vida reprodutiva das mulheres foi perdida ou negligenciada – ou possivelmente, como sugere a professora de Toksvig, mal-interpretada – por historiadores e antropólogos, mas, para qualquer uma que já tenha sentido um rastro inesperado de sangue em suas roupas íntimas e tenha desejado ter previsto a coisa antes que acontecesse, a noção de que as primeiras mulheres *não estariam* interessadas em acompanhar seus ciclos parece muito mais improvável do que a possibilidade contrária.

O mais próximo que podemos chegar da verdade dessas primeiras pessoas que menstruam é observar os hábitos de povos indígenas cujas práticas podem ser mantidas, por muito tempo, relativamente inalteradas pelo advento das tecnologias modernas. Por exemplo, em um estudo de 2015 sobre mulheres jovens da tribo Suri, no sudoeste da Etiópia, o historiador e antropólogo holandês Jon Abbink escreve que "a maneira como as meninas Suri acompanham seus períodos menstruais é contando os dias com base em pequenos nós e cordões com contas, com cada nó ou conta representando um dia, e o número de nós e contas significando as etapas do ciclo [...] Elas carregam esses cordões sob as saias de couro e os refazem todos os meses no primeiro dia de menstruação".[6] Simples, discretos, portáteis e precisos: as meninas Suri parecem acompanhar a menstruação de maneira adequada às suas necessidades e aos recursos disponíveis. A história, em geral, não nos diz ou não pode nos dizer quantos outros grupos de mulheres indígenas usaram métodos semelhantes, mas é difícil imaginar que essa prática Suri seja completamente única.

A prova da popularidade dos aplicativos modernos de acompanhamento de menstruação – muitos dos quais permitem às usuárias rastrear humor, sono, níveis de dor, atividade sexual e muito mais, além da simples previsão de sangramento – é muito mais fácil de ser obtida.

Dois dos aplicativos mais populares, Flo e Clue, foram recentemente estimados em 100 milhões e 12 milhões de usuárias ativas mensais,[7] respectivamente, com o mercado global de aplicativos menstruais estimado em US$ 50 milhões até 2025.[8] Fiz uma pesquisa reconhecidamente informal com usuárias de redes sociais: das 593 entrevistadas (quase exclusivamente na faixa etária de 18 a 45 anos), 72% relataram usar um aplicativo desse tipo, muitas das quais disseram que gostavam de prever seu período menstrual para que pudessem estar mais bem preparadas para o trabalho, ou que apreciavam poder rastrear sintomas de endometriose ou problemas de humor relacionados ao ciclo, ou que tinham interesse em conhecer sua janela fértil para que pudessem otimizar ou evitar a concepção. Stacey, uma enfermeira escocesa de 29 anos, explicou como o aplicativo melhorou muitas áreas de sua vida:

> *Registrei a menstruação e a temperatura corporal e não usei contraceptivos hormonais por cerca de sete anos. Sinto que conheço muito bem o meu ciclo: como deve ficar meu humor, quando me permitir mais clemência na minha dieta, quando pegar pesado na musculação ou fazer mais cardio. Quando uma amiga me conta sobre um problema que está tendo – dor de estômago, erupção cutânea, diarreia não provocada por um fator externo –, a primeira coisa que pergunto é em que parte do ciclo ela está! É incrível quantas mulheres não conhecem o próprio corpo.*[9]

Para Stacey – e muitas outras entrevistadas que concordam com seus pontos de vista –, esses aplicativos forneceram uma compreensão mais profunda das funções (e disfunções) do dia a dia do próprio corpo.

Em sua avaliação do potencial econômico dos aplicativos de acompanhamento de menstruação, o professor Alnoor Bhimani, da London School of Economics, argumenta que o principal apelo desses aplicativos está na capacidade de higienizar um processo conceitualmente "sujo". "É importante", escreve ele, "como os cálculos centrados no sangue menstrual podem fornecer uma representação clara de informações sobre o corpo de uma mulher. A quantificação desinfeta a sujeira que habita a realidade do objeto que está sendo quantificado [...] Os dados higienizam o que pode ter sido considerado impuro".[10]

É provocativo sugerir que as mulheres internalizaram tanto o estigma social em torno da menstruação que recorreram a aplicativos para "higienizá-las", mas muitas das entrevistadas da minha pesquisa ficaram satisfeitas com a ordem que esses aplicativos trouxeram para suas vidas, muitas vezes usando palavras como "gerenciar", "prever", "planejar" e – mais frequentemente – "controlar". Caoilin, uma agente de cobrança irlandesa de 27 anos, relatou alívio ao descobrir um aplicativo que poderia rastrear e prever seus períodos muitas vezes irregulares: "Eu finalmente me senti tendo algum controle, e meio que entendi meu corpo pela primeira vez".[11] Para usuárias como Caoilin, a tecnologia organizou a confusão da menstruação, trazendo ordem ao que, de outra forma, seria uma experiência caótica ou incontrolável. A mulher – e não seu útero – está finalmente no controle.

Essa autonomia habilitada pela tecnologia tem suas desvantagens, no entanto. Em uma demonstração muito moderna do velho ditado de que "não existe almoço grátis", os aplicativos de rastreamento de menstruação são tão precisos quanto forem os dados inseridos pela usuária. Bhimani descreve as usuárias como *prosumers* – neologismo da área da tecnologia que descreve um *consumidor profissional* –, apontando que a *prosumer* deve entregar dados pessoais para receber informações calculadas por algoritmos, e, quanto mais se dá, mais se recebe. Uma pessoa que insere religiosamente o início, a duração e a intensidade da menstruação, assim como quaisquer sintomas associados naquele momento e ao longo do mês, receberá muito mais do aplicativo do que uma usuária que se conecte apenas de vez em quando. Os próprios aplicativos refletem e estimulam essa relação; entradas detalhadas no Clue, por exemplo, são recebidas com uma notificação de que o "Clue está ficando mais inteligente".

Quando os aplicativos ficam mais inteligentes, isso significa que eles estão armazenando e analisando mais informações sobre a usuária e seu útero, mas, com muitos aplicativos monetizando essa transação ao cobrar taxas mais altas por recursos e conteúdos mais aprimorados, a mercantilização do útero e suas funções levantou algumas sérias questões éticas. Nos Estados Unidos, esses aplicativos não são obrigados a atender à Lei de Portabilidade e Responsabilidade do Seguro de Saúde (ou HIPAA, sigla em inglês para Health Insurance Portability and Accountability Act), uma abrangente norma de privacidade que rege o uso de dados pessoais em ambientes relacionados à saúde; e, na Europa, um controle mais rígido sobre a coleta e o compartilhamento de dados por aplicativos só foi articulado recentemente, em 2018, pelo Regulamento Geral de Proteção de Dados (ou GDPR, sigla em inglês para General Data Protection Regulation). Esses controles mais estritos não surgiram do nada: em 2019, uma investigação da Privacy International, consultoria com sede no Reino Unido, descobriu que os aplicativos MIA Fem e Maya estavam compartilhando dados pessoais das usuárias com o Facebook sem o consentimento adequado. Na mesma época, o Flo enfrentou, junto à Comissão Federal de Comércio dos Estados Unidos, uma acusação de que havia enganado as usuárias e compartilhado informações ilegalmente com o Facebook e o Google.[12] Mesmo agora, as usuárias podem não saber como seus dados são usados e coletados. Algumas, como Stacey, podem não se importar; ela observa: "Todos os meus cem dispositivos estão interligados, e provavelmente faço parte de uma geração que não pensa duas vezes antes de compartilhar informações pessoais. Até onde sei, [meu aplicativo] tem uma política de privacidade tranquila de ler, mas não posso dizer que refleti muito sobre isso". Quem procura decifrar os meandros da coleta de dados pode ficar confuso com as explicações às vezes enigmáticas dos aplicativos; por exemplo, uma postagem da conta oficial do Clue no Twitter afirma: "Tudo o que você insere no Clue é armazenado com segurança em nosso *back-end*".[13] Embora a afirmação tenha a intenção de tranquilizar as usuárias, essa tranquilidade depende de elas entenderem de verdade e confiarem no conceito de armazenamento seguro de dados, ou de que possam identificar o *back-end* de um aplicativo.

Para maior clareza, decidi ir direto à fonte; nesse caso, a criadora do aplicativo. Ida Tin, cofundadora do Clue, falou comigo de seu apartamento em Berlim e, após a necessária conversa sobre nossas demandas domésticas e profissionais conflitantes durante a pandemia, abordou o dilema no coração da indústria de acompanhamento de menstruação.

"A privacidade dos dados é supercentral", diz ela. "Pedimos às pessoas que compartilhem seus ciclos e dados. E pensamos muito em como valorizar isso, todos os dias, e em como construir confiança." Respondendo a alguns dos usos menos empolgantes dos dados do consumidor, Ida admite: "É um grande problema na economia de aplicativos [...], e se as pessoas soubessem como [algumas] empresas ganham dinheiro, provavelmente não gostariam de usar o produto. Então, as pessoas têm preocupações com privacidade, e acho que com razão. Há muitas empresas que fazem, na minha opinião, coisas antiéticas com os dados". Na verdade, ela diz que se pergunta se é ético usar dados relacionados à menstruação. "Sabe, há uma grande questão em torno de se a tecnologia deveria estar envolvida nessa parte íntima da vida." O Clue e seus concorrentes podem estar "ficando mais inteligentes", mas a que custo? Ida reconhece que a tecnologia e seu uso indevido de dados podem ser problematicamente não transparentes para as pessoas que dependem dela: "Acho que seria ótimo se houvesse algum tipo de certificação, quase como 'empresas com boas práticas de dados' ou algo com esse efeito, porque é literalmente impossível para o usuário médio entender como as empresas tratam os dados". Aí, em toda a sua glória mística, está o *back-end.*

Embora não tenha como negar que aplicativos multimilionários como o Clue precisem, em algum momento, buscar lucros, Ida faz questão de ressaltar que a coleta e a análise de dados de sua empresa já renderam informações importantes sobre a saúde das mulheres. Sintomas como dor ou sangramento incomum são, talvez, mais propensos a causar preocupação quando mapeados por um aplicativo. "Já temos muitas histórias de nossa própria base de usuários", diz ela, "mas as pessoas dizem que, de fato, descobriram cedo um câncer, ou viram que tinham uma gravidez fora do útero ou outras coisas que trariam um risco à vida". Observando de um ponto de vista mais amplo, pode haver valor em usar esses aplicativos como experimentos com um escopo e um tamanho de amostra sem precedentes, oferecendo aos pesquisadores a oportunidade de detectar tendências em saúde e doenças reprodutivas em milhões de pessoas.

"Já construímos um algoritmo não para diagnosticar, mas para enxergar padrões da síndrome dos ovários policísticos, feito em conjunto com um grande pesquisador da Universidade de Boston", aponta Ida. "Ele não está superativo no momento, mas pode se tornar uma coisa muito maior. E provavelmente poderíamos fazer isso também para endometriose, ou outras coisas que ainda não enxergamos." Em última análise, ela diz que prevê um futuro em que os aplicativos de acompanhamento de menstruação possam ajudar as pessoas a gerenciar e entender sua saúde reprodutiva e vincular sem muitos problemas essa compreensão com acesso a cuidados médicos apropriados.

"Acho que há algo realmente poderoso em ter um conjunto de dados de longo prazo, algo que ainda não aproveitamos no nível do consumidor. [...] Não é assim, eu ir ao meu médico e dizer: 'Olha, aqui está a visão completa [dos meus dados], aqui está meu panorama. Olhe para ele, veja para onde estou indo'. E isso é algo que eu sinto que é muito convincente – se cada uma de nós pudesse ter uma noção de olhar para esse panorama de nossa saúde. Então eu acho que essa é a promessa. Se pudéssemos ajudar as pessoas a navegar de fato por uma vida inteira de [dados sobre] saúde, seria incrível."

Em última análise, resta saber se os aplicativos serão uma força para o bem – oferecendo aos usuários uma compreensão aprimorada de todas as funções do útero, desde fertilidade e concepção até doenças – ou se a busca pelo lucro ultrapassará e corromperá quaisquer motivações altruístas. Tal como acontece com tantas outras áreas da saúde ginecológica, esses aplicativos são lamentavelmente pouco pesquisados; apenas uma revisão analisou de forma abrangente as evidências em torno de seu uso, e, dos 654 artigos nela incluídos, apenas dezoito eram robustos o suficiente para atender aos critérios de inclusão dos pesquisadores. Poderia se chegar a apenas uma conclusão firme: "Há uma falta de debate crítico e engajamento no desenvolvimento, na avaliação, no uso e na regulação de aplicativos de fertilidade e menstruação". Com um eufemismo monumental, os pesquisadores terminam afirmando: "Há escassez de evidências baseadas em pesquisas e evidencia-se a ausência de produtividade, profissionais da saúde e usuários nesses estudos".[14] Os *back-ends* dos rastreadores estão ficando a cada minuto mais expansivos, aumentando os dados aparentemente infinitos fornecidos por usuários ansiosos, mas, até que pesquisas acompanhem o progresso do setor, as informações que temos sobre os próprios aplicativos permanecerão frustrantemente limitadas.

Entre acompanhar a menstruação, escolher e comprar produtos menstruais, controlar sintomas como dor e fadiga e a energia emocional geral necessária para fazer todas essas coisas enquanto se apresenta de rosto sorridente, funcional e socialmente aceitável para o mundo, a função mais regular do útero acarreta uma enorme quantidade de esforço mental para as pessoas que menstruam. Isso antes mesmo de considerarmos os custos financeiros: no Reino Unido, até 5 mil libras em produtos para menstruação ao longo da vida (supondo que você possa comprá-los, pois muitas pessoas não podem), de acordo com uma fonte,[15] bem como o custo econômico mais amplo de cerca de 5 milhões de faltas ao trabalho por ano devido a sintomas menstruais.[16] Depois, há o custo físico do sangramento por uma semana em cada quatro: um risco aumentado de anemia, especialmente para aquelas pessoas desafortunadas o suficiente para sangrar por mais tempo ou em maior volume; e um risco maior de certos cânceres ginecológicos de acordo com o número de períodos menstruais na vida. Por que – além das óbvias razões reprodutivas – toleramos isso?

A resposta – pelo menos de acordo com uma minoria sonora e em rápido crescimento nos últimos cinquenta anos – é que não somos obrigadas a tolerar. "A menstruação tornou-se um processo corporal eletivo", promete um artigo recente na *Atlantic*, com a manchete tentadora: "Ninguém mais precisa menstruar".[17] Uma ginecologista militante até mesmo criou a hashtag #PeriodsOptional [#MenstruaçãoOpcional] para pregar junto a *millennials* aferradas às redes sociais. Isso é verdade? De fato, existe uma maneira de nos libertar de uma vida de analgésicos mensais? Caminhar com o corpo tenso por causa do absorvente interno é coisa do passado? Nunca mais vamos proferir uma série de palavrões criativos quando nosso aplicativo de menstruação nos lembrar alegremente "1 DIA ATÉ A PRÓXIMA MENSTRUAÇÃO", ou quando a tia Flo decidir aparecer – como de costume – nos momentos mais inconvenientes/embaraçosos/inesperados, como durante um longo voo, uma entrevista de emprego ou na hora do sexo com um novo parceiro? Cada pessoa que menstrua tem a própria história de horror: uma narrativa comum de frustração e enfrentamento obstinado. A menos que você esteja entre o pequeno número de donas de úteros que acreditam que "aqueles dias" são uma manifestação mensal do sagrado divino feminino, você pode ouvir as palavras "Menstruação opcional" e responder com "Tô dentro".

Atualmente, a única maneira de suprimir a menstruação, seja em curto, seja em longo prazo, é usando hormônios sintéticos. Qualquer pessoa que tome a pílula anticoncepcional oral estará familiarizada com o processo: uma pílula "real" (contendo estrogênio e progesterona, ou, em alguns casos, apenas progesterona) é tomada durante a maior parte do mês, seguida de uma pílula placebo (sem hormônios) por sete dias ou menos, durante os quais ocorre um sangramento leve e relativamente indolor. Essa última semana de sangramento imita o ritmo de um ciclo menstrual não medicado. De fato, muitas usuárias de pílula chamam essa fase de "menstruação", apesar de se tratar simplesmente de um sangramento de privação (ou talvez por desconhecimento disso): o revestimento do útero é desprendido apenas porque os hormônios sintéticos que o mantêm espesso foram temporariamente suspensos, e não porque ocorreu algum tipo de ovulação ou outro processo fisiológico inato.

Na verdade, não há razão clínica para que um ciclo controlado farmacologicamente precise imitar exatamente os ritmos da menstruação não medicada. Os criadores originais da pílula não decidiram incluir o "intervalo" de sete dias do placebo, ou fase de sangramento, por motivos de saúde; em vez disso, alguns médicos acreditavam que esse período simulado faria a pílula parecer mais natural e, portanto, mais aceitável para as mulheres para as quais foi projetada. Outras fontes sugerem que a lógica por trás da "suspensão" foi um apelo de líderes religiosos.

Susan Walker, professora sênior de saúde sexual na Universidade Anglia Ruskin, lembra: "Eu assisti a uma palestra ministrada por Carl Djerassi, o 'pai da pílula'. Ele observou que o intervalo de sete dias, e o sangramento resultante, foi projetado no fim dos anos 1950 em uma tentativa de persuadir o Vaticano a aceitar a nova forma de contracepção como uma extensão do ciclo menstrual natural".[18] De início, o uso de uma droga com a promessa de libertar as mulheres do fardo da gravidez indesejada foi, de fato, criado por um homem (Djerassi) como um apelo indireto à aprovação de outro (o papa). No meio do debate – sem voz, mas não menos sujeito aos caprichos e desejos desses homens poderosos – estava o útero.

A indústria farmacêutica estava – e em alguns casos ainda está – interessada em vender às mulheres essa ideia da pílula como algo natural e libertador, permitindo que as usuárias desfrutassem de novas e excitantes liberdades enquanto trabalhavam em harmonia com o corpo. "Em seus sites e em campanhas impressas", escreve a socióloga Katie Ann Hasson, "as empresas apresentavam às usuárias em potencial a supressão menstrual por meio de imagens de um estilo de vida idealizado, alcançável com a supressão menstrual, além de informações que antecipavam perguntas sobre o que é normal, natural e seguro. Elas davam explicações detalhadas sobre o ciclo menstrual e apresentavam às mulheres a 'menstruação da pílula' – um novo termo para o sangramento 'programado' que ocorre quando elas estão tomando contraceptivos hormonais cíclicos". Hasson argumenta que o uso continuado do termo "menstruação da pílula" pela indústria farmacêutica é enganoso e prejudicial; ela escreve que algumas das narrativas promovidas pelos fabricantes de pílulas ainda hoje "trabalham para revisar – e talvez até deslegitimar – o conhecimento e as experiências das mulheres sobre a menstruação".[19] Resumindo, a linguagem importa: chamar de menstruação um sangramento induzido por uma droga sintética – ou sugerir que ele é de alguma forma equivalente a um sangramento natural – é uma negação do direito fundamental da mulher de conhecer e compreender as funções de seu útero, seu corpo e ela mesma. Hasson aponta para apelos da comunidade clínica para o uso de terminologia mais precisa, como "sangramento de privação", "dias de sangramento" ou apenas "sangramento": representações mais honestas daquilo que um útero farmacologicamente controlado está de fato fazendo.

É claro que, como tantas vezes aconteceu na história, mulheres e pessoas com útero foram instruídas a administrar seus corpos, pesaram os riscos percebidos de dobrar ou quebrar essas instruções e finalmente montaram os próprios hábitos no interesse da autonomia reprodutiva. Djerassi e sua equipe podem ter projetado o modelo de três semanas na ativa e uma semana de folga, sendo a "menstruação da pílula" parte integrante do regime anticoncepcional, mas, quase desde o início, as usuárias experimentaram adiar ou suprimir completamente esse sangramento ao fazer uso de um ou mais pacotes de pílulas "reais" juntas, pulando por completo a fase à base de placebo. Pesquisas recentes provaram que esse regime não é apenas aceitável e até preferível a muitas pessoas que menstruam, mas também – talvez o mais importante – seguro. Em 2014, uma revisão abrangente de doze ensaios controlados e randomizados comparando o ciclo tradicional da pílula de 28 dias com a supressão hormonal contínua do sangramento não encontrou diferença na segurança ou eficácia contraceptiva.[20] Em 2019, a Faculdade de Saúde Sexual e Reprodutiva do Reino Unido (um ramo do Colégio Real de Obstetras e Ginecologistas) emitiu uma diretriz afirmando conclusivamente que "não há benefício para a saúde com o intervalo de sete dias sem hormônios [...] As mulheres podem evitar a menstruação e os sintomas mensais que a acompanham fazendo uso de cartelas de pílulas juntas para que elas façam menos pausas (ou nenhuma)".[21] O veredito é: a menstruação – de algum modo, dependendo de como ela é definida, para determinadas pessoas e por determinado tempo – é de fato opcional.

"Se aqueles sem útero tivessem que sangrar uma vez por mês, eles teriam feito a suspensão há muito tempo", diz Sophia Yen, criadora da hashtag #PeriodsOptional. Estamos fazendo uma videochamada no que é um horário normal para mim na Escócia e madrugada para ela na Califórnia, mas sua energia irradia pela minha tela apesar da hora. "Por muito tempo, nós que temos úteros absorvemos isso. Precisamos", diz ela com convicção inabalável, "parar de engolir essa conversa".

A dra. Yen é professora associada da Universidade de Stanford, CEO e cofundadora da empresa de contraceptivos Pandia Health e mãe de duas meninas. Ela é o tipo de mulher frequentemente descrita como uma "potência" – realizada, ambiciosa e determinada em sua missão de fornecer controle de natalidade contínuo da maneira mais segura e eficiente possível para o maior número possível de pessoas –, mas esse epíteto não faz jus à profundidade do sentimento de Sophia, ou às origens menos glamorosas de sua trajetória. A mulher brilhante e animada que nos convida a "suspender" nossa menstruação já foi, ela explica, uma jovem e ansiosa estudante de medicina cujas próprias lutas menstruais mudariam o curso de sua vida.

"Eu estava no MIT [Instituto de Tecnologia de Massachusetts] e, de repente, na minha prova final de bioquímica, menstruei. E eu fiquei daquele jeito: corro para o banheiro ou termino o exame? Como era uma prova para entrar no curso de medicina, eu a terminei. Mas será que eu estava um pouco distraída? Sim, eu estava absolutamente alheia no meio de um exame final. E então olhei para a esquerda e para a direita – para pessoas sem útero –, e elas estavam, assim, tec-tec-tec [aqui, Sophia faz a mímica de alguém digitando despreocupadamente, sem se incomodar com menstruações repentinas], e percebi que nunca na vida elas haviam sofrido um sangramento aleatório no meio de um exame. E agora, olhando para trás, 50% daquela turma tinha útero, e uma em cada quatro estava sangrando naquele momento." Sophia deixa a estatística fazer efeito por um tempo, com todo o potencial de dor e inconveniência de menstruar durante um evento importante, antes de concluir: "Que desperdício".

E assim nasceu o #PeriodsOptional – ou, pelo menos, a semente da ideia. À medida que Sophia progredia em seu curso e sua subsequente carreira como ginecologista, a pesquisa sobre a contracepção contínua apenas reforçou sua intuição de que a menstruação poderia e deveria, para a maioria das pessoas com útero, ser uma coisa do passado. Ela me diz que mesmo aquelas que menstruam estão tendo muito mais menstruações do que o normal ou saudável, em comparação a uma época anterior em que as mulheres passavam seus anos reprodutivos grávidas ou amamentando.

"Passamos para um estado de menstruação incessante, enquanto o estado natural era constantemente grávida ou amamentando. Quantas menstruações você tem quando está constantemente grávida ou amamentando? Zero. Então, costumávamos ter cem menstruações [durante toda a vida]. E agora estamos tendo entre 350 e 400: três vezes e meia o que é, aspas, 'normal'. Não apenas 10 ou 30% a mais, mas três vezes e meia a mais, ou 250 a 300 menstruações a mais do que precisamos. Não é natural ter nossos hormônios subindo e descendo, subindo e descendo todo mês. Não é natural para nós sangrar todo mês."

A parteira em mim se sente compelida neste momento a sinalizar o fato de que ainda é possível menstruar e engravidar mesmo exclusivamente amamentando, de modo que o número de menstruações que alguém pode ter nessas circunstâncias não seria necessariamente zero. Além disso, esse tempo "mais simples" idealizado no início da história humana não era apenas caracterizado por menos menstruações, mas também por outros eventos igualmente "naturais", mas muito menos desejáveis, como a morte no parto. No entanto, Sophia está convencida de que a expectativa de vida feminina ideal é caracterizada por consideravelmente menos menstruações. Ela me diz que as pesquisas indicam uma possível correlação entre menos menstruações e um risco menor de certos cânceres ginecológicos, e a boa notícia, como ela enxerga, é que "há uma maneira de *hackear* isso – para se aproximar das cem menstruações naturais na vida, em oposição às não naturais 350 a 400".

É fácil sentir o fascínio de uma vida sem menstruação ao escutar o discurso de Sophia. Por que sangrar todo mês se não é o que a natureza pretendia, e especialmente se não for bom para nós? Por que você deveria se preocupar com a mancha no seu jeans, ou a longa caminhada até o banheiro no meio de um exame ou qualquer outro evento importante? Por que não simplesmente acabar com a menstruação? Na verdade, por que não dar às nossas filhas a vantagem que nunca tivemos, interrompendo a menstruação delas o mais rápido possível, logo no início?

"Não seria legal", Sophia me pergunta, "se os hormônios da sua filha adolescente, em vez de estarem tão furiosos, estivessem meio... suavizados? E ela não fosse atingida por sangue aleatório uma semana por mês, quando claramente não está tentando se reproduzir? Sabe, com a mentalidade de uma mãe tigresa do Vale do Silício, eu acho que, se sua filha tem uma chance em quatro de ser atingida pelo sangue durante o vestibular, durante as provas finais, durante um exame, durante um debate... *minha* filha vai ter controle absoluto". O uso recorrente de Sophia da frase "atingida por sangue" postula a menstruação como uma espécie de agressão, da qual você protegeria sua filha de bom grado, se pudesse.

Ela continua explicando por que não menstruar torna as adolescentes não apenas mais empoderadas, mas também potencialmente ainda mais inteligentes e capazes do que seus pares, citando um estudo de crianças com e sem o tipo de anemia por deficiência de ferro que muitas vezes pode ser causada por excesso de menstruação. As crianças anêmicas "apresentaram QI mais baixo", explica Sophia. "No entanto, quando foi feita a reposição de ferro, não apenas suas notas em matemática como também seus QIs subiram. Então, talvez aquelas de nós com útero, sangrando uma semana por mês, estejam recebendo menos aporte de oxigênio cerebral não apenas para permutações matemáticas críticas, mas também para esportes ou apenas para respirar e viver. Como especialista em medicina de adolescentes, sei que a hemoglobina nos meninos aumenta durante a puberdade, e nas meninas diminui." Assim, na visão de Sophia, adolescentes sem menstruação "com certeza têm uma vantagem acadêmica".

Penso nas minhas próprias meninas, que (felizmente) parecem estar fazendo progressos na escola, e no meu eu mais jovem, tendo trabalhado durante anos na academia em vários níveis, apesar dos sangramentos dolorosos e volumosos, e me pergunto se poderíamos ter nos saído ainda melhor sem a distração – ou, segundo Sophia, a incapacitação – da menstruação. Tentei alimentar o corpo e a mente de minhas filhas com todas as coisas saudáveis e maravilhosas enquanto elas navegavam pelas primeiras reviravoltas na jornada da vida; eu deveria também ter lhes oferecido uma dieta constante de pílulas anticoncepcionais para nivelar o humor e lhes dar uma vantagem acadêmica? Enquanto minhas filhas e eu prosperamos apesar – às vezes, a despeito – de nossos úteros, ainda não tenho certeza se a resposta para essa pergunta complexa é sim.

Quando pergunto se pode haver algum perigo em tratar meninas com hormônios sintéticos contínuos em um estágio tão formativo, a única ressalva de Sophia é que vale a pena esperar cerca de dois anos após o início da menstruação para evitar interferir no salto de crescimento natural que geralmente ocorre nesse período. No entanto, quando pergunto mais especificamente se pode haver outros possíveis efeitos mais insidiosos no desenvolvimento mental e emocional de uma jovem – sabendo, como sabemos, que o estrogênio e a progesterona podem ter um impacto profundo no humor, na libido e no senso de si –, sua resposta é mais dúbia. Ela diz: "De fato sabemos que há um desenvolvimento cognitivo que ocorre [depois que a altura adulta é atingida]". Quanto ao efeito potencial da contracepção hormonal nesse processo, Sophia admite: "Talvez haja algum efeito cognitivo, mas não sabemos se é bom ou ruim. Pode ser uma coisa ou outra, certo?". Ela acrescenta que o cliente médio de sua empresa tem 25 anos – muito além dos desafios de desenvolvimento da adolescência – e que "não estamos dizendo que todos deveriam ter menstruação opcional. Sou sempre a favor da escolha".

Apesar dessas garantias, a nota questionadora daquele "certo?" permanece em minha mente muito tempo depois de nossa entrevista terminar. Tenho que preparar o almoço para minha filha mais nova entre as aulas em casa, e enquanto coloco o macarrão na mesa, me pergunto se deveria haver uma pequena pílula branca ao lado do prato. Ela tem mais duas horas de aula naquela tarde; e, como eu, está sentindo fadiga por ter ficado tanto tempo na frente do computador, mas seu cérebro é obrigado a continuar operando. Eu poderia começar algo agora que suavizaria os mares agitados de sua adolescência; ajudá-la a navegar pelos exames e pelas perturbações com equanimidade lúcida. Poderia dar a ela a vida sem menstruação que nunca tive: uma ignorância feliz da função mensal do útero e a liberdade de se destacar entre as colegas que carregam um útero. Que mãe amorosa não gostaria que seu filho escapasse de ser "atingido pelo sangue"... certo?

"Eu não poderia concordar menos", diz Sarah Hill, professora de psicologia social evolutiva da Universidade Cristã do Texas, em Fort Worth, e autora de *How the Pill Changes Everything: Your Brain on Birth Control* [Como a pílula muda tudo: seu cérebro sob o controle de natalidade hormonal]. Ela está sentada de pernas cruzadas em sua cama durante nossa videochamada, como se fôssemos melhores amigas em uma festa do pijama, mas a fúria em sua voz me diz que ela está falando sério. Como uma das maiores especialistas nos efeitos cognitivos do controle de natalidade hormonal (e outra mãe de adolescentes), Sarah tem algumas coisas a dizer sobre submeter mulheres jovens à pílula por razões não contraceptivas.

"Existem dois grandes elementos disso [essa ideia] que eu acho realmente problemáticos", ela começa, animando-se com o tema. "A primeira é essa visão realmente androcêntrica do que significa ser bem-sucedido e competir. E, para mim, a ideia de que competir como uma mulher com ciclos naturais é de, alguma forma, uma desvantagem é machista e completamente equivocada. Não consigo pensar em nada de que discorde mais. Eu acho que a ideia de que ser homem é o padrão pelo qual devemos nos julgar – e que isso é de alguma forma o ápice do sucesso – é besteira." Para deixar bem marcado seu ponto, ela segue: "Acho que isso passa uma mensagem terrível para as mulheres. E eu discordo completamente". Penso na jovem Sophia Yen, sangrando em seu exame de bioquímica enquanto as "pessoas sem útero", como ela as chamava, lidavam com essa questão de forma natural, e me pergunto – na verdade, acho que sei – como ela responderia.

Independentemente de quaisquer conotações misóginas, porém, Sarah argumenta que o uso de contracepção contínua para suprimir a menstruação em adolescentes pode ter efeitos cognitivos sérios e irreversíveis. "O segundo elemento que considero problemático", diz ela, "é que isso mostra desrespeito absoluto e imprudência em relação ao desenvolvimento do cérebro. É irresponsável. O cérebro não termina de se desenvolver até que você tenha vinte e poucos anos. Mas, sabe, mesmo antes disso há um período muito crítico de desenvolvimento do cérebro durante a adolescência, até os 19 anos, quando as coisas estão mudando rapidamente. E os hormônios responsáveis pelas mudanças cerebrais pós-púberes são seus hormônios sexuais, e a ideia de que você interromperia esse modo bem-sucedido de desenvolvimento cerebral que vem acontecendo há milhões de anos, e meio que decidir que vamos mudar o perfil hormonal de uma pessoa sem pesquisas sobre quais são as consequências no longo prazo, é imprudente. E especialmente para algo tão *pequeno* como suspender sua menstruação".

Sarah tem números para apoiar esse argumento: em 2020, ela e seus colegas publicaram um estudo comparando o desempenho cognitivo de mulheres em idade universitária em uso de contracepção hormonal com o de suas contrapartes sob ciclos naturais.[22] As mulheres que faziam uso de hormônios gastaram menos tempo e tiveram pior desempenho em tarefas cognitivas simples e complexas: resultados que contradizem diretamente qualquer associação teórica entre ciclos fisiológicos e desempenho abaixo do ideal, e que, sugerem os autores, "contribuem para um crescente corpo de pesquisa examinar as implicações não intencionais do uso de contracepção hormonal na cognição, no aprendizado e na memória". À luz dessas evidências conflitantes, parece que ainda precisam ser desvendadas as consequências de longo prazo de alterar o corpo e a mente com contracepção hormonal durante uma fase de desenvolvimento formativo.

Assim como #PeriodsOptional se tornou um grito de guerra para Sophia, nos últimos anos as pesquisas contra essa ideia se tornaram o princípio central da cruzada de conscientização de Sarah. Seu livro explica em detalhes como o anticoncepcional hormonal funciona ao enganar o corpo com uma espécie de fase lútea contínua: a parte do ciclo menstrual que ocorre entre a ovulação e o início do sangramento, quando o revestimento do útero engrossa para se preparar para a implantação de um embrião.

"A dose diária de hormônios que você toma no controle de natalidade hormonal tem uma presença maior de progesterona sintética, ou progestinas, em relação ao estrogênio", explica Sarah. "Então, faz isso meio que imitando uma fase lútea sintética e ininterrupta. E geralmente não é nesse momento que as mulheres se sentem na melhor fase. Isso, é claro, não é verdade para todas. A única coisa em que tento sempre ter muito cuidado quando estou conversando a esse respeito é que a maneira como as mulheres respondem ao controle de natalidade hormonal é incrivelmente idiossincrática. E as pesquisas não estão em um estágio no qual podemos dizer que todas as mulheres responderão assim [...] porque simplesmente não sabemos. Algumas mulheres se sentem melhor; outras, pior, mas você realmente interrompe, para muitas delas, alguns dos pontos de melhor sensação do ciclo ao suprimir a ovulação." Em resumo, o humor de algumas garotas pode ser abrandado com hormônios sintéticos, mas tal regime pode suavizar tanto as boas quanto as más flutuações de humor de um ciclo não medicamentoso ou "natural". Mais uma vez, as pesquisas não chegaram a conclusões: há escassez de dados concretos sobre os efeitos cognitivos ou não da supressão menstrual começando nos anos imediatamente posteriores à menarca.

Existem, Sarah admite, algumas jovens que podem se beneficiar da supressão contínua da menstruação. Por exemplo, as orientações atuais sugerem que os contraceptivos orais podem ser usados para controlar ou dirimir os sintomas frequentemente debilitantes de endometriose, síndrome dos ovários policísticos e menstruações dolorosas ou intensas.[23] Sarah diz: "Eu entendo que, para algumas mulheres, as flutuações mensais podem ser intoleráveis, e, nesses casos, pode não ser uma decisão imprudente dar a uma adolescente as pílulas anticoncepcionais, se isso fizer com que ela se sinta completamente confortável com o próprio corpo, e esse é o caso de algumas, mas certamente não de todas".

Sentir-se completamente confortável com o próprio corpo é, sem dúvida, um estado muito desejado, mas a menstruação torna esse objetivo mais difícil para algumas do que para outras. Deve-se notar que a contracepção hormonal – seja alcançada pela administração contínua de pílulas, seja por métodos de ação prolongada, como implantes e dispositivos hormonais – é um método popular de suprimir a menstruação em meninas e mulheres com algumas necessidades especiais intelectuais e físicas.[24,25] Embora "deficiência" seja um termo amplo de utilidade indiscutivelmente limitada, e muitas pessoas com deficiência lidem tão bem com a menstruação quanto seus pares sem deficiência, algumas acham os períodos e as tarefas de higiene pessoal associadas angustiantes ou difíceis. A autodenominada "mulher *queer* louca, autista e com deficiência" escreve em seu blog, *crippledscholar* [erudita "aleijada"], que as necessidades dessa população também podem estar em desacordo com as de seus cuidadores. Ela argumenta que "muito disso tem a ver com controle e, várias vezes, com a interrupção da menstruação a fim de tornar a pessoa menstruada mais conveniente para um cuidador".[26]

Essa teoria é ecoada pelos autores de uma revisão sistemática sobre o tema, publicada em 2019: "É provável que as pessoas com deficiência enfrentem camadas de discriminação quando estão menstruadas", escrevem, observando que os cuidados menstruais eram amplamente vistos como problemáticos e desafiadores por cuidadores de pessoas com deficiência intelectual. De fato, entre os cuidadores profissionais vinculados a instituições, "os cuidados menstruais eram o segundo aspecto mais desagradável para a equipe do residencial (depois de fazer enemas) e o aspecto mais desagradável para os funcionários diurnos (que não fazem enemas)".[27] A mensagem não poderia ser mais clara: para alguns cuidadores, apenas o manuseio das fezes é menos palatável do que o da menstruação. Os ciclos menstruais podem de fato ser opcionais para pessoas com deficiência nesses ambientes, mas para conforto e benefício de quem? Essa pergunta deve ser respondida para garantir que a menstruação seja gerenciada e apoiada de forma ética para aqueles que já podem estar vulneráveis.

Há muito mais pessoas, com ou sem deficiência, para quem a menstruação e as mudanças cognitivas que a acompanham não são bem-vindas; para quem são catastróficas, na verdade. Para quem está tentando conceber, a tristeza e a decepção escorrem a cada sangramento. Para alguns homens trans, a menstruação é um lembrete fisiológico de uma identidade atribuída que eles preferem deixar para trás. E para muitas pessoas com útero, independentemente da identidade ou agenda, a menstruação traz dor, aborrecimento, dificuldades financeiras e, sim, mesmo nos dias de hoje, vergonha.

Da mesma forma, para muitas mulheres, um ciclo mensal é um lembrete bem-vindo da existência do útero. Esse sangramento pode ser um alívio – prova de que qualquer gravidez indesejada foi evitada e de autonomia corporal. O frequentemente relatado aumento de libido e criatividade no meio do ciclo pode ser agradável – uma recompensa feliz pela queda de humor que geralmente ocorre no fim do mês. Pode haver pessoas para quem a menstruação é, de fato, parte integrante de "sentir-se completamente confortável".

Seja qual for a sensação do "olá" mensal do útero, o que está se tornando cada vez mais claro é que o próprio fluxo – aquele "efluente" tão valorizado por Christine Metz, Candace Tingen e seus pares – é uma janela valiosa para a saúde reprodutiva; um mapa, talvez, da paisagem tão minuciosamente pesquisada por Ida Tin e pelos milhões de pessoas que menstruam e monitoram seus ciclos. Em uma revisão da recente reunião do Instituto Nacional de Saúde do Reino Unido sobre "Menstruação e sociedade", os autores argumentam que "a saúde reprodutiva, em particular, foi prejudicada pela falta de compreensão da fisiologia uterina e menstrual básica. [...] Aprimorar nossa compreensão dos fenômenos subjacentes envolvidos na menstruação, no sangramento uterino anormal e em outros distúrbios relacionados à menstruação nos aproximará do objetivo do atendimento personalizado. Além disso, uma compreensão mecanicista mais profunda da menstruação – um processo de cura rápido e sem cicatrizes em indivíduos saudáveis – provavelmente fornecerá descobertas sobre uma infinidade de outras doenças que envolvem a regulação da função vascular local e sistêmica".[28]

Muitos dos leitores que estão lendo isso podem, como eu, ter um momento "uau" aqui. Despojando-se das políticas de gênero e identidade que muitas vezes sobrepomos a esse processo fisiológico básico, deveríamos simplesmente admirar a menstruação como "um processo de cura rápido e sem cicatrizes"? Se olharmos para a descamação mensal do endométrio como uma ferida criada espontaneamente, e para a regeneração desse revestimento como uma espécie de processo de cura constante e cíclico, ocorrendo espontaneamente todos os meses sem esforço ou intervenção, então a menstruação é realmente fenomenal? As crianças são frequentemente ensinadas quão legal é uma estrela-do-mar regenerar qualquer braço perdido; estamos direcionando essa admiração para a espécie errada? Deveríamos estar contando a elas sobre os poderes do útero que menstrua e esperar que seus olhos se arregalem de admiração?

Mais uma vez, penso em minhas filhas, e imagino que elas achariam ridículo se eu tentasse convencê-las de que a menstruação delas é nada menos que milagrosa. Sempre fomos pragmaticamente despreocupadas em nossa casa – não há para nós as cerimônias da "lua" e rituais de passagem apreciados por outras famílias mais celestiais –, e não consigo ver minhas filhas dando boas-vindas a uma nova e entusiástica reformulação de nosso aborrecimento mensal. Talvez, porém, se eu lhes dissesse que o efluente que elas escondem, lavam ou embrulham pode ser a chave para sua saúde reprodutiva, e se eu lhes dissesse que sua análise poderia ajudá-las a evitar atrasos perigosos e investigações desagradáveis no futuro – talvez, então, elas sentissem uma relutante admiração por um processo que, neste momento da vida delas, parece ter pouco propósito. Enquanto isso, para minhas filhas, para mim e para a maioria das pessoas que menstruam, a menstruação continua sendo uma fonte de consternação e contradição. Seja rastreado em cordões de contas ou em smartphones, seja venerado ou reprimido, temido ou encorajado, esse lembrete mensal da existência do útero, ao que parece, sempre evocará tristeza e admiração em igual medida. A única coisa certa – como a morte e os impostos, como diz o velho ditado – é que a menstruação acontece e continuará acontecendo para aproximadamente metade da população mundial, desde o primeiro falso alerta da infância até a despedida final na menopausa. Enquanto isso, o melhor que podemos fazer é aprender com o fluxo – minerar esse veio de ouro e mapear a paisagem ao redor – para nos permitir ser mais saudáveis, mais felizes e mais à vontade no próprio corpo.

Concepção

Mitos machistas e criptas ocultas

Há aquela famosa cena em *Harry e Sally – feitos um para o outro*: Sally, interpretada por Meg Ryan, quer mostrar a Harry como é aparentemente fácil, para as mulheres, fingir orgasmos. Quando Harry afirma ser capaz de perceber a diferença, Sally começa a demonstrar seu argumento simulando um clímax em pleno desenvolvimento, descontroladamente vocal, com direito a rosto afogueado, gemidos sensuais e barulhentas súplicas ao divino no meio de uma lanchonete lotada de Nova York. Enquanto Harry, em um estado de descrença mortificada, congela com meio sanduíche de pastrami nas mãos, uma senhora idosa na mesa ao lado aponta para Sally e diz ao garçom: "Quero o que ela está comendo".[1]

A atuação de Ryan pode ter conquistado um lugar na história de Hollywood, mas não foi a tigela de salada de repolho americana que ela estava comendo no Katz, a lanchonete onde estavam, que a levou a paroxismos de prazer. Se o orgasmo dela foi mesmo de um realismo surpreendente, então o espectador pode se perguntar: que tipo de truque ou técnica poderia levar uma mulher a tal estado de êxtase? A mídia moderna quer que você acredite que o caminho para o orgasmo feminino é tão desafiador e traiçoeiro quanto aquele para o cume do monte Everest, e que aqueles que buscam alcançar os picos da paixão devem ser tão ágeis quanto o sherpa mais experiente. *Encontre o clitóris! Compre este brinquedo sexual! Relaxe! Excite-se! Pratique sozinha! Com seu parceiro!* Os comandos de revistas, sites e redes sociais costumam ser contraditórios, às vezes desconcertantes e – com o advento de brinquedos cada vez mais sofisticados, que prometem prazer com seus giros, sucções e rodopios – cada vez mais caros. Mas estamos errando o alvo? É possível alcançar o Orgasmo com O maiúsculo simplesmente estimulando o útero?

Alguns sexólogos da velha guarda teriam dito que sim. Na década de 1970, o casal Irving e Josephine Singer publicou vários textos analisando e classificando o que eles consideravam os três tipos de orgasmo feminino: o orgasmo vulvar, alcançado por estimulação do clitóris ou impulso penetrativo; o orgasmo uterino, iniciado pelo impulso do pênis contra o colo do útero (a parte inferior, ou "pescoço", do útero); ou o orgasmo "combinado", com características de cada um dos tipos anteriores.[2] Uma crítica posterior a esse trabalho mostra que, apesar de Irving Singer ser "um filósofo sem experiência em estudos de laboratório, ele analisava as descrições de orgasmos de uma literatura limitada".[3]

De fato, o fascínio de Singer pela sexualidade parece ter diminuído com o tempo, ou pelo menos foi ignorado seletivamente pela comunidade acadêmica; em 2015, na época de sua morte, um obituário postado on-line pelo Instituto de Tecnologia de Massachusetts, onde ele era professor emérito de filosofia, o descreve como "focando tópicos como a filosofia do amor, a natureza da criatividade, questões morais, estética e filosofia na literatura, na música e no cinema".[4] Como um pai orgulhoso encobrindo a fase "desajeitada" de seu filho adolescente em favor da celebração de suas conquistas socialmente mais aceitáveis, a lista subsequente das obras mais estimadas de Singer omite todas as menções a seus tratados sobre a sexualidade humana. Quanto a Josephine Singer, seu obituário de 2014 faz apenas referência oblíqua aos "muitos livros" em que colaborou com o marido, com apenas uma de suas obras mencionada pelo nome: "Fanny and the Beatitudes" [Fanny e as bem-aventuranças], artigo que escreveu para a Sociedade Jane Austen da América do Norte.[5] Com Irving avançando rapidamente em seus estudos relativamente infundados sobre sexualidade e os interesses de sua esposa parecendo ter tomado um rumo mais tranquilo, é de se perdoar que sua "descoberta" do orgasmo uterino seja encarada com uma ponta de dúvida.

Algumas fontes recentes ainda apontam para um fio de verdade nessa descoberta. Independentemente das escassas evidências do orgasmo uterino, o fenômeno ainda tem entusiastas. Um artigo on-line com um título incrivelmente otimista – "Existem 8 tipos de orgasmos femininos: veja como ter todos eles!" – retoma de onde os Singers pararam, manejando – ou melhor, festejando, dando cambalhotas e estrelinhas – a noção de clímax uterino. "Um orgasmo cervical será mais profundo, mais intenso e ainda mais completo do que o orgasmo do ponto G", explica o autor, "e será acompanhado por fortes emoções, amor, unidade consigo mesma, seu parceiro e Deus, êxtase e transcendência, lágrimas, choro e um sentimento de profunda satisfação em todos os níveis".[6] Depois de um endosso tão brilhante, qualquer leitora* poderia ser perdoada por querer – parafraseando aquela espectadora impressionada em *Harry e Sally* – o mesmo que o autor do artigo. No entanto, com um *clickbait* tão óbvio no título, nenhuma lista de referências acadêmicas e o detalhe não insignificante de o autor em questão ser homem, é possível que essa promessa de um eufórico orgasmo cervical seja boa demais para ser verdade.

Talvez uma fonte mais respeitável possa jogar um balde de água fria na teoria do orgasmo uterino? Talvez não. *Our Bodies, Ourselves* [Nossos corpos, nós mesmas] – originalmente um livro best-seller escrito por feministas da segunda onda e agora um recurso centrado na internet – tem sido uma fonte de informações íntimas para pessoas nascidas em corpos femininos desde o auge dos Singers nos anos 1970. O site *Our Bodies, Ourselves* sugere: "Algumas mulheres acham que o colo do útero e o útero são cruciais para o orgasmo", parando bem próximo de afirmar que o clímax é causado pela estimulação do próprio colo do útero. "Um orgasmo que algumas mulheres descrevem como sendo 'profundo' ou 'uterino' é provocado pela penetração da vagina", escreve a autora.[7] Novamente, como no trabalho dos Singers, nenhuma evidência clínica é apresentada para essas alegações. De fato, há poucas provas – se é que há alguma – de que o

* Neste livro, a autora se refere a todas as pessoas com útero, independentemente do gênero. No entanto, como em inglês não há diferenciação de gênero para a palavra "*reader*" como há em português "leitor(a)", foi adotada a flexão de gênero no feminino como universal, visto que grande parte das pessoas com útero se reconhece no gênero feminino. [N.E.]

colo do útero seja uma fonte de prazer sexual. Um raro estudo desse tema, produzido em 2012 por uma equipe da Universidade Rutgers, descobriu que a autoestimulação cervical com um "cilindro de ponta arredondada" parecia ativar respostas sensoriais no cérebro; um achado não totalmente surpreendente, observam os autores, uma vez que o colo do útero é servido pelos nervos hipogástrico e vago. No entanto, os autores também admitem que seus resultados podem ter sido distorcidos por uma espécie de contaminação orgástica cruzada: as respostas prazerosas das participantes podem não ter derivado exclusivamente do colo do útero, mas da estimulação indireta do clitóris e/ou da vagina com o "cilindro de ponta arredondada".[8]

A prova do orgasmo cervical, então, permanece indisponível, mas talvez a questão em si seja passível de discussão. Pode ser que a ênfase no sexo penetrativo como um precursor integral do orgasmo – seja vaginal, seja cervical – seja mais um reflexo das narrativas culturais dominantes em torno do prazer do que uma representação factual da fisiologia e do desejo femininos.

Quer você acredite ou não que o clímax pode ser alcançado apenas pela estimulação do colo do útero, há um fato incontestável sobre o útero e seu papel no orgasmo. Inúmeras fontes concordam que o útero – com a vagina e os músculos do assoalho pélvico – se contrai ritmicamente durante o orgasmo, independentemente da fonte de estimulação. Embora a maioria das pessoas não consiga sentir essas contrações uterinas, qualquer mulher grávida que tenha notado sua barriga ficando rígida após o orgasmo pode testemunhar a verdade do fenômeno. Quando o útero se expande para acomodar um feto, uma placenta e quase um litro de líquido amniótico – o que ocupa quase todo o espaço do abdome –, essas contrações pós-coito anteriormente imperceptíveis são muito difíceis de passar despercebidas.

Mas qual é a função desses espasmos orgásticos? Se acreditarmos que nossa fisiologia evoluiu ao longo de centenas de milhares de anos com o único propósito de perpetuar a espécie, então é lógico que a resposta do útero ao prazer cumpra algum importante propósito reprodutivo. Em seu livro *Bonk: the curious coupling of sex and science* [Cutucada: a curiosa cópula entre sexo e ciência], Mary Roach descreve as estranhas, malucas e muitas vezes abertamente zoológicas tentativas dos cientistas de demonstrar que a ação orgástica do útero de alguma forma puxa o esperma para mais fundo no trato reprodutivo, aumentando assim a chance de uma fertilização bem-sucedida.[9] As "Crônicas da sucção" de Roach – como ela chama esse capítulo incomum na história da ciência – começam em 1840, quando um anatomista alemão observou o rápido trânsito de esperma da vagina de uma cadela para o útero, levando-o a especular sobre os poderes ingestórios do clímax canino. Quase cem anos depois, os cientistas ainda tinham uma queda por sexo e esperma animais: em 1939, uma equipe de pesquisadores em Illinois estimulou coelhos ao orgasmo, "inseminando-os" com corante, e então usou fluoroscopia para mostrar o rápido fluxo subsequente de corante da vagina ao útero.

Quase cem anos e muitos experimentos com coelhos, touros, vira-latas e macacos depois, a teoria da "sucção" ainda não foi comprovada de forma conclusiva, embora um estudo de pesquisadores alemães em 1998 talvez tenha chegado mais perto. Em uma simulação meticulosamente criada do coito humano, os cientistas injetaram "microesferas radiomarcadas" na vagina de voluntárias antes de administrar uma dose intravenosa de ocitocina sintética – o hormônio do "amor" que é liberado no orgasmo (e no parto), causando aquela combinação sagrada de ritmo, contrações e sensações poderosas. A técnica dos pesquisadores parece ter dado certo, iniciando contrações quase orgásticas. Usando fluoroscopia para rastrear a jornada do falso espermatozoide luminoso, os cientistas encontraram alguns resultados bastante impressionantes: depois que a ocitocina foi administrada, houve uma "reversão do gradiente de pressão de uma direção fundo-cervical para uma cérvico-fundal". Em outras palavras, depois de receber uma espécie de orgasmo induzido sinteticamente, os úteros começaram a "sugar", sutil, mas efetivamente, puxando o esperma para perto de qualquer óvulo em potencial que pudesse estar à espreita. Como conclusão, os autores do estudo escrevem: "Esses dados apoiam a visão de que o útero e as tubas uterinas representam uma unidade funcional que age como uma bomba peristáltica".[10] Pela primeira vez, os cientistas parecem ter provado conclusivamente que os componentes do sistema reprodutivo feminino trabalham em ajustada coordenação para facilitar uma viagem segura do esperma até o óvulo. O útero e suas tubas não são apenas um recipiente em modo de espera: na verdade, desempenham um papel ativo nos primeiros momentos da concepção.

Pesquisas mais recentes usaram tecnologia de ponta para confirmar a importância do peristaltismo uterino – pequenos movimentos ondulatórios do músculo liso no útero. Em 2017, a dra. Belén Moliner, especialista em medicina reprodutiva do Instituto Bernabeu, na Espanha, foi pioneira no uso de imagens de ultrassom 4D para observar o que ela chama de "os incríveis movimentos do útero". Esses movimentos, ela explica, são contínuos ao longo do ciclo mensal do útero, permitindo que ele libere seu revestimento e, em seguida, incentive um melhor transporte de espermatozoides na época da ovulação.

"O peristaltismo uterino muda ao longo do ciclo menstrual, cumprindo seu propósito", diz ela. "Em primeiro lugar, tem alta intensidade e baixa frequência para liberar o endométrio durante o ciclo menstrual. [...] Então, a direcionalidade muda e o peristaltismo aumenta sua frequência, o que ajuda o transporte do esperma para as tubas uterinas." À medida que a progesterona aumenta na última parte do ciclo, a "bomba peristáltica" é suspensa; Belén explica que esse efeito hormonal é crucial para "ajudar o embrião a não ser rejeitado e a se implantar durante a fase secretora". Seu trabalho, em andamento, parece confirmar a relação entre níveis saudáveis de progesterona, peristaltismo eficaz e concepção bem-sucedida, abrindo novas possibilidades para diagnosticar e tratar a infertilidade.[11] A fronteira desses campos parece infinita, com um horizonte cada vez maior: "Todos os dias descubro novos movimentos uterinos que não entendo por completo", diz Belén. "Analisamos cada vídeo em detalhes, tentando reunir todas as informações possíveis e descobrir o que significam."[12] Enquanto seus olhos examinam esta página, Belén pode estar examinando uma tela, procurando padrões e pistas ocultas entre as células dessa preciosa bomba.

Tal como acontece com quase todos os avanços no estudo do corpo humano, cada passo adiante parece empurrar esse horizonte tentador dois passos para mais longe. À medida que o útero revela seus segredos – as correntes que transportam o esperma em uma maré de constante mudança –, o mistério da reprodução parece mais impenetrável, mais complexo, mais impressionante do que nunca.

Sucção uterina e bombas peristálticas: esses conceitos ainda parecem estranhos, apesar do crescente corpo de evidências a apoiá-los. Não é à toa que achamos o útero e suas pequenas ondas tão difíceis de entender: essa noção de que o corpo feminino desempenha um papel ativo na fecundação vira de cabeça para baixo as narrativas tradicionais sobre o processo. Emily Martin argumenta que "a imagem do óvulo e do esperma desenhados em relatos populares da biologia reprodutiva baseia-se em estereótipos centrais para nossas definições culturais de masculino e feminino". Ela explica como, desde as primeiras fases do desenvolvimento do esperma até a chamada "corrida" até o óvulo e o momento triunfante da concepção em si, a ideia predominante de gametas masculinos como heróis ativos e suas contrapartes femininas como donzelas passivas "mantêm vivos alguns dos mais velhos estereótipos sobre donzelas fracas em perigo e seus fortes salvadores".[13] Ao descrever o espermatozoide como "ágil", "forte" e movendo-se "com velocidade", enquanto o óvulo "fica à deriva" ao longo da tuba uterina até cumprir sua missão ao ser "penetrado", livros didáticos, revisões de artigos científicos e literatura popular sobrepõem uma estrutura patriarcal a um processo fisiológico que é mais complexo do que qualquer estereótipo simplista de gênero. No que diz respeito ao útero, você já foi ensinada sobre seu papel no momento da concepção? Nem eu. Na imaginação do público, o útero é apenas um pano de fundo para esse processo dramático: um palco no qual o esperma se pavoneia.

Se você leu até aqui, pode adivinhar o que vem a seguir: uma revelação de que o útero realmente desempenha um protagonismo nesses primeiros e vitais momentos da concepção de um bebê. Leitora, você está certa, mas, para entender como isso acontece, precisamos fazer uma jornada que começa em uma cidade da Polônia, atinge um clímax emocionante em uma clínica de histerectomia em Israel e termina em uma situação-limite com macacos, morcegos e um antropólogo descontente na Suíça. Todos os caminhos, é claro, levam ao útero.

A história não registrou o nome das 25 mulheres que, em 1979, se reuniram no laboratório de Vaclav Insler, em Tel Aviv. Não sabemos se eram jovens ou velhas, ricas ou pobres; se eram bronzeadas *kibutzniks* calçando sandálias, chegando de ônibus em uma das muitas fazendas comunais que prosperaram na esteira da diáspora judaica do pós-guerra; se eram mulheres locais, tirando um dia livre de seu sofisticado estilo de vida urbano na cidade mais secular de Israel; ou se eram piedosas *bubbes* com lenços na cabeça e saias longas, fazendo uma rara incursão para fora das antigas muralhas de calcário de Jerusalém. O que sabemos é que todas elas tinham uma coisa em comum: haviam agendado uma histerectomia. Não é um procedimento pouco recorrente – na verdade, trata-se de uma das operações mais realizadas no mundo –, mas o mais incomum era o fato de que cada mulher concordara em ser inseminada com o esperma de um estranho apenas algumas horas antes da remoção de seu útero.

Que tipo de mulher concordaria em participar de um experimento tão estranho? Foi prometido a elas um lugar sagrado no registro histórico de grandes realizações científicas, ou seu consentimento foi uma coisa ligeira, sendo a inseminação mencionada apenas de passagem, só mais um complemento pré-operatório, tão normal quanto a necessária depilação púbica e o jejum noturno? Essas mulheres foram motivadas pelo desejo de contribuir para o bem maior de seu sexo ou estavam só cumprindo uma necessidade? Nunca saberemos nomes, idades, ocupações ou motivações dessas mulheres, embora saibamos agora como sua participação em um evento tão incomum levou a uma das descobertas mais impressionantes e subestimadas da ciência reprodutiva. Também sabemos exatamente que tipo de homem sonharia com uma coisa dessas.

Vaclav Insler é descrito em uma retrospectiva de seu campo como "um médico bom e humano".[14] Como muitos cientistas judeus de sua geração, às conquistas de Insler seguiram-se anos de dificuldades: ele nasceu em 1929 em Stanisławów, uma cidade próspera (então polonesa, agora ucraniana) que se tornaria o local de um dos mais mortíferos massacres nazistas da Segunda Guerra Mundial. A fuga do jovem Insler desses horrores o levou à Cracóvia, depois à Hungria e, em seguida, de volta à Cracóvia do pós-guerra, onde viveu até emigrar para Israel em 1957. Apesar – ou talvez por causa – de seus anos passados fugindo da morte e do desastre, a carreira subsequente de Insler na Universidade de Tel Aviv o viu se concentrar na criação de novas vidas. O estudo que ele publicou em 1980 era arriscado, imaginativo e esclarecedor – suas descobertas tão surpreendentes quanto sua metodologia não convencional.

Ao remover e estudar os úteros das participantes logo após inundá-los com esperma, Insler foi capaz de demonstrar que o próprio órgão – mais precisamente o cérvix uterino, a porção inferior conhecida como colo do útero – parece armazenar esperma em mais de 20 mil pequenas "criptas". Ainda mais notável, escreveu Insler, foi que "a qualidade do sêmen parecia ser de importância crítica para o armazenamento de esperma. A porcentagem de criptas colonizadas e a densidade de esperma foram seriamente reduzidas em pacientes inseminadas com espermatozoides anormais".[15] Não estava claro se o colo do útero realmente selecionava o melhor esperma ou se apenas o melhor esperma poderia sobreviver ao processo de armazenamento, mas o significado da descoberta fundamental de Insler era inconfundível. Com a ajuda de suas 25 voluntárias, Insler havia observado um processo até então desconhecido, mas crucial para a reprodução: longe de ser um vaso passivo durante a concepção, o colo do útero armazena e depois libera lentamente os melhores e mais viáveis espermatozoides no corpo principal do útero – em alguns casos, mais de uma semana após a inseminação. Essa descoberta lançou dúvidas sobre duas das crenças mais centrais sobre a fertilidade: que a concepção era um "evento" dependente exclusivamente do vigor e da resistência do esperma e que essa corrida ocorria em uma "janela fértil" de apenas alguns dias nos meados do ciclo de cada ovulação. Vaclav Insler e suas 25 voluntárias anônimas descobriram algo que deveria ter causado ondas de choque pelo Mediterrâneo e além, espalhando-se pela comunidade científica em todo o mundo. Em vez disso, a descoberta ficou mais para uma pequena gota no oceano.

Nas décadas que se seguiram desde a revelação de Insler, a ciência fez pouca menção às criptas cervicais e a seu papel potencial na reprodução humana. Uma busca na internet por trabalhos recentes sobre o tema rende um breve clipe no YouTube de um documentário sobre a vida antes do nascimento, publicado em 2008 pelo Discovery Channel; por dezoito segundos, você também pode assistir a um espermatozoide computadorizado se debatendo impotente contra o que deveria ser um labirinto de criptas cervicais, mas que se parece mais com as cerdas emborrachadas de uma escova de cabelo.[16] Não há uma linha clara de investigação científica retomando de onde Insler parou, nenhuma série de estudos elucidando e elaborando suas descobertas, nenhuma nova compreensão do papel do colo do útero na ampliação da janela fértil e suas implicações para os casais que lutam para alcançar (ou evitar) a concepção.

Permanece um mistério se Insler ficou ou não desapontado com essa reviravolta. Ele morreu em 2013, após uma longa e variada carreira na medicina materno-fetal; acarinhado, escreve seu biógrafo, por "milhares de mulheres que se lembram muito dele e que ele ajudou incansavelmente".[17] Um homem, no entanto, ainda está zangado com o fracasso da ciência em reconhecer e desenvolver as descobertas de Insler. Quarenta e um anos depois daquelas fatídicas histerectomias, e a quase 2 mil quilômetros de Tel Aviv, Bob Martin está furioso. Ele é um grande fã de Insler e um fã ainda maior do útero. De seu escritório em Zurique repleto de livros, ele me diz por que acha que a ciência está perdendo uma oportunidade.

"Quando se trata de humanos, ninguém nunca levou esse tema a sério, e ainda assim ele tem enormes implicações", Bob me diz, com a voz impregnada de incredulidade e frustração. Estou fazendo uma chamada de vídeo com ele depois de lê-lo em um blog argumentando que quase tudo o que achamos saber sobre fertilização é um "mito machista" – uma premissa tentadoramente heterodoxa. Bob – ou professor Robert Martin, curador emérito do Museu Field de História Natural, em Chicago, e professor adjunto da Universidade de Chicago e da Universidade de Northwestern, para lhe dar o devido crédito – passou quase sessenta anos no campo da antropologia biológica estudando musaranhos, lêmures, chimpanzés e humanos, e praticamente todos os mamíferos entre eles. Sua vida tem sido uma longa busca por conhecimento sobre o que diferencia nossa espécie e o que podemos aprender com nossos primos peludos. A única coisa que é incrivelmente óbvia, Bob me diz enquanto um par de macacos na foto por cima de seu ombro fixa em mim um olhar curioso, é que as fêmeas de muitas espécies de mamíferos podem armazenar esperma no colo do útero ou no corpo principal do útero por alguns dias ou mesmo meses depois, em busca da fertilização ideal. "Há muitos casos bem estabelecidos [de armazenamento de esperma] em outros mamíferos", explica ele. "É rotina em morcegos. Não há nada tecnicamente difícil nisso. Alguns morcegos acasalam no outono e dão à luz na primavera, mas isso é muito longo para seus curtos períodos de gestação, então os morcegos armazenam o esperma e a fertilização ocorre quatro meses após a cópula."

É alarmante pensar nas implicações que esse tipo de fisiologia teria nas relações humanas. Considere, por assim dizer, o choque de uma mulher que encontra duas linhas em seu teste de gravidez em um dia chuvoso de abril, quatro meses depois de uma bebedeira na festa de Natal do escritório. Imagine, também, o desafio de estabelecer com precisão a paternidade de uma criança que poderia ter sido concebida a qualquer momento durante um verão de romances passageiros.

"O esperma pode ser armazenado por quatro meses [em morcegos] sem nenhum problema", continua Bob. "E, sabe, existem até algumas histórias legais sobre insetos armazenando esperma. Acontece."

Muitas pessoas podem preferir não pensar nos hábitos copulatórios dos seres rastejantes – mesmo os "bonzinhos" –, mas Bob sugere que nossos primos primatas mais próximos e fofinhos também podem fornecer evidências de armazenamento de esperma. "Há boas evidências com macacos-rhesus de que existem criptas no colo do útero e no corpo do útero. A qualquer momento durante os últimos quarenta anos, alguém em algum lugar com uma colônia de macacos poderia ter investigado isso. Por que não? Eles investigaram todo o resto. Por que eles não olharam para isso?"

Leitora, se você é aquela pessoa que está vagando pela vida com uma colônia extra de macacos e não conseguiu investigar esse fenômeno inovador na reprodução de primatas, estou com vergonha alheia por você. O professor Martin acha que isso é um bloqueio intencional e potencialmente perigoso do papel ativo dos corpos femininos no processo reprodutivo. Esse fracasso em expandir o trabalho de Insler pode estar conectado, ele argumenta, "com essa filosofia embutida de que o homem é a parte ativa e a mulher é a parte passiva. O armazenamento de esperma não é algo pelo qual o homem é responsável, e a ênfase excessiva no homem pode ter sido um fator importante para as pessoas não se incomodarem em continuar [com essa área de pesquisa]".

A intervenção do *establishment* científico é sintomática de um problema maior: uma visão irrealista e simplista do sistema reprodutivo feminino. "É muito mais fácil", diz Bob, "imaginar o corpo das mulheres como unidades idênticas, todas ovulando, concebendo e gestando exatamente da mesma maneira, do que desenvolver um modelo que incorpore processos individuais e variáveis, como armazenamento e liberação de esperma".

"Os homens viram tudo como lindamente previsível", explica Bob. "Eu chamo isso de modelo do cronômetro do ciclo feminino, porque as pessoas o consideram quase um relógio. Você vê todos esses gráficos [do ciclo menstrual] mostrando um aumento de estrogênio, e então você enxerga a progesterona surgindo depois disso. Se você pega cinquenta mulheres e calcula a média de seus ciclos, é a esse resultado que você chega. Mas, se você olha para cada mulher individualmente, chega a um certo padrão que é muito diferente. Essas médias são uma abordagem muito mecanicista."

Claro, a ciência está cheia de pesquisadores rosnando uns para os outros sobre omissões gritantes e diferenças de opinião. Passei anos à mesa de jantar da família ouvindo meu próprio pai, um bioquímico, relatar a mesquinharia desse ou a vingança pessoal daquele colega de laboratório, muitas vezes motivada pela competição por recursos escassos ou prestígio acadêmico. Enquanto Bob continua sua diatribe contra o que ele vê como um grande ponto cego no campo da reprodução humana, logo percebo que essa campanha não é fruto de um rancor comum. Sua frustração está enraizada em um sentimento de compaixão pelos muitos milhares de mulheres e seus parceiros para quem a concepção é uma luta. Enquanto aqueles macacos em preto e branco continuam a me olhar maliciosamente da parede do escritório, Bob parece igualmente magoado com a sugestão de que uma melhor compreensão do papel do útero na concepção poderia ter poupado muitas mulheres da agonia de repetidos ciclos de fertilização *in vitro*. Apesar de terem se passado mais de quarenta anos desde o nascimento do primeiro bebê de proveta, o processo ainda carrega uma taxa média de sucesso de apenas 20 a 30%, com muitos casais embarcando em vários ciclos com grandes despesas físicas, emocionais e financeiras.

"O problema com a fertilização *in vitro* e com a inseminação artificial – na verdade, com qualquer reprodução assistida – é que o método realmente não melhorou. Quer dizer, as pessoas estão refinando as técnicas e assim por diante", diz Bob. "Elas fizeram pequenos avanços. Mas ainda estamos em uma posição em que três em quatro tentativas vão fracassar. E isso me diz que não entendemos realmente o que está acontecendo com o armazenamento de esperma e coisas assim. O fato é que é um processo desafiador. É horrível, para as mulheres, passar pela fertilização *in vitro*. E obter uma taxa de sucesso de apenas 25% não é muito encorajador. E é aí que devemos fazer pesquisas para melhorar isso. Quero dizer, por que apenas 25%? Você pensaria que apenas juntar um pouco de esperma com um óvulo não deveria ser tão problemático, certo?"

Errado. Pode ser conveniente ignorar a variedade confusa do corpo das mulheres, e uma narrativa patriarcal ultrapassada pode persistir em promover o esperma como uma "faísca vital" dinâmica e o trato genital feminino como um recipiente passivo, mas esses descuidos impingem uma grave injustiça sobre as mulheres. A ciência está aí, nos dizendo que o útero – do colo ao corpo, e todos os pontos entre eles – tem um papel importante a desempenhar na criação da vida, se formos corajosos e generosos o suficiente para ouvir... e se ao menos tivéssemos um macaco ou dois para provar.

"Então", diz a médica com a clássica inspiração que precede um diagnóstico devastador, "temos algumas coisas para discutir aqui". É o quarto episódio da sétima temporada de *Grey's Anatomy*, o drama hospitalar imensamente popular, e os protagonistas Meredith e Derek estão com a respiração suspensa, esperando para ouvir o motivo de um aborto recente. Corta para uma furiosa Meredith andando pela rua do lado de fora da clínica alguns minutos depois.

"Hostil?!", ela se enfurece. "Ela realmente chamou meu útero de hostil?"

"Você está dando valor demais a uma palavra", rebate Derek, ressaltando que a médica também ofereceu um plano de tratamento, mas Meredith não se acalma.

"Como você se sentiria se ela chamasse seu pênis de zangado ou sarcástico?", ela reclama.

Sempre otimista, Derek brinca dizendo como será divertido continuar tentando ter um bebê.[18]

E assim Hollywood oferece um combo de desinformação médica: 1) que um útero pode ser hostil; 2) que "útero hostil" é um diagnóstico clínico válido com um curso de tratamento eficaz e reconhecido; e

3) que as mulheres são irracionalmente focadas naquelas coisinhas insignificantes conhecidas como "fatos", em vez de abraçar uma obsessão muito mais socialmente aceitável como "sexo".

Leitora, poderíamos ter uma discussão fantástica sobre o papel do útero no sexo e na concepção, concentrando-nos apenas nas minúcias milagrosas das contrações do miométrio e das criptas cervicais. Poderíamos nos deliciar nas descobertas científicas de um e concluir com um discurso satisfatoriamente justo sobre o outro. Mas o fato é que muitas mulheres têm pouco conhecimento das ações estranhas e maravilhosas de seu útero nos primeiros momentos da criação da vida. Muitas pensam – geralmente porque foram informadas por um profissional médico – que seu útero é inerentemente defeituoso, estruturalmente inválido e, de fato, totalmente irritado com qualquer esperma em potencial que possa ousar atravessar suas profundezas salobras. Como Meredith, essas mulheres foram marcadas com um canetão gigante, inútil e misógino, uma espécie de desculpa abrangente e preguiçosa para investigações ou explicações genuínas. Essas mulheres são informadas de que simplesmente tiveram má sorte na roleta da evolução ginecológica; elas têm um limão em vez de um pêssego; um paiol úmido em vez de um viveiro de fecundidade. Elas têm, na linguagem pseudomédica comum, um útero hostil.

Mas, se um médico diz isso, você pode ser perdoada por pensar: *deve ser verdade!* De fato, mesmo a navegação mais superficial em blogs de ciência, sites sobre fertilidade e fóruns sobre concepção faria você acreditar que o chamado útero hostil é um dos principais fatores da infertilidade feminina. Embora seja verdade que certos problemas fisiológicos – cicatrizes de miomas ou doenças inflamatórias, por exemplo, ou muco cervical com consistência ou acidez abaixo do ideal – podem dificultar ou impossibilitar a concepção, cada um deles é um diagnóstico clínico individual em si, com o próprio curso único de gestão. O "útero hostil", por outro lado, não é uma condição ou doença amplamente aceita, e uma pesquisa bibliográfica em periódicos respeitáveis revela apenas algumas referências ao termo, principalmente no contexto de estudos com animais.

Como Meredith em *Grey's Anatomy*, as pessoas que foram informadas de que têm um útero hostil podem inicialmente ser mais atingidas pelas conotações emotivamente negativas do termo. Afinal, um útero é um órgão, não é?, como um coração ou um rim, e como um órgão pode ter sentimentos ou intenções? O útero é capaz de algum tipo de malícia caprichosa, rosnando para cada intruso peniano? A jornalista Caitlyn Goerner descreve sua confusão em uma situação de vida real semelhante à de Meredith e Derek: "A única coisa para a qual eu não havia me preparado – algo que nunca tinha ouvido em minha vida – foi a notícia que recebi: 'Você tem um útero hostil'. Meu olhar vazio foi seguido por uma risadinha maníaca. [...] É só que não consigo nomear outra parte do corpo com qualidades personificadas. Imaginei meu útero com uma faca ou um dedo em um detonador de explosivos. Meu útero é um terrorista, pessoal".[19] Goerner continua explicando como era realmente o muco cervical, e não o útero, que aparentemente era o problema. A essa altura, porém, o dano já estava feito – a bomba do "útero hostil" havia sido detonada, com todos os estilhaços de culpa e vergonha que muitas vezes vêm a reboque.

Durante a pesquisa para este livro, conversei com outras mulheres que foram atingidas pelo canetão do "útero hostil" por vários motivos, mas cada uma teve a mesma resposta inicial de perplexidade e dúvida. Uma entrevistada nas redes sociais disse: "Depois de interromper a gravidez, o médico me disse que meu útero era hostil porque estava retrovertido, mas, quando fui embora e fiz algumas pesquisas, percebi que parece que ele não tem nada de hostil! Não há grande diferença, de fato. Mesmo que eu não fosse ter aquele bebê, parecia um pouco estranho ouvir que uma parte de mim tinha sido 'hostil' em relação à gravidez". Nesse caso, não só o "útero hostil" foi usado de forma imprecisa – tendo muito raramente um útero retrovertido qualquer impacto no sucesso da gravidez –, como também parece ter sido usado como uma espécie de bastão de julgamento para bater em uma mulher já vulnerável à natureza de suas circunstâncias.

Há, é claro, casos em que alguma anormalidade do útero é um fator de infertilidade. Mas, se e quando for esse o caso, talvez "hostil" deva ser substituído por uma palavra menos evocativa, ou talvez possamos fazer o que parecemos capazes de fazer em todas as outras áreas da medicina: usar palavras específicas, precisas, terminologia apropriada para explicar a situação. Afinal, como Meredith pergunta para o pobre e velho Derek, quando um pênis foi chamado de raivoso ou sarcástico, ou de alguma outra forma foi antropomorfizado por um profissional médico?

Faço um apelo, então, por uma narrativa sobre fertilidade e concepção que seja emocionalmente neutra e clinicamente precisa. Vimos como o útero responde ao orgasmo e como ele atrai, armazena e libera o esperma, possivelmente até o direcionando para o local mais favorável para encontrar um óvulo. Quando isso não sai como planejado, pôr toda a culpa em um útero hostil causa uma angústia desnecessária, nega às pacientes a dignidade de um diagnóstico e um tratamento precisos, e compele uma pessoa já vulnerável a se tornar mais confusa, chateada e, sim, até mesmo hostil.

Gravidez

Placentas e prevenção contra desgostos

Chegou a hora de abordar o útero com gravidez, ou gravídico, para dar o devido nome médico. "Gravídico": a palavra soa séria e pesada. Carregada. É correto parar e respirar antes de colocarmos olhos, mãos e mentes sobre esse órgão em toda a sua glória, esse músculo ponderado e poderoso, esse verdadeiro berço da civilização. Em meus dez anos de obstetrícia, fiz essa abordagem inúmeras vezes, e sempre, sempre, naquele momento entre abrir a cortina azul em volta da maca e apresentar a mim e as minhas intenções, há uma pausa meditativa. Talvez, se a mulher estiver de quatro, com a nesga de uma cabeça de recém-nascido brilhando entre as coxas, a pausa dure uma mera fração de segundo. Não importa quão grande seja sua barriga: ela está fazendo o seu trabalho. Se a mulher está descansando confortavelmente, ou ao telefone com o namorado, ensinando-o o caminho pelos corredores do hospital, ou dormindo, ou comendo um balde de frango frito – circunstâncias tão diversas quanto as mulheres que chegam aos meus cuidados –, há menos urgência, e o momento pode permitir uma contemplação.

Mesmo a parteira mais novata sabe que a inspeção – uma avaliação visual de tamanho, forma, cor e movimento – precede a palpação. Perceba o caminho com os olhos antes de tocar com as mãos. Aquele balde de frango está repousando próximo a uma nítida tumescência que se assemelha a uma bola de basquete ou você está enxergando uma barriga tão inchada e grande que explode através de uma braguilha desabotoada e uma camiseta muito pequena, a cabeça da mulher apenas visível por trás desse enorme globo de carne? Quando ela levanta a camisa e você se aproxima da cabeceira, você é corajosa e gentil o suficiente para ler as histórias gravadas em sua pele? São vermelhas listras tigradas de uma mãe de primeira viagem, a pele recém-esticada, ou estrias prateadas de uma multípara (mãe de muitos)? O sorriso desbotado de uma velha cicatriz de cesariana; uma tatuagem de golfinho arqueado, graciosamente sobre a crista óssea do quadril; um aro de joias cintilando em um umbigo; ferimentos de bala sofridos em uma guerra distante. Antes mesmo de tocarmos nessa mulher, conhecemos um pouco de sua vida: os triunfos e as tragédias que ela carregou em seu ventre, uma carga silenciosa, mas vital.

Agora, então, você está perto o suficiente para sentir o cheiro do hálito dela: balas de menta ou de *masala*, ou a halitose cetônica do diabetes. Suas pernas pressionam a lateral da cama enquanto você pergunta se pode tocá-la – o consentimento sempre, no começo e no fim, é mais vital para esse contato do que qualquer instrumento ou conselho – e, por fim, as pontas dos seus dedos descansam contra o abdome. Levemente, agora, para que você quase possa sentir cada espiral de seus polegares fazendo contato com a pele dela; depois com firmeza, sentindo a tensão e a forma do útero e as partes do passageiro dentro dele. Antes das doze semanas de gravidez, o útero ainda é pequeno e secreto, oculto sob a pélvis enquanto faz seu trabalho inicial, mas, às dezoito semanas, sua mão desliza para baixo e lá está ele, do tamanho e formato da cabeça redonda e elegante de um gato, aninhado agradavelmente sob a curva da palma de sua mão.

Ou talvez essa gravidez esteja mais avançada; o útero se expandiu até seu tamanho total, preenchendo o torso da mulher desde o entalhe entre as costelas até o arco duro do osso púbico. Com uma mão agarrando a protuberância macia e larga do bumbum do bebê, a outra mão desliza para baixo do abdome, percorrendo a crista firme da espinha fetal até encontrar o volume familiar de uma cabeça balançando suavemente na borda da pélvis da mãe, como um pêndulo a marcar o tempo. Suspeitando de um excesso de líquido amniótico, talvez você dê tapinhas em um lado da barriga da mulher e perceba o característico "tremelico" ondulante que confirma suas suspeitas. Talvez o abdome dela inche e relaxe com as primeiras contrações, ou talvez seu coração vá parar na garganta quando perceber que o útero parece rígido e tenso: o sinal inconfundível de um sangramento oculto. Em algum lugar sob sua mão, a placenta está se afastando silenciosamente da parede do útero. As pontas dos dedos lhe disseram como essa história começa; seu cérebro, zunindo, vivo, treinado para qualquer eventualidade e emergência, sabe como termina. Nesse momento, você, o útero e a pessoa que o carrega são um só: grávida, grave, pesada.

Mas, novamente, devemos fazer uma pausa, retroceder, retornar à primeira inspiração. Como todos os estudantes interessados, estamos nos adiantando. Chegaremos ao drama do trabalho de parto – o calor e o barulho – e veremos através dessa ruptura cósmica no *continuum* espaço-tempo quando uma pessoa se torna duas. Primeiro, porém, devemos começar do início: retornar àquele primeiro lampejo de vida, quando o óvulo e o espermatozoide se fundem em um florescente aglomerado de células. Agora, invisível e imperceptível, muito antes de duas linhas aparecerem em um teste de gravidez e as náuseas se instalarem nas vísceras de uma mãe, o útero realiza algumas de suas mais poderosas mágicas. Como um trapezista balançando no ar e agarrando com fé cega as mãos de seu parceiro, o óvulo recém-fertilizado estende a mão para o leito rico em sangue do útero, e este, por sua vez, dá tudo o que tem. Sangue, oxigênio, nutrientes, imunidade; vida.

Em uma jornada em câmera lenta repetida por incontáveis gerações, o zigoto – como devemos chamar essa nova união de espermatozoide e óvulo – vagueia pelo espaço interno até encontrar um ponto de apoio no revestimento do útero. Dentro desses primeiros dias pós-concepção, semelhantes ao limbo, o zigoto assume outra forma e outro nome: um blastocisto, cuja camada interna formará o que eventualmente reconheceremos como um bebê e cujas células externas se transformarão na placenta e no córion (a parte externa da "bolsa de água" na qual o feto se desenvolve). O que acontece a seguir é uma das maravilhas da natureza: uma troca primorosamente sintonizada de sinais bioquímicos e imunológicos em que o útero se deixa invadir pelo blastocisto, tornando-se primeiro uma ferida aberta, depois formando uma elaborada rede nutritiva de glândulas e artérias intrincadamente entrelaçadas, e, por fim, criando um órgão completamente novo dentro de um órgão – a placenta – que irá nutrir e sustentar o feto até seus primeiros momentos ofegantes de contato com o mundo exterior.

O bom senso nos diz que qualquer passo em falso ou mau funcionamento nesse estágio pode impedir a implantação, causando o que poderia ser chamado de menstruação atrasada ou aborto precoce, dependendo da definição de gravidez ou mesmo da própria vida. O que só se tornou aparente nos anos mais recentes é o efeito da implantação defeituosa nas complicações nos estágios posteriores da gestação. Se os cientistas pudessem criar uma espécie de miniútero sintético, os processos cruciais de implantação e placentação poderiam ser estudados com facilidade. Pudemos observar de perto a miríade de células e substâncias que permitem ao endométrio – o revestimento do útero – acolher o blastocisto escavador: os linfócitos B e T, reguladores do sistema imunológico, e até as células chamadas sinistramente de *natural killers*, que permitem apenas a quantidade certa de resposta inflamatória localizada, nem mais, nem menos; o leite uterino, rico em nutrientes, secretado por glândulas esforçadas; as artérias espirais, que inundam o endométrio com sangue, e os minúsculos lagos que, em troca, absorvem os resíduos excretados pelo blastocisto. Se ao menos pudéssemos criar um endométrio *a la* ficção científica – uma réplica perfeita do tecido uterino em miniatura, um modelo que se comportasse no laboratório exatamente como a coisa real se comporta na vida –, então poderíamos finalmente iluminar alguns dos cantos mais escuros do início da gravidez.

O Departamento de Patologia da Universidade de Cambridge é um edifício imponente, com pilastras e fachada revestidas por cerâmica vermelha. Se subirmos as escadas, deslizando por corrimãos de madeira polida e retratos de patologistas do passado, chegaremos ao laboratório – longas bancadas com microscópios de alta potência, resmas de papelada e refrigeradores adesivados de cima a baixo com avisos de risco biológico – onde a dra. Margherita Turco e seus colegas estão fazendo história ginecológica.

"Fiquei realmente interessada em como os vários tipos de células são diferenciados em embriões de ovelha", diz Margherita. Estamos sentadas em seu escritório ao lado do laboratório, e a amanteigada luz do sol de uma manhã de verão entra pela janela atrás de Margherita, iluminando-a com uma auréola difusa enquanto falamos. Ela é a figura mais modesta e de fala mais mansa que conheci em minhas viagens uterinas. Eu me preocupo que meu gravador não capte os tons suaves de sua voz; mexo no botão de volume enquanto Margherita me conta como tudo começou com ovelhas.

"Na verdade, estudei biotecnologia veterinária porque estava interessada em usar tecnologia reprodutiva para ajudar animais ameaçados de extinção", diz ela, "mas é muito difícil entrar nesse campo e captar dinheiro para as pesquisas. Então meu parceiro encontrou um anúncio de emprego para um pós-doutorado aqui, para estudar células-tronco de placentas e desenvolver um modelo".

O modelo em questão não era apenas algum tipo de maquete nem a amostra-padrão de tecido revestido que os cientistas estudam há séculos. O que Margherita pretendia fazer – e o que ela agora tem feito com sucesso além de suas expectativas mais selvagens – era criar um "organoide" placentário, uma pequena versão 3D do tecido placentário que, sob as condições certas, poderia ser infinitamente reproduzida, tratada com qualquer quantidade de hormônios e medicamentos e analisada por suas respostas e comportamentos.

"Um grupo na Holanda estabeleceu um sistema-modelo do intestino, chamado organoides", diz Margherita, "e revolucionou a forma como estudamos os tecidos humanos. Em vez de apenas revestir as células como uma monocamada em 2D, você tenta recriar o ambiente do tecido criando um ambiente 3D para o crescimento das células. Isolamos as células de uma biópsia normal ou doente, as inserimos em uma gotícula 3D e, se dermos os sinais certos, elas fazem tudo sozinhas. Eles se auto-organizam, se montam nessas estruturas em miniatura".

Enquanto pesquisadores de todo o mundo avançavam no desenvolvimento de organoides de muitos outros sistemas corporais, Margherita logo percebeu que – apesar de a placenta seguramente ser um dos processos fisiológicos mais importantes do corpo humano – conseguir dinheiro e apoio para o desenvolvimento de organoides ginecológicos seria uma batalha difícil.

"Quando entrei nesse campo, ficou muito claro que era difícil conseguir financiamento", diz ela. "Não é como levantar dinheiro para estudar câncer, doenças cardíacas ou o cérebro. Com a placenta é sempre: 'Quem se importa? Nós simplesmente a jogamos fora'."

Com isso, penso com culpa em todas as placentas ainda mornas que embalei e joguei no lixo do setor obstétrico, descartando tecidos preciosos que poderiam ter sido alquimizados em ouro científico.

"Tive muita sorte de vir trabalhar aqui, onde se investe dinheiro nesse tipo de produto de alto risco, que ninguém mais financiaria."

Como tudo na vida, o empreendimento de maior risco costuma render a maior recompensa, e a missão de Margherita não foi diferente; ela pretendia identificar e entender o que os pesquisadores chamam de "diálogo materno-placentário", essa troca incrivelmente complexa, mas de vital importância, entre o hospedeiro materno e seu parasita placentário surpreendentemente invasivo.

"É um diálogo", explica Margherita, "porque, por um lado, o endométrio secreta e de alguma forma estimula a placenta, e isso, por sua vez, permite que a placenta envie mais sinais para o endométrio. Então, eles estão enviando sinais um para o outro para estabelecer esse relacionamento, mas não temos ideia de como isso funciona". Você leu direito: não fazemos ideia. Embora dinheiro tenha sido investido na solução de problemas mais obviamente urgentes (e financeiramente mais atrativos) da medicina, o próprio ato pelo qual o corpo de uma pessoa permite a criação e a nutrição de uma nova vida tem sido amplamente ignorado e subfinanciado.

O diálogo materno-placentário caiu em ouvidos surdos, e com efeitos devastadores. Quaisquer falhas nessa troca precoce de mensagens podem contribuir para ou causar um conjunto de problemas que os médicos costumam chamar – com uma reverência que parece um pouco descabida, dadas as circunstâncias – as "Grandes Síndromes Obstétricas". Esse catálogo de catástrofes inclui parto prematuro, pré-eclâmpsia, aborto espontâneo e parto natimorto: condições e eventos que, a cada ano, afetam milhões de famílias de todos os países, credos e cores. Exames de ultrassom e de sangue e investigações invasivas às vezes podem detectar problemas que oferecem risco de vida e tratá-los antes que cheguem aos seus trágicos fins, mas muitas vezes as famílias e os médicos são largados sem pistas depois que o pior pesadelo já se tornou realidade. Em muitos eventos, as causas dessas tragédias só podem ser determinadas em retrospecto: os patologistas podem examinar a placenta e apontar o que deu errado, ou o corpo de uma criança natimorta pode oferecer verdades *post-mortem*. Ouvimos os ecos de pistas sussurradas muito tempo depois que o diálogo crucial entre mãe e filho terminou. Em muitos casos, esse processo traz mais perguntas do que respostas, e o não saber é quase tão doloroso quanto o próprio evento.

Margherita e seus colegas teorizaram que, se pudéssemos construir e estudar organoides da placenta, poderíamos observar como esses modelos 3D são bem ou malsucedidos na proliferação e na implantação, e, em potencial, poderíamos impedir algumas das "Grandes Síndromes". Com o que eu suspeito ser um eufemismo peculiar, Margherita olha para sua tela e admite que produzir um organoide placentário foi "muito, muito desafiador. Havia muitas coisas que não sabíamos. Tentar criar um modelo de tecido que você não entende muito bem é como procurar algo no escuro".

Com o tempo, porém, ela desenvolveu um método bem-sucedido – uma espécie de receita – para criar esses novos modelos.[1] Em uma reviravolta de ironia amarga, a matéria-prima veio do tecido de um aborto de primeiro trimestre, doado por mulheres em um hospital próximo. Esse tecido, composto de uma mistura de células endometriais e placentárias precoces, foi então tratado com enzimas, e as células placentárias foram inseridas em uma pequena gota de Matrigel: uma espécie de sopa gelatinosa, cheia de proteínas e elementos de crescimento que imitam o próprio ambiente do corpo.

"Cada célula de cada tecido precisa de sinais diferentes para crescer", diz Margherita, "e então, uma vez que identificamos os sinais certos – as condições culturais certas –, depois de algumas semanas você começa a ver a formação dessas pequenas estruturas globulares que representam essencialmente as vilosidades [ramos iniciais] da placenta. Pode-se pegar essa gota e medir todos os elementos do organoide; há muitos realmente interessantes, secretados em circulação, sobre os quais ainda não sabemos nada". Mais uma vez, você leu corretamente: ainda não sabemos *nada* sobre muitas das substâncias misteriosas liberadas pela placenta precoce. No século 21, com toda essa sofisticada ciência do mundo moderno, muitos desses sinais cruciais – essa linguagem bioquímica do amor que anuncia uma nova vida ou uma perda precoce – permanecem indecifráveis. A criação de organoides que poderiam ser reproduzidos e estudados *ad infinitum* foi, como Margherita modestamente admite, "emocionante de verdade. Mas, como cientista, você está sempre pensando: *o que vem a seguir?*".

O que aconteceu em seguida foi ainda mais emocionante do que Margherita esperava: ela descobriu um subproduto surpreendente, mas igualmente valioso, da criação de organoides placentários.

"Enquanto eu desenvolvia o modelo da placenta, continuei vendo esse outro tipo de célula emergindo na cultura e, em seguida, alguns de seus marcadores", lembra ela. "Não parecia trofoblasto [células placentárias iniciais invasivas]. Parecia realmente diferente." Esses estranhos valores discrepantes eram, na verdade, organoides endometriais: minúsculas versões 3D de tecido uterino que se desenvolveram no Matrigel rico em nutrientes com suas irmãs placentárias.[2] Análises posteriores revelaram que esses organoides endometriais poderiam ser tratados com progesterona e estrogênio e se comportariam exatamente como as células uterinas *in vivo* – na vida real. Com essas amostras de tecido de perda de gravidez – geralmente enviadas para um incinerador como lixo clínico ou jogadas na privada em momentos de tristeza particular –, Margherita havia cultivado pequenos clones de tecido placentário e uterino, os quais podiam ser examinados, tratados com hormônios e medicamentos, replicados várias vezes e usados como uma espécie de Pedra de Roseta obstétrica: uma chave para esse diálogo cujo verdadeiro significado tem escapado aos pesquisadores por muito tempo.

Margherita me diz que seu sonho agora – e um que, ela sugere, pode se tornar realidade em nossa vida – é criar um biobanco massivo de organoides endometriais e placentários derivados de tecidos doados por mulheres de todas as idades, etnias, tamanhos e estados de doença, e utilizar esses organoides para desenvolver tratamentos e intervenções com potencial para melhorar a fertilidade e prevenir as "Grandes Síndromes Obstétricas". Uma equipe holandesa já conseguiu testar terapias individualizadas de fibrose cística em organoides derivados de biópsias retais das próprias pacientes.[3] Margherita me diz que, dessa maneira, regimes de fertilização *in vitro* sob medida podem ser potencialmente testados em organoides endometriais das mulheres, ao encontrar a janela de implantação de cada pessoa e entender sua resposta única aos tipos de hormônios que geralmente são administrados com uma abordagem do tipo tamanho único, arriscado e caro.

"Podemos adequar um pouco o regime hormonal a cada mulher, em vez de apenas prescrever um tratamento genérico e depois cruzar os dedos?", ela pergunta. "É promissor", ela diz. "Emocionante."

A voz de Margherita torna-se frágil à medida que ela protesta contra os custos crescentes do tratamento de fertilização *in vitro* e os "complementos" caros e muitas vezes não comprovados eventualmente vendidos para mulheres vulneráveis e seus parceiros. "Acho tão horrível… Eu mesma tive que pensar nisso porque estou esperando meu segundo filho agora", diz ela, passando a mão protetora sobre o abdome. "Meu primeiro filho tem 10 anos, mas demoramos muito [para conceber novamente]. E, você sabe, eu estava estudando tudo isso e pensando: *foi tão fácil da primeira vez, por que é tão difícil agora? O que aconteceu? O que mudou no endométrio entre aquela época e agora?* E no ano passado eu tive um aborto espontâneo. Eu já tinha meio que desistido. Finalmente, começamos a considerar a fertilização *in vitro*. E, quando comecei a procurar clínicas, mesmo como pesquisadora, pensei: *isso é tão assustador.* Sabe, o que são essas coisas que eles estão oferecendo? Qual é a evidência? Então eu realmente sinto que essas coisas deveriam ser mais conhecidas. A gente paga pelo que recebe e, se puder, recebe um tratamento melhor, com menos estresse."

Acho que, em outro universo, Margherita poderia ter coletado o próprio tecido, criado seus organoides placentários e endometriais, testando-os e tratando-os no microscópio, até finalmente entender o que deu errado e por quê. Ela poderia até ter encontrado seu regime de fertilidade perfeito, administrando progesterona e estrogênio, observando as células proliferarem e se diferenciarem, medindo suas secreções e cronometrando suas mudanças até entender exatamente qual parte do diálogo estava faltando. Ela poderia ter preenchido as lacunas; ter sustentado essa conversa celular no laboratório e depois a replicado na vida real. Em vez disso, e até que essa tecnologia seja mais bem financiada, compreendida e disponível para todas nós, existe a roleta-russa da fertilização *in vitro* e, com muita frequência, desgosto. Há mulheres que entram pela minha porta no hospital com esperança e saem de braços vazios e com perguntas sem fim. Em todo o mundo, existem inúmeras lixeiras cheias de testes de gravidez negativos; há lágrimas quando as primeiras manchas de sangue aparecem no tecido limpo de algodão; há exames *post-mortem* para bebês perfeitos e totalmente crescidos, bem como parteiras cujos filhos se perguntam por que são abraçados com tanta força depois de certos turnos, com a escassa explicação "porque sim" murmurada em seus cabelos.

E, no entanto, como diz Margherita, seu trabalho é promissor, e há esperança, e em nenhum lugar ela é mais evidente do que entre as bancadas do laboratório de patologia. Pode parecer um estereótipo sugerir que um ambiente exclusivamente feminino é, por natureza, estimulante, caloroso e confuso (uma noção que, por meu tempo como parteira, sei ser falsa, um campo que pode ser tão machista e cruel quanto um pregão da bolsa de valores ou um canteiro de obras); mas, quando Margherita me mostra seu laboratório, a boa vontade é palpável. Mulheres de jaleco branco se movem entre os microscópios com um propósito calmo e silencioso. Um post-it na bancada anuncia "EU TE AMO, XXX" para algum destinatário anônimo; uma pesquisadora me guia gentilmente em direção ao seu microscópio, ajustando o foco para que eu possa ver uma lâmina de minúsculos organoides suspensos em sua sopa de gel; outra menciona casualmente a própria história de aborto espontâneo – "não foi muito problemático" – antes de me falar sobre sua pesquisa atual. Percebendo que está quase na hora de encontrar minha filha, que está me esperando a algumas ruas de distância – minhas próprias obrigações maternas nunca longe das profissionais –, peço desculpas, mas não antes de Margherita reunir as pesquisadoras ao meu redor para uma foto em grupo. Ombro a ombro com a equipe, nosso amontoado parece um abraço, mesmo que a atual onda de covid-19 nos obrigue a manter uma distância salutar entre os corpos. Uma pesquisadora pede desculpas por sua máscara rosa "bobinha", e eu digo a ela que minha filha teria adorado; outra me diz que está na metade da leitura da minha mais recente publicação, um livro de memórias sobre a minha carreira de parteira. Digo que ela pode pensar em mim na próxima semana, quando estarei novamente imersa no meio do meu dia de trabalho. E, quando estou de volta à maternidade, paramentada de avental, vestida com camadas de polietileno e preocupação, também me lembro delas – daquelas mulheres de jaleco branco em suas bancadas, às quais percebo que agora comecei a me referir mentalmente como o Laboratório de Prevenção de Desgostos. As mulheres sob meus cuidados vêm até mim grávidas, suas barrigas retesadas com bebês gordos e encolhidos e placentas tão grandes quanto pratos de jantar, mas tudo começa com aquelas células minúsculas, sussurrando umas para as outras, enviando sinais secretos, trocando sangue carmesim rico e leite uterino e todo tipo de mensagens misteriosas. É um diálogo que ainda precisamos decifrar, mas Margherita e suas colegas estão ouvindo.

Contrações

Braxton Hicks e o útero irritável

Por mais notável que o funcionamento interno do útero possa ser nas primeiras semanas e meses de gravidez, apenas uma mudança é visível para o observador externo: a expansão do abdome de uma mulher à medida que o útero dentro dela se alonga e aumenta. Uma mãe pode notar que a calça que cabe em um dia mal se abotoa no dia seguinte ou, como acontece com tanta frequência, amigos, colegas e até estranhos podem se sentir subitamente compelidos a comentar sobre sua circunferência crescente. "Você explodiu da noite para o dia!", talvez ouça de outra mãe no portão da escola, ou "vou ter que cobrar mais por causa dos gêmeos", com um aceno de cabeça e uma piscadela do motorista do ônibus que até então estava mudo, com os olhos vidrados. Parece ser inato e perpétuo o fascínio da humanidade com a transformação de corpos grávidos, desde figuras primitivas de fertilidade, com seus seios e barrigas pendentes, até os tabloides modernos estampando celebridades que embalam suas "barriguinhas" em sessões de fotos cuidadosamente encenadas. Simplesmente se expandindo, o útero transforma o corpo de sua dona de privado para público, de sexual para materno, convidando-nos como indivíduos e como sociedade a projetar nossas visões e valores na mãe enquanto ela muda diante de nossos olhos. No momento em que a gravidez chega ao fim, o útero gravídico é quase grande o suficiente para obscurecer nossa visão – literal e figurativamente – da própria mulher.

Assim como a identidade de uma pessoa é mais multidimensional que a do clichê "mãe que floresce", a expansão do útero é mais complexa e sofisticada que o simples fato de uma cintura aumentar. O miométrio – a principal camada muscular do útero – é uma trama ricamente texturizada de fibras elásticas e de suporte capazes de crescer, contrair e relaxar dependendo do tempo e das circunstâncias. Muito vascularizadas e inundadas por marés crescentes de estrogênio e progesterona, as células do miométrio podem se esticar até quinze vezes seu comprimento original, permitindo o crescimento do minúsculo ser humano, de um ponto microscópico até um bebê de pleno direito. À medida que o feto cresce, o mesmo acontece com o seu lar uterino: o útero torna-se simultaneamente mais fino e mais pesado, uma espécie de espelho mágico distorcido de seu antigo eu. O miométrio pode ter menos de dois centímetros de espessura na gestação completa (cerca de quarenta semanas de gravidez), enquanto a massa do próprio músculo pode aumentar em até dez vezes, de cerca de cem gramas na concepção para mais de um quilo no início do trabalho de parto.[1]

Trabalho de parto: o fim do jogo obstétrico, o *grand finale* da gestação, o momento pelo qual esperávamos. Todos nós sabemos o que o útero faz, não é? Se tudo correr bem, ele se contrai, dilata, faz força para baixo e ejeta um bebê. Há aquela outra parte que muitas vezes também é esquecida – a coisa confusa de expelir, a placenta e o saco amniótico –, alcançada por mais contrações, nas quais o útero prende habilmente os vasos em sua parede interna, deixando a mãe e a parteira com apenas um fio de sangue e um sorriso satisfeito. Fim da história. Ou não?

Como acontece com praticamente todos os outros aspectos do sistema reprodutivo feminino, a verdade é um pouco mais complicada. O parto não é realmente o fim, nem o começo, e não seria justo chamá-lo de meio. Além disso, as contrações não acontecem apenas nesses últimos dias e horas de gravidez, e sua presença nem sempre indica que o nascimento é iminente. Na verdade, na maioria das vezes, não é. Confuso? Junte-se aos muitos xamãs, mulheres sábias, parteiras e obstetras cujas mentes ficaram confusas com a pegadinha mais famosa e imprevisível do útero.

Em uma fotografia tirada em 1873, John Braxton Hicks exibe uma figura arrojada, embora ligeiramente excêntrica: um distinto cavalheiro e um médico no auge.[2] Grandes e esfiapadas suíças descem de suas bochechas e se unem sob o queixo como uma tira de lã. Olhando para um ponto distante logo acima e além da figura encapuzada do fotógrafo, talvez o homônimo de uma das condições mais infames da gravidez já esteja visualizando seu legado. Talvez ele saiba que as mulheres em todos os lugares um dia vão apertar a barriga contraída e amaldiçoar seu nome (ou quase o nome dele, como é o caso de muitas mulheres que ligam para o hospital onde trabalho para relatar: "Estou tendo aquele negócio de Branston Hicks").

Desde sua infância em Sussex até seus últimos anos de prática médica, Braxton Hicks era fascinado pelos mistérios do mundo natural. Enquanto avançava na carreira, primeiro na clínica geral e depois na obstetrícia em alguns dos hospitais mais eminentes da Londres vitoriana, ele continuou a coletar todos os tipos de flora e fauna, de líquens a minhocas. Cada criatura viva – pequena ou grande, lindamente simples ou incrivelmente complexa – cativava Braxton Hicks, que foi descrito por seus admiradores como "um homem amável com uma expressão alegre e olhos brilhantes e penetrantes".[3] (O bom médico também acumulou uma coleção substancial de porcelana Wedgwood. Seu olhar para talheres não era, talvez, um indicador de perspicácia obstétrica, mas vamos parar para apreciar por um momento essa faceta da personalidade eclética do homem.)

De 1858, no seu humilde começo como médico obstetra assistente no Hospital Guy's, até sua nomeação como médico consultor da instituição vinte e cinco anos depois, John Braxton Hicks ficou conhecido como um clínico prolífico e curioso, ansioso por ultrapassar os limites do que ainda era um papel relativamente novo. O parto vinha sendo enxergado como um domínio de cuidados exclusivamente femininos até que, nos séculos 17 e 18, "parteiros" ou *accoucheurs* começaram a assistir aos partos das realezas francesa e inglesa. Ter um homem ao pé da cama – provavelmente trazendo à mão uma nova e faiscante invenção, o fórceps – tornou-se um sinal de status e sofisticação disponível apenas para os decanos da sociedade mais rica. Assim, nasceu o termo "obstetrícia" – literalmente, o estudo de "ficar na frente". As parteiras leigas tradicionais eram cada vez mais vistas pela elite endinheirada como primitivas e impuras, enquanto homens como John Braxton Hicks rapidamente conquistaram o controle do espaço do parto (e dos corpos sobre os quais o parto atua).

Braxton Hicks parece ter tido uma ascensão particularmente meteórica na esfera médica, publicando 133 artigos durante sua carreira. Talvez o mais influente desses trabalhos acadêmicos esteja relacionado à observação dele de que contrações uterinas indolores podem ocorrer em praticamente todos os estágios da gravidez sem realmente causar dilatação cervical.[4] Embora se suspeite que essa característica do útero já tenha sido vivenciada e reconhecida por gerações de mulheres desde tempos imemoriais, Braxton Hicks foi o primeiro homem ocidental branco e endinheirado a identificar e investigar o fenômeno, então, é claro, como um pai batizando um favorecido primogênito, deu-lhe a melhor bênção que pôde: seu próprio nome. "Contrações de Braxton Hicks" agora é um termo comum na linguagem da gravidez; no entanto, se a experiência vivida pelas mulheres tivesse tanto peso quanto a academia de domínio masculino, essas contrações indolores poderiam facilmente ter o nome de qualquer uma das milhões de mães ao redor do mundo que já estavam bem cientes de sua existência.

Sendo o primeiro homem proeminente entre seus colegas a explorar esse conceito, as ideias de Braxton Hicks encontraram resistência; seus colegas mais antigos mantinham a opinião havia muito estabelecida de que o útero só começa a se contrair por seu próprio despertar, súbito e imprevisível, no início do trabalho de parto. Braxton Hicks teve que lembrar a seus colegas que o trabalho de parto poderia ocorrer, e muitas vezes ocorria, em qualquer momento da gravidez, provando a capacidade do útero de se contrair a qualquer momento. Nas palavras do próprio homem:

Era uma dificuldade para os obstetras mais velhos explicar como é que, em determinado momento, ou seja, em plena gestação, o útero, até então passivo, começava de repente a adquirir um novo poder, o de se contrair; esquecidos de que, muito antes do fim da gestação, o útero tem o poder de expelir o feto e, sob excitação mental ou estimulação local, tenta fazê-lo com frequência. Mas depois de muitos anos de observação constante, verifiquei ser um fato que o útero tem o poder e o hábito de se contrair e relaxar espontaneamente desde um período muito precoce de gravidez, tão cedo, de fato, quanto é possível reconhecer a diferença de consistência – ou seja, a partir do terceiro mês... A constância com que testemunhei essas contrações do útero não me deixa dúvidas de que é uma condição natural da gravidez, independentemente da irritação externa.[5]

Essas observações podem ter sido bastante radicais em seu tempo, mas as suspeitas de Braxton Hicks agora foram confirmadas por anos de pesquisa e observação atenta: sabemos conclusivamente que o útero gravídico começa a ter contrações leves e irregulares a partir das seis semanas de gestação. Até o segundo ou mesmo terceiro trimestre da gravidez, esses eventos são muitas vezes imperceptíveis; a essa altura, o útero se expandiu o suficiente para que seus impulsos rítmicos não passem mais despercebidos. Muitas mulheres descrevem as contrações de Braxton Hicks como se fossem uma faixa ou um cinto sendo apertado e liberado: perceptíveis, talvez desconfortáveis, mas raramente fortes o suficiente para serem dolorosas.

Braxton Hicks, claramente fascinado pela magia do mundo natural – de minhocas a mulheres, e todas as espécies intermediárias –, dedicou sua vida ao estudo dessas maravilhas, entre as quais o aumento e a diminuição de um órgão que pode produzir a vida humana. A ciência ainda não entende completamente os mecanismos que desencadeiam o trabalho de parto completo – alguma combinação potente, talvez, de maturidade fetal e sinais maternos sutis –, mas as minúsculas mudanças fisiológicas que iniciam contrações verdadeiras e dilatadas são mágicas o suficiente para fazer até mesmo aquelas magníficas costeletas se arrepiarem. Agora sabemos que, alguns dias antes do início do trabalho de parto, há um aumento nas lacunas hipercondutoras entre as células do miométrio. Essa reconfiguração das fibras musculares permite o aumento da condução elétrica de célula para célula até que, em algum ponto – e, novamente, não sabemos exatamente como ou por quê –, o útero é incendiado com pulsos de energia. Esses raios microscópicos viajam pelo útero em ondas. Podemos chamar essas ondas de contrações, ou surtos, ou cãibras, ou simplesmente "dores" – confundindo a sensação da coisa com a coisa em si –, mas, independentemente de como as chamamos, seu propósito é universal: dar à luz uma nova vida.

A "atividade uterina" – pois assim é o frio nome clínico dado às contrações pelos livros de medicina – parece e é sentida diferentemente em vários pontos do trabalho de parto, mudando de acordo com o mecanismo preciso exigido naquele instante para aproximar o feto do momento do nascimento. No primeiro estágio do trabalho de parto, as ondas de contração do útero servem para empurrar o feto para a pélvis da mãe, simultaneamente manobrando o bebê para uma posição ideal enquanto afina, alonga e puxa o colo do útero sobre a parte mais baixa do bebê (geralmente a cabeça). À medida que o trabalho de parto avança e o colo do útero chega ao seu maior diâmetro possível – cerca de 10 centímetros –, as contrações tornam-se expulsivas. O útero não mais simplesmente aperta; em vez disso, com cada impulso, força o feto através da saída pélvica e para fora da vagina. Essa parte do trabalho de parto é muitas vezes referida como a fase de "empurrar", e costuma ser retratada no cinema e na televisão como um ritual caótico no qual uma mulher deitada é treinada com uma série de bizarras contagens regressivas e sequências de respiração até que a equipe médica, paramentada e mascarada, finalmente extrai uma criança notavelmente limpa de entre pernas trêmulas. Na verdade, a maioria dos corpos em trabalho de parto empurra de forma eficaz e involuntária, sem nenhum treinamento; como costumo explicar às mulheres sob meus cuidados quando elas perguntam como será esse estágio, digo a elas que o útero apenas "empurra para baixo" da mesma maneira que o estômago pode vomitar – é um processo forte, reflexivo e sem esforço. A pergunta à qual eu ainda tenho que responder – encontrada quase perpetuamente nos lábios dos companheiros aferrados ao relógio – é: quanto tempo dura o trabalho de parto? Em outras palavras, quantas contrações uma pessoa deve suportar desde aquela primeira cãibra insignificante até o momento alucinante do nascimento? Sobre esse assunto, o útero tem ideias próprias. Cada mãe em parto é única, assim como cada nascimento, levando de uma questão de minutos a dias aparentemente intermináveis. Deixado a si próprio, acontece quando acontece, e leva o tempo que for necessário.

Embora ainda possamos ser incapazes de prever o início do trabalho de parto ou sua duração, a raça humana não poderia ter sobrevivido nos últimos 300 mil anos se esse processo fosse inerentemente falho. Nossa existência até hoje depende da capacidade de uma mulher gerar esse lampejo feroz e dispará-lo através das fibras de seu útero da maneira e na hora certas. Enquanto muitas mulheres morreram tragicamente no parto – o que continua a acontecer, mesmo nos cantos mais ricos do mundo desenvolvido –, muitas outras sentiram o fluxo e o refluxo crescente das contrações durante o trabalho de parto e trouxeram seus bebês para o mundo com segurança.

A obstetrícia, nos dias de Braxton Hicks, um campo ainda na infância, cresceu ao lado dessas gerações de mulheres, tornando-se muito mais complexa e dinâmica do que simplesmente "a ciência de estar na frente". Os *accoucheurs* do século 17 ficariam perplexos com a habilidade de seus descendentes de diagnosticar e administrar condições que quase sempre teriam sido fatais em tempos passados, da pré-eclâmpsia e do diabetes gestacional às posições fetais mais desajeitadas e perigosas. Mas, à medida que a medicina ocidental e seu escrutínio do útero avançaram, também cresceu um sentimento de exasperação com os caprichos desse órgão. Ainda não sabemos exatamente por que as contrações de Braxton Hicks ocorrem: talvez sejam um mecanismo inteligente de autotonificação que evoluiu para preparar o útero para o nascimento, mas talvez tenham algum outro propósito menos óbvio.

E as contrações que ocorrem muito cedo, algumas das quais culminam em trabalho de parto prematuro, e outras que ficam em atividade por dias sem resultado final óbvio? Tomemos mais um momento para considerar esses úteros inconvenientemente irritáveis e as mulheres que os têm; vamos olhar mais de perto, ouvir com mais atenção. Em nossa pressa de patologizar, podemos estar perdendo uma mensagem cuja importância é de vida ou morte.

Rebecca Fischbein sentou-se no pronto-socorro de seu hospital local em Ohio e tentou não aparecer muito. Missão difícil para quem estava grávida de quase vinte semanas, e de gêmeos: sua barriga estava enorme, redonda e – por isso sua segunda visita ao hospital em poucas semanas – dolorida. O médico a examinou brevemente, pediu um exame de urina e decidiu que um ultrassom não era necessário. As enfermeiras se movimentavam pelos corredores, ao alcance de seu ouvido, e Rebecca sabia que estavam falando sobre ela.

"Eu era irritante", ela deduziu dos trechos de fofoca que conseguiu ouvir apesar dos apitos dos monitores. "Eu sabia que era uma mãe ansiosa demais e irritante." Ela deixou o departamento com uma sensação persistente de desconforto e um diagnóstico igualmente insatisfatório: "útero irritável". Um útero mal-humorado, dolorido, sem motivo para ser problemático, com um rótulo que quase custaria a vida de seus gêmeos.

Quase duzentos anos antes da viagem infrutífera de Rebecca ao pronto-socorro, o dr. Robert Gooch fez fama inventando o diagnóstico que quase matou seus bebês. Nascido em Yarmouth, filho de um capitão da Marinha Real, Gooch progrediu rapidamente em seus vários aprendizados e treinamentos em clínica geral antes que uma crise pessoal mudasse o curso de sua vida e carreira: sua esposa e seu filho único morreram.[6] Talvez o jovem médico tenha ficado obcecado pela preservação da vida materna, ou talvez apenas desejasse uma ruptura total com o lugar onde a tragédia havia acontecido; por alguma razão – ou possivelmente uma combinação dessas duas –, Gooch mudou-se de Croydon para o centro de Londres e começou a se especializar como acupunturista.

As mulheres de Londres forneceram a Gooch um rico catálogo de doenças obstétricas, seus corpos atormentados por todo tipo de dor precipitada, aos olhos de Gooch, pela fraqueza mental e física peculiar do sexo feminino. Em 1829, um ano antes de sua morte, Gooch documentou suas descobertas no que era visto na época como um texto magistral e inovador: o "Relato de algumas das Doenças mais importantes peculiares às Mulheres". Esse artigo é elogiado com entusiasmo ofegante no site da Escola Real de Medicina por seu "caráter eminentemente prático, seu tom viril, desprovido de bobagens e enfeites, um amor ardente pela verdade, uma recusa a todas as afirmações confiantes e uma aversão de todos os meios que prostituem o conhecimento à notoriedade ou ao ganho".[7] O que, então, poderia ser a descoberta avassaladora, descrita de forma tão perspicaz por Gooch naquele relato? Nada menos que o diagnóstico dado a Rebecca Fischbein e seu útero problemático dois séculos depois e muitos milhares de quilômetros de distância: o de histeralgia, ou o "útero irritável".

Gooch observou que as mulheres de Londres eram muitas vezes debilitadas por uma dor originada no útero, mas que muitas vezes afetava, ou mesmo incapacitava, todo o corpo; imprevisível no início, difícil de aliviar e devastadora em seu efeito sobre a mulher e – mais importante – seu casamento. O dr. John G. S. Coghill, contemporâneo de Gooch, resumiu a condição da seguinte forma:

> *Os sintomas do útero irritável [...] podem ser resumidamente descritos como uma dor, mais ou menos aguda, na região uterina, irradiando-se desse centro para as regiões lombar e ilíaca e estendendo-se pelas coxas, muitas vezes mais acentuada em um lado do corpo – o esquerdo. A dor é constante, aumenta na postura ereta e por qualquer esforço físico, ou mesmo pela emoção mental.*[8]

Sobre o útero em si, Coghill escreve:

> *Ao ser examinado, o útero se mostra extremamente sensível e intolerante à menor pressão.*[9]

Essa afirmação é uma das muitas que ao longo da história projetam os ideais contemporâneos de feminilidade no próprio útero, confundindo a pessoa e suas fragilidades com o órgão e sua disfunção. Tanto a mulher quanto o útero são vistos como delicados, fracos e propensos a perturbações fáceis, uma atitude cujos resquícios compõem a urdidura da obstetrícia até hoje.

O primeiro estudo de caso descrito por Gooch ilustra o perigo que pode recair sobre uma mulher que ultrapassa os limites da conformidade social. A paciente de Gooch, uma "jovem sem nome" que se casou aos 24 anos e teve seu primeiro filho pouco depois, cometeu o pecado capital de aparecer demais e muito cedo na maternidade. F. W. Mackenzie, outro contemporâneo de Gooch, descreve essa "senhora" em seus próprios escritos da época; suas palavras a pintam como uma megera em busca de emoções, que sai quase instantaneamente do parto para as festas:

> *[...] depois de seu primeiro parto, [ela] foi para um bar da moda, e lá passou um inverno de laboriosa alegria; suas manhãs sendo gastas fazendo ligações, e suas noites em pé, em festas lotadas. Ela perdeu o apetite, sofria muito de langor e ficou sujeita a dores agudas na parte inferior de seu abdome.*[10]

Foi a rápida recuperação pós-parto que acabou com ela, ou as manhãs de café, ou as festas lotadas? Nunca saberemos exatamente o que causou sua doença, mas a mensagem é clara – ela exagerou, trocando suas responsabilidades maternas pelas guloseimas mais atraentes da alta sociedade –, e o tratamento foi tão impiedoso quanto o assassinato de reputação:

Por causa de um acesso de dor e de uma sensação de inchaço no útero, ela fez uma aplicação de sanguessugas, vivia agachada e ficou confinada ao sofá por várias semanas. Ao final desse período, ela deveria estar bem; mas posteriormente teve uma recaída violenta, acompanhada de grande dor e sensibilidade na parte inferior de seu abdome. Daí em diante, parece ter padecido de um grande sofrimento, além de ter se submetido a um tratamento heroico. Ela fez sangrias quatro vezes em uma semana [...] e ingeriu mercúrio por causa da salivação.[11]

No entanto, escreve Mackenzie, a eventual recuperação da paciente teve tanto a ver com seu comportamento modificado quanto com o tratamento agressivo que ela sofrera, observando que:

Tudo isso teve efeitos muito duvidosos, e sua eventual recuperação [...] parecia estar relacionada com a melhora de sua saúde geral e com um modo de vida muito cauteloso.[12]

Outros casos documentados na época contam histórias semelhantes de dores histéricas que atingiram mulheres após vários distúrbios nervosos ou mau comportamento: a sra. Woodger, cuja "irritação" começou após a morte de sua mãe; a sra. Ward, mãe de cinco filhos (incluindo um natimorto) que vivia em "extrema ansiedade" desde a época de seu casamento; ou a solteira srta. Ross, cujo "distúrbio uterino" foi considerado uma consequência direta de seu trabalho como costureira:

[...] uma ocupação que é precária e mal remunerada, e que exige jornadas longas e um modo de vida sedentário.[13]

Essas mulheres chegam a nós agora como fantasmas bidimensionais, com apenas traços espectrais da dor física e da turbulência emocional que sofreram. Em sua pressa de patologizar e classificar – e, como consequência, de serem coroados com os louros do prestígio entre os pares –, os primeiros obstetras, como Gooch e Mackenzie, estavam muito ansiosos para reunir essas diversas histórias sob o vago guarda-chuva do "útero irritável". Lendo nas entrelinhas do tempo, podemos especular sobre a verdadeira causa raiz das doenças das mulheres: algumas – com dores constantes que pioravam na época da menstruação – podiam de fato ter o que hoje conhecemos como endometriose, uma doença debilitante e uma condição ainda muitas vezes mal diagnosticada. Outras, como a jovem e infeliz socialite, podem ter tido uma das infecções uterinas pós-parto mais comuns ainda hoje; uma doença completamente desvinculada de sua vida social ou qualquer percepção de abandono de seu papel materno. Outras ainda podem ter sofrido simplesmente de luto (a enlutada sra. Woodger) ou do estresse cumulativo causado por um casamento infeliz e uma gravidez quase implacável (sra. Ward), ou da exaustão de seu trabalho laborioso (srta. Ross). Em todos os casos, porém, as doenças do útero foram atribuídas às falhas da mulher: uma injustiça que só pode ser corrigida por um estudo mais atento de seus históricos e um escrutínio mais nuançado do contexto sócio-histórico em que se desenrolaram.

Enquanto cada estudo de caso detalha um indivíduo com a própria história e histeralgia, juntos eles formam um mosaico de dor. Pode-se imaginar a miséria das enlutadas, das sobrecarregadas e das infelizes e o desespero que as levou às portas dos hospitais de Londres. Gooch e seus colegas parecem ter dado boas-vindas a essas mulheres, assim como a oportunidade de experimentar tratamentos que certamente foram tão devastadores quanto os sintomas que procuravam curar. Para os homens instruídos dos hospitais de internação de Londres, o risco de permitir que a doença recém-criada da histeralgia progredisse sem controle era maior do que os perigos representados por sanguessugas e similares. De fato, esses primeiros obstetras acreditavam que, ao tratar a histeralgia, estavam desempenhando uma importante função social: garantir a disponibilidade sexual e, por sua vez, o sucesso materno das mulheres sob seus cuidados.

O prefácio de Robert Ferguson à edição de 1859 do trabalho seminal de Gooch explica a grave ameaça social representada por uma mulher com um útero irritável. A disfunção sexual causada pela histeralgia é, aos seus olhos, muito mais perigosa do que qualquer outro efeito colateral. Um útero doloroso pode fazer com que a vagina adjacente se torne:

> *tão primorosamente tensa que torna a relação sexual intolerável; de fato, em vários casos, essa condição levou à separação, e a crise nervosa foi o índice de males maiores, fundindo-se na insanidade [...]. O elemento erótico é, na maioria dos casos, totalmente extinto. Todas as relações sexuais são temidas ou odiadas.*[14]

Ferguson pinta um quadro surpreendente de famílias levadas à ruína por essa aversão à intimidade; ele escreve sobre:

> *maridos separados, filhos negligenciados e lares despojados de todas as suas mais sagradas influências.*[15]

Nesse contexto, o obstetra torna-se mais do que apenas um médico; ele é um potencial salvador da sociedade, com a capacidade de curar vaginas, devolver mulheres felizes aos seus leitos conjugais e, assim, evitar a ruptura da sacrossanta unidade familiar. Decerto tolerava-se o estranho efeito colateral em nome da busca por esse objetivo inquestionavelmente importante.

Para os olhos modernos, a noção de histeralgia pode ser obviamente falha, e as curas associadas – sangria e similares – relegadas ao reino do charlatanismo. Pode surpreender, então, saber que, mesmo após quase duzentos anos de progresso médico e social, o "útero irritável" continua amplamente adotado por muitos profissionais da obstetrícia moderna como um diagnóstico válido, apesar da ausência de qualquer evidência concreta para apoiar sua existência. De fato, o uso do termo é tão prevalente que, até muito recentemente, eu mesmo presumia que era um distúrbio crível, com todas as diretrizes regulatórias usuais para diagnóstico e tratamento. Como parteira, cuidei de inúmeras mulheres que se apresentaram antes do final da gravidez com contrações dolorosas e nenhuma dilatação associada do colo do útero e, ao lado das camas, observei muitos médicos coçando a cabeça. "Você não está em trabalho de parto", a mulher costuma ouvir, na ausência de qualquer razão clara para seu desconforto. Muitas vezes ela fica confusa – as palavras do médico em oposição direta à mensagem de dor de seu corpo – até que uma explicação alternativa é dada com certeza autoritária: "Você só tem um útero irritável". Com essas duas palavras, o destino da mulher é decidido por aqueles com o tipo de conhecimento que importa nesses domínios de cortinas azuis: não haverá drama nem bebê, pelo menos não agora, ainda não. Os monitores são desconectados, luvas e espéculos usados são jogados no lixo, analgésicos retornam às gavetas e a mulher é deixada – como diria a linguagem comum – em "banho-maria".

Beleza, muitas vezes eu pensei. Perfeito. Dispensei os referidos analgésicos; deixei a dita mulher sentada com sua dor e passei rapidamente para a próxima paciente, o próximo quebra-cabeça a ser rotulado, resolvido e dispensado. Mas ter que fazer pesquisas para este livro iluminou – pelo menos para mim – um ponto cego no campo de visão da obstetrícia: como seu primo ilegítimo, o útero hostil, o útero irritável mal aparece na literatura clínica atual. A Organização Mundial da Saúde (OMS) menciona brevemente o termo como um subconjunto de "outras inércias uterinas" em sua Classificação Internacional de Doenças, uma lista de condições de saúde, logo abaixo das categorias igualmente nebulosas e pejorativas de "trabalho de parto irregular" e "contrações ruins",[16] mas uma pesquisa mais ampla não revela nenhuma definição ou reconhecimento do termo entre os órgãos reguladores obstétricos na Grã-Bretanha ou nos Estados Unidos. No entanto, o "útero irritável" ainda paira à beira do leito – um resquício fantasmagórico de Gooch e seus pares, aqueles primeiros praticantes da arte de "estar na frente" –, sua forma vaga e disforme obstruindo uma visão clara da mulher no centro de nossos cuidados.

Para Rebecca Fischbein, um diagnóstico de útero irritável era quase fatalmente uma encrenca. Agora professora assistente de medicina familiar e comunitária na Northeast Ohio Medical University, Rebecca sabe que tem todas as características que muitas vezes são protetoras no mundo implicitamente tendencioso da saúde: ela é branca, saudável e de alta escolaridade. Depois de absorver a notícia de que estava grávida de gêmeos, Rebecca se sentiu pronta para o que estava por vir, confiante de que entenderia suas opções e seria capaz de se defender, se necessário. Os primeiros meses se passaram sem eventos, mas, quando ela entrou no segundo trimestre, Rebecca "simplesmente não se sentia bem". O que começou como contrações indolores e intermitentes logo se tornou algo regular e desconfortável.

"Senti que algo estava errado", lembra ela.

Estamos fazendo uma videochamada anos após o fato, mas, mesmo com a passagem do tempo e milhares de quilômetros entre nós, sua frustração é evidente. Ela me conta que foi ao pronto-socorro local e sua voz está impregnada de incredulidade quando ela explica que recebeu soro e foi mandada para casa. Sem explicação, sem discussão. Ela me conta que se sentiu um estorvo.

Com o passar das semanas, a dor de Rebecca tornou-se mais consistente e ainda mais difícil de ignorar, mas a nova visita ao pronto-socorro foi ainda menos satisfatória do que a anterior.

"Eu liguei de novo; fui até lá de novo", lembra ela. "Aconteceu a mesma coisa. Ainda sem medição, sem ultrassom." A princípio, ela se sentiu desapontada, até mesmo ignorada, mas, enquanto se sentava em sua maca e ouvia a agitação do pronto-socorro ao redor, percebeu que suas piores suspeitas estavam confirmadas: ela estava realmente sendo ridicularizada. "Juro", ela diz, "eu ouvi as enfermeiras rindo de mim. [...] Elas não necessariamente falaram que eu era uma mãe histérica, mas eu senti que era isso que estavam dizendo. Eu podia ouvi-las rindo de mim como se eu estivesse exagerando, sem motivo para ter medo". A equipe médica parecia igualmente perplexa com a dor de Rebecca; ela foi mandada para casa com o diagnóstico de "útero irritável" e aconselhada a comparecer à próxima consulta obstétrica conforme planejado.

"Eu era somente um útero irritável", ela escreveu em uma lembrança posterior desses eventos, "e também estava irritando os profissionais de saúde ao meu redor".[17]

Rebecca passou as duas semanas de espera pela próxima consulta em um estado de dor e preocupação quase constantes; seu "útero irritável" era um desconforto tão grande que ela passava a maior parte do tempo sentada ou deitada na cama. Quando finalmente chegou o dia de fazer o ultrassom de vinte semanas, a expressão no rosto da ultrassonografista confirmou o que o corpo de Rebecca estava lhe dizendo: algo estava muito, muito errado com sua gravidez. O saco de um dos gêmeos estava cercado por uma quantidade excessiva de líquido amniótico, enquanto o irmão, pequeno e assustadoramente imóvel, tinha o próprio saco amniótico quase vazio, "preso" à parede do útero.

"O que é interessante", lembra Rebecca, "é que a técnica de ultrassom realmente nos disse o que ela achava que era. Acho que não costumam fazer isso. Nós ficamos, tipo, o que está acontecendo? O que há de errado?". Enquanto Rebecca e seu marido encaravam a tela onde seus bebês – meninas, eles souberam no momento – flutuavam, granulados e cinzentos, em seus sacos desiguais, a ultrassonografista explicou a urgência da situação que vinha piorando, sem ser detectada, sendo ignorada, durante as semanas de dor de Rebecca.

Ela disse: "Acho que isso é transfusão de gêmeo para gêmeo. E então ela foi buscar o médico". Como Rebecca agora sabe, tendo passado os anos seguintes estudando a condição e defendendo outras mães em uma posição semelhante, a síndrome da transfusão feto-fetal (STFF) ocorre quando existe uma malformação nos vasos de uma placenta compartilhada por gêmeos, fazendo com que um gêmeo – o doador – perca sangue e nutrição vital, e o outro – o receptor – receba muito sangue, com risco de sobrecarga cardíaca.

As duas filhas de Rebecca estavam em risco iminente de doença grave ou até mesmo de morte, e havia semanas. Apesar de sua dor, de suas ligações para o médico e de suas visitas ao pronto-socorro, ninguém havia pensado em realizar um exame que pudesse detectar a condição e evitar o desastre; ninguém, ao que parece, a tinha escutado.

Rebecca ficou compreensivelmente devastada com esse novo diagnóstico, com medo de perder suas gêmeas e chocada com a urgência do conselho da técnica. Depois do ultrassom, ela conta, "eles simplesmente nos colocaram no corredor. E eu só me lembro de chorar com todas aquelas outras mulheres grávidas que passavam por mim. Quando finalmente conversamos com a médica, ela basicamente disse: 'OK, você não poderá trabalhar pelo resto da gravidez. Nós vamos ter que encaminhá-la para o médico de alto risco [um especialista em medicina materno-fetal], e você vai ter que dirigir até lá agora, e em, tipo, dois dias, você vai ter que ir até Cincinnati e fazer uma cirurgia, e há uma boa probabilidade de [os bebês] não sobreviverem'. Quero dizer, foi muito traumático".

Rebecca fez o que lhe foi dito, reorganizando seu trabalho, indo ao especialista e passando por uma cirurgia de emergência que, por fim, lhe permitiu dar à luz gêmeas saudáveis. Na época, ela diz, ficou grata: "Quer dizer, eu era tão ingênua", lembra ela. "Eu meio que aceitei; tipo, OK, eu acho que é isso. [...] Porque, sem tratamento, a [transfusão] feto-fetal é um risco de 80 a 100%. Então, sim, é um milagre, sabe, que minhas meninas tenham sobrevivido." Com o tempo, porém, enquanto Rebecca refletia sobre as falhas no processo e o resultado quase catastrófico da gravidez, sua gratidão azedou. "Fiquei muito brava", diz ela. "Quer dizer, todo o diagnóstico errado. [...] Eu havia reclamado repetidamente. Houve muitas vezes em que eles poderiam ter feito um simples ultrassom e encontrado [a transfusão feto-fetal] muito mais cedo. Levou muito tempo para me livrar dessa raiva."

Como muitas mães traumatizadas pela gravidez e pelo parto, Rebecca canalizou sua raiva para o ativismo, dedicando anos de pesquisa para entender as experiências das mulheres com a STFF e ajudar outras pessoas a vencer o sistema que a prejudicou. Em um grande estudo com 367 outras mulheres com STFF, Rebecca e seus coautores descobriram que pouco mais da metade das mães que apresentavam sintomas e os compartilhavam com seus médicos achavam que suas queixas haviam sido descartadas.

"O ponto central da minha pesquisa", diz ela, "é que a voz da paciente é fundamental. Temos que defender a nós mesmas. As mulheres conhecem melhor o próprio corpo. Se uma mulher sente que algo está errado, provavelmente está. Há uma grande diferença de poder entre o paciente e o médico, e tendemos a aceitar o que eles dizem, 'OK, eles são os especialistas, eles sabem das coisas'. Mas é preciso continuar lutando".

É certo que nem todas as mulheres que recebem o diagnóstico errôneo de "útero irritável" terão doenças que ofereçam risco de vida. Algumas não terão nada mais sério do que uma indisposição gástrica ou infecção do trato urinário, ambas conhecidas por causar cólicas na gravidez; outras irão, de fato, "se resolver", sem nenhuma causa ou consequência. No entanto, a história de Rebecca ilustra os perigos de absorver termos como "útero irritável" na linguagem obstétrica comum. Inventado por homens desejosos de deixar a própria marca em uma profissão emergente, e originalmente usado como um termo genérico para um catálogo de sintomas psicossomáticos, o termo e sua aplicação evoluíram para além de qualquer coisa que Gooch e seus contemporâneos pudessem imaginar. Sem uma definição clara e com um curso de gestão muitas vezes guiado por suposições, "útero irritável" é um equívoco perigoso. Como tal, o termo confunde as causas da dor de uma pessoa que vai dar à luz e faz pouco de seu conhecimento incorporado. Mulheres como Rebecca – e como as sras. Ward e Woodger, e a socialite sem nome cujo "inverno de laboriosa alegria" foi sua ruína – há muito foram dispensadas. Podemos pensar que estamos a anos-luz dos hospitais do século 19 e das atitudes antiquadas daqueles que lá trabalhavam, mas, continuando a mesclar uma mulher e seu útero em um pacote problemático – ao mesmo tempo irritável e irritante –, avançamos pouco em relação a nossos antepassados. Queremos que o útero se comporte de uma maneira específica, prescrita e industrialmente conveniente; escrevemos diretrizes multipáginas e com vários marcadores para esse efeito e trabalhamos dentro de suas metas estreitas. Nós "ficamos na frente", como o significado original que a obstetrícia teria, mas, como a história de Rebecca Fischbein ilustra, às vezes paramos de ver e ouvir o que é mais importante.

Trabalho de parto

Ocitocina e contrações
Cachinhos Dourados

O ano é 2011, e eu sou uma parteira em treinamento na sala de parto. À minha frente, a mulher na cama está em discussão acalorada com seu parceiro sobre a incapacidade dele de colocar o sutiã correto em sua bolsa de hospital, mas a briga se transforma em ruído de fundo. A única voz que ouço – a única que importa para mim naquele momento – é a da minha mentora, Betty,[1] uma parteira sênior de atitudes sensatas e uma tolerância cada vez menor para minha inépcia. Esta noite, depois de semanas avaliando minhas habilidades e minha coragem, Betty está me mostrando como realizar uma das tarefas mais importantes da obstetrícia moderna. Não pegar um bebê – isso tinha vindo minutos depois do meu primeiro turno no ano anterior, minhas mãos lutando para agarrar o escorregadio pacote de membros e gosma que disparou em minha direção com velocidade alarmante. Não suturar um corte – isso virá mais tarde, minha mente fundindo com o choque e a emoção de enfiar tão facilmente uma agulha em forma de gancho através da mais tenra carne de outro ser humano. Não, esta noite – às quatro da manhã, aquela hora mágica em que a fadiga faz com que cada movimento pareça vívido e irreal – estou aprendendo a realizar um tipo especial e secreto de feitiçaria: indução do parto.

A mulher na cama está mais exausta do que eu; seu bebê está com quase duas semanas de atraso, e ela está andando de um lado para o outro na enfermaria pré-natal há dias, com cólicas dominando sua barriga enquanto ela espera pelo alinhamento mágico de estrelas, funcionários e espaço na cama que anunciará sua admissão na sala de parto. Por fim, apenas alguns momentos depois de cair em um cochilo intermitente, ela sentiu uma mão sacudindo seu ombro e ouviu uma voz dizendo:

"Eles podem levá-la agora". Agora, ainda esfregando os olhos de sono e usando uma camisola de algodão fino que diz "PROPRIEDADE DO HOSPITAL" em um milhão de letras minúsculas em seu corpo, ela está aqui. Ela "vai conseguir", como Betty anunciou com pompa seca e fingida. E eu tenho a tarefa de fazer com que ela consiga.

Como chefs de cozinha se preparando para uma refeição elaborada, minha mentora e eu pegamos nossos ingredientes de armários, gavetas e geladeiras ao redor da enfermaria antes de colocá-los em pilhas cuidadosas no carrinho de metal em nosso quarto. Há o saco de meio litro de solução eletrolítica, a cânula que será inserida na veia da mulher e o tubo de plástico enrolado que conectará um ao outro. Há agulhas e seringas, de cores vivas e embrulhadas em plástico como balas; vamos usá-las para preparar e infundir o medicamento que fica na beira do carrinho em uma pequena ampola de vidro do tamanho da ponta do meu polegar.

"Suco da selva", diz Betty. Ela levanta a ampola para pegar a luz fria da lâmpada de exame, estendendo seu longo braço de metal ao teto. Há apenas 1 mililitro de líquido dentro da garrafinha; minha mentora o inclina para a frente e para trás, girando o líquido contra o vidro como um *sommelier* orgulhoso. "Coisa boa", ela anuncia, mostrando-me o rótulo: "Syntocinon, 10 unidades internacionais em 1 mililitro". No momento seguinte, sinto uma mudança de intenção – um aperto em sua mandíbula, uma corrente de ar quase imperceptível na sala. Ela bate as unhas uma, duas, três vezes contra um pequeno ponto branco no gargalo do frasco, segura a ponta da ampola entre o polegar e o indicador e a arranca. Betty permite um segundo de quietude enquanto um estalo ecoa pela sala, e então seus movimentos são rápidos novamente; exímia e proposital.

Eu deveria estar prestando atenção, observando cuidadosamente enquanto ela coloca o Syntocinon em uma seringa antes de injetá-lo na entrada da bolsa maior de soro. Ela está dizendo algo sobre trocar agulhas, sobre segurar a bolsa em posição plana e furá-la em determinado ângulo para que não nos furemos. Isso é importante, eu sei – manter nossos próprios corpos intactos enquanto controlamos o de outra pessoa –, mas tudo em que consigo pensar é no pó fino de vidro nas dobras da mão dela. Nessa hora-limítrofe entre a noite e o dia, a gestação e o nascimento, Betty é uma rainha sombria, brilhando com pó de pirlimpimpim, iridescente enquanto faz sua alquimia. Estou de olhos arregalados e boca fechada ao lado dela. Estamos prestes a fazer algo acontecer, e, nos próximos anos, farei a mesma coisa acontecer repetidamente com centenas e centenas de mulheres. Vou persuadir úteros preguiçosos até que eles se contraiam forte, rápido e de uma vez. Vou fazê-los trabalhar. Ainda vou me perguntar, nos próximos anos, se isso é magia ou loucura. A pergunta ecoa a cada estalo de vidro em minhas mãos.

Robert Gooch, John Braxton Hicks e Rebecca Fischbein nos mostraram perigos e peculiaridades – e às vezes qualidades perfeitamente normais – de úteros que se contraem e agem antes que o termo da gravidez seja alcançado. O que dizer, então, das contrações que são teimosamente lentas, mesmo quando a gravidez continua bem depois do tempo, frustrando a futura mãe e deixando seus médicos e cuidadores grudados no relógio? E mesmo as contrações que desaceleram ou param no meio de um trabalho de parto aparentemente simples? A medicina há muito responde a essas paradas oscilantes e falsos começos com uma espécie de dupla ação obstétrica: frustração, seguida rapidamente de intervenção.

Dos "hospitais de repouso" da Londres vitoriana às modernas enfermarias de parto, médicos e parteiras usaram todos os métodos mecânicos e farmacológicos em sua busca pelo Santo Graal: a contração Cachinhos Dourados, nem muito lenta nem muito rápida; nem cedo nem tarde demais. Como aquela tigela derradeira de mingau dos ursos no conto de fadas, a contração Cachinhos Dourados é "perfeita", uma vez que sua presença garante a segurança da mãe e do filho ao mesmo tempo que se adequa à escala de tempo industrializada da maternidade moderna. A contração Cachinhos Dourados se adapta tanto à mãe quanto à máquina em que ela trabalha.

Como parteira de um movimentado hospital urbano, também aprendi a perseguir esse objetivo. Mulheres com gestações de alto risco e históricos complicados nos procuram para atendimento, mas, como acontece com frequência na obstetrícia, aquelas pessoas saudáveis e em forma que se enquadram na definição cada vez mais restrita de "normal" logo são varridas pelo *tsunami* de intervenção assim que cruzam a soleira da porta do hospital. Embora eu tenha começado meu treinamento como uma devota crente no poder e na sabedoria de dar à luz – e gosto de pensar que ainda guardo esses valores com fervor em meu coração –, as pressões do ambiente e da cultura me tornaram cúmplice dessa busca muitas vezes fútil pela contração "perfeita". Sob a orientação de Betty e inúmeros outros mentores e colegas – a maioria dos quais tem boas intenções, mas todos devem trabalhar dentro de um sistema regulado, avesso ao risco e em grande escala –, examinei, monitorei, acolhi e amaldiçoei úteros caprichosos de um milhão de maneiras diferentes. Apalpei a "atividade uterina", como tão friamente a chamamos, apoiando a mão na tensão crescente de um abdome adormecido pela anestesia epidural. Vi números verdes fantasmagóricos subirem e descerem na tela de um monitor. Vi o rosto de mulheres se transformando do sorriso para a careta enquanto seu corpo era contraído no aperto de um milhão de fibras que se tensionavam como uma só. Já ouvi mulheres em trabalho de parto gemerem de dor e alegria e louvarem a Deus e amaldiçoarem o corpo e o marido, e escutei o grunhido revelador que sinaliza o início da saída do bebê. Fiquei maravilhada com a beleza dessas visões e sons, mas admito que muitas vezes perdi a fé em um útero à minha frente. Embora minhas intenções sempre tenham sido boas e minha torcida seja sempre por um parto rápido, seguro e alegre, admito ter sido influenciada ao longo do tempo por aqueles ao meu redor a dizer, *sotto voce*, "Ela não está se esforçando" ou "Ela está dificultando as coisas". É um salto curto, mas aterrorizante, eu sei, desses pensamentos para o expresso por um obstetra para uma parteira amiga minha. "Os úteros de algumas mulheres são uma porcaria", disse ele, uma observação destinada a consolar durante um trabalho de parto que se recusou a progredir apesar dos melhores esforços de todos, mas cujo veneno é inescapável e, pode-se dizer, imperdoável.

E assim, para persuadir esses úteros à ação – seja para otimizar os resultados para a mãe e a criança, seja para se adequar ao cronograma do sistema ou alguma confluência enevoada de ambos –, quebramos aquela ampola mágica e iniciamos o processo de indução do parto. Todos os dias, em hospitais de todo o mundo, milhares de parteiras como Betty e eu fazemos nossos preparativos: uma seringa de ocitocina sintética, infundindo-a em uma bolsa de soro e passando-a por uma bomba que envia pulsos poderosos de hormônio – primeiro apenas algumas gotas por hora, depois mais, e depois ainda mais – na corrente sanguínea de um corpo em trabalho de parto. Muitas vezes chamado de "hormônio do amor", a ocitocina é realmente liberada durante momentos de intimidade, incluindo paixão e orgasmo. Talvez o mais importante, porém, seja que a ocitocina é responsável por iniciar e sustentar as contrações do útero – expelindo tanto o feto quanto sua placenta – e liberada em grandes quantidades nos primeiros momentos após o nascimento, estimulando um período de ligação tão importante e intenso que é, hoje em dia, muitas vezes referido pelas parteiras como "a hora de ouro, ou *golden hour*".

As razões para a indução do parto são quase tão numerosas quanto os próprios corpos; em muitos casos, o procedimento é oferecido porque o bebê está atrasado ou "pós-data", embora as datas previstas em si não sejam uma ciência exata e o ponto de inflexão da maturidade fetal seja subjetivo. Algumas pesquisas demonstram um risco crescente de insuficiência placentária – uma diminuição perigosa do suprimento de sangue, oxigênio e nutrientes da mãe para o feto – à medida que a gravidez se aproxima ou passa de duas semanas além da data prevista para o parto. Esses dados levaram a protocolos de indução amplamente variados: alguns países adotaram a indução rotineira do trabalho de parto em trinta e nove semanas (uma semana antes da data prevista), ostensivamente para evitar qualquer risco de pós-maturidade. Muitos profissionais esperam até quarenta, quarenta e uma, quarenta e duas semanas ou mesmo além, seja para dar uma chance para o parto espontâneo, seja para poupar leito de hospital, ou ambos. A indução também pode ser sugerida em qualquer outra situação em que o feto pareça estar melhor fora do que dentro; por exemplo, se houver evidências de que o crescimento de um bebê começou a desacelerar ou "cair" ou, inversamente, se o bebê parece ter crescido tanto que esperar mais pelo início do trabalho de parto espontâneo pode causar danos à mãe e à criança. Movimentos fetais reduzidos são outra razão comum para a indução, já que menos chutes e rolagens às vezes indicam comprometimento fetal; líquido amniótico reduzido é outra opção.

Nos últimos anos, as razões para a indução parecem ter se multiplicado ainda mais: além das comuns, mas opostas, de "bebê pequeno" ou "bebê grande", a indução pode ser oferecida rotineiramente se a gravidez for produto de concepção assistida, se a mãe tiver mais de uma certa idade (um tanto arbitrária e variável), se ela for diabética ou se uma condição como dor pélvica intensa tiver tornado a continuação da gravidez insuportavelmente desconfortável. Cada vez mais, a indução "social" ou eletiva também é oferecida, com a preferência dos pais (e a disponibilidade do hospital) ditando a data em que o trabalho de parto começará.

À medida que a lista de razões amplamente aceitas para a indução se tornou mais longa e criativa, o número de partos submetidos a esse processo cresceu exponencialmente. De 2020 a 2021, cerca de um terço dos nascimentos registrados nos Estados Unidos e na Inglaterra foi induzido.[2,3] É importante notar que esses números não incluem o número de partos que começaram espontaneamente, mas foram "ajudados" ou acelerados com ocitocina sintética – um processo que geralmente acontece se as contrações parecem ter desacelerado ou parado, especialmente na última etapa do trabalho de parto. As estatísticas para esse tipo de intervenção parecem irregulares em todo o mundo, talvez refletindo o fato de que "ajudar" o parto desse jeito é tão comum que não é digno de nota e, portanto, não é digno de documentação. Independentemente do motivo da indução ou ajuda, o mecanismo permanece substancialmente o mesmo: a ocitocina sintética – o hormônio que inicia as contrações – é administrada por via intravenosa em doses cada vez maiores. Pronto ou não, o útero adormecido ou preguiçoso é despertado para a vida: primeiro preguiçoso, dolorido e com cãibras, depois pulsando e arfando e finalmente expulsando o bebê enquanto bilhões de fibras musculares disparam em uníssono em direção ao explosivo final do nascimento.

Mesmo após a consideração de partos iniciados ou assistidos farmacologicamente, o número de mulheres que recebem ocitocina sintética é, sem dúvida, muito maior. Não só a droga é amplamente utilizada no trabalho de parto como também é quase universalmente oferecida em todo o mundo desenvolvido e em desenvolvimento para acelerar o parto da placenta e minimizar o sangramento pós-natal. Em um terceiro e último estágio não medicado do parto, o útero inicia uma complexa e eficaz cadeia de eventos após a expulsão do feto: o músculo continua a se contrair, mas de uma maneira que leva os vasos do revestimento do útero a de fato se suturarem. A ação dessas "ligaduras vivas", como são frequentemente chamadas, estimula a placenta a se afastar de seu local com uma quantidade fisiologicamente tolerável de perda de sangue (geralmente cerca de 500 mililitros ou menos). Quando bem-sucedido, esse processo geralmente se desenrola em menos de uma hora e é auxiliado apenas pelo "esforço materno": uma sensação espontânea de pressão que estimula a mulher a se esforçar e expelir esses últimos resquícios da gravidez.

Com o advento da ocitocina sintética, no entanto, surgiu um novo protocolo que agora é dominante em grande parte do mundo do parto: no momento em que o bebê nasce, a ocitocina sintética é administrada à mãe como uma injeção intramuscular, o cordão umbilical é clampeado e a placenta e as membranas são expelidas, geralmente em cinco a dez minutos, por tração firme e constante no cordão.[4] Esse regime, conhecido como "manejo ativo" do terceiro e último estágio do parto, parece ter sido tão amplamente adotado como uma intervenção de rotina que também está ausente da documentação sistemática nos registros oficiais. No entanto, em uma pesquisa no Reino Unido com mais de 4 mil profissionais de parto, 93% dos obstetras e 73% das parteiras relataram "sempre ou geralmente" praticar manejo ativo.[5]

Por mais estupidamente maçante que possa ser vasculhar as estatísticas sobre nascimentos, incluo esses dados aqui para demonstrar quão prevalente se tornou o uso de hormônios sintéticos no trabalho de parto. Vamos reformular isso de maneira simples, em termos do útero: cerca de 30% dos úteros em todo o mundo ocidental são incentivados ao trabalho de parto pela ocitocina sintética; um número ainda desconhecido recebe o hormônio para estimular contrações mais longas, mais fortes e mais regulares uma vez que o trabalho de parto tenha começado; e um número indeterminado, mas quase certamente muito maior, recebe ocitocina para garantir um parto mais rápido, limpo e (em algumas circunstâncias, mas não em todas) mais seguro da placenta e de suas membranas. Resumindo, se você é uma pessoa que vai dar à luz no século 21, há uma grande chance de que, em algum momento no início, no meio ou no fim do seu trabalho de parto, lhe digam que seu útero não basta – que seus esforços são muito fracos, muito irregulares ou muito perigosos. Como o ditado diz, tarde demais.

Como chegamos a esse ponto? A jornada começou há muitos anos e tem sido um revezamento de inúmeros participantes, velocistas e fundistas, cada um passando o bastão do progresso obstétrico para o outro – alguns com mais habilidade que outros. Por milênios, parteiras e médicos têm incentivado úteros em direção à linha de chegada, seja para acelerar o parto, seja para induzir o aborto. Esse último procedimento tem sido um elemento integral da saúde reprodutiva e do autocuidado desde os primeiros dias da civilização registrada; a necessidade humana básica de administrar a própria fertilidade e interromper gestações indesejadas ou com risco de vida é evidenciada por descrições de abortivos em antigos textos egípcios, chineses e romanos.[6] Dioscórides, um médico e cirurgião da Grécia do século 1 d.C., elogiou o efeito contrátil da planta ciclâmen; de acordo com uma tradução posterior de sua obra, "Dizem que se uma mulher grávida ingerir essas raízes, ela terá um aborto, e se a raiz for presa à mulher, apressará o parto".[7] Ao longo dos milênios seguintes, o nascimento e o aborto foram "acelerados" usando quaisquer materiais naturais que estivessem mais prontamente disponíveis e eficazes. A farmacopeia europeia incluía poejo, arruda, absinto e sálvia, enquanto mulheres africanas e nativas americanas escravizadas usavam vários remédios, incluindo aqueles derivados da raiz do algodão[8] e das sementes da flor-de-pavão, *Flos pavonis*,[9] para persuadir e controlar seus úteros em circunstâncias que de outra forma eram incontroláveis. Emily West, professora de História da Universidade de Reading, enquadra o uso de plantas abortivas como meio de resistência física, moral e comercial: “Algumas mulheres resistiram à escravidão trabalhando para controlar sua participação na produção de mais filhos escravizados. As novas mães corriam o risco de uma eventual separação de seus filhos e, se tivessem filhas, sabiam que qualquer violência sexual que tivessem sofrido poderia se tornar também a experiência de suas filhas. As mulheres usaram esse tipo de resistência, portanto, para combater o controle dos proprietários de escravizados sobre seus próprios corpos e proteger seus filhos em potencial dos horrores da escravidão”.[10]

Não há como subestimar a profundidade e amplitude da experiência acumulada nesse assunto: em todos os continentes, em todos os séculos – e muitas vezes diante de uma opressão impensável –, as grávidas e aqueles e aquelas que cuidavam delas criaram e compartilharam receitas para iniciar e sustentar as contrações do útero. Em muitos casos, a ação desejada desses preparados e poções também vinha com efeitos colaterais desagradáveis ou absolutamente perigosos: isso nunca foi mais verdadeiro do que no caso do ergot, uma substância cujas propriedades, descobertas por um infeliz acidente na Idade Média, foram posteriormente refinadas para se tornar um dos uterotônicos mais amplamente utilizados dos tempos modernos.

Um crescimento fúngico encontrado em feixes de centeio, o ergot era uma substância de disponibilidade abundante e toxicidade potencialmente devastadora. Os efeitos físicos do consumo do ergot foram observados inicialmente naqueles que haviam comido pão feito com farinha de centeio contaminada: as contrações venosas logo causavam espasmos, tremores e queimação feroz nas mãos e nos pés, dando ao ergotismo o apelido popular de “Fogo de Santo Antônio”.[11] Manuscritos de médicos do sexo masculino nos séculos 15 e 16 sugerem que as parteiras, tendo observado as fortes propriedades contráteis do ergot, logo começaram a usá-lo para iniciar e intensificar o trabalho de parto, tanto para nascidos vivos quanto para abortos. Três diferentes estudiosos alemães da época descreveram o uso predominante do ergot para problemas obstétricos; tinturas e poções eram preparadas para dores uterinas e para o tratamento de hemorragia pós-parto.[12,13,14] A preparação cuidadosa do ergot parece ter sido difundida também na França, por volta do século 18; em 1774, uma carta da parteira francesa Madame Dupille descreve a administração de *dedais de ergot* diluídos para acelerar o trabalho de parto,[15] e o médico Jean-Baptiste Desgranges observou parteiras em Lyon usando ergot em pó para o mesmo propósito.[16]

O potente fungo que causa o Fogo de Santo Antônio logo também incendiou o mundo da medicina norte-americana. Em 1807, o médico nova-iorquino John Stearns escreveu uma carta a um colega na qual descrevia os poderosos efeitos do ergot com o tipo de entusiasmo que se espera de qualquer representante farmacêutico moderno. Stearns, um médico formado em Yale cuja dedicação à medicina, lúcida e baseada em evidências, o levou a cofundar uma sociedade anticharlatanismo, admitiu que aprendeu sobre o ergot com "uma ignorante parteira escocesa". Epítetos profissionais à parte, sua admiração pela substância é clara:

> *Ele agiliza um parto prolongado e economiza um bom tempo para o accoucheur, sem produzir nenhum efeito ruim sobre a paciente. Os casos em que geralmente achei esse pó útil são quando as dores são persistentes, desaparecem por completo ou são de alguma forma incompetentes para expelir o feto. [...] As contrações induzidas por ele são peculiarmente fortes. [...] Na maioria dos casos, você ficará surpreso com a rapidez de sua ação; é, portanto, necessário estar completamente pronto antes de administrar o medicamento, pois a urgência das dores só lhe dará pouco tempo depois. Desde que adotei o uso desse pó, raramente encontrei um caso que me detivesse mais de três horas [...].*[17]

É interessante que Stearns, que escreve sobre uma parteira em termos tão pejorativos, tenha sido tão rápido em adotar um de seus remédios no próprio arsenal obstétrico. De fato, evidências de escavações de Soutra Aisle, local de um antigo hospital monástico na Escócia, sugerem que o uso de ergot no país pode remontar ao século 12.[18] De acordo com Rupa Marya e Raj Patel, autores de *Inflamed: Deep Medicine and the Anatomy of Injustice* [Inflamado: medicina profunda e a anatomia da injustiça], esse é um bordão recorrente na história da medicina ocidental: a sabedoria das mulheres é simultaneamente ridicularizada e cooptada por médicos do sexo masculino que buscam promover as próprias carreiras. Eles escrevem: "O conhecimento médico das mulheres foi roubado, e estas foram usadas como laboratórios para dominação".[19] Em nenhum lugar isso pode ser observado mais claramente do que na busca pelo controle do útero e de seu comportamento no parto.

Para Stearns, o útero estava ali para ser dominado, e quanto mais rápido, melhor. Ele parece ter sido cativado pelo potencial do ergot para tornar os partos mais rápidos e eficientes do que nunca, com o limite de três horas claramente exaltado como um excelente argumento de venda. Não dá nem para imaginar como as mulheres se sentiram em relação a esse novo tipo de trabalho "forçado", "súbito" e "urgente"; suas opiniões (e quaisquer pontos mais sutis do uso do ergot que possam ter sido mencionados pela parteira escocesa "ignorante") não merecem inclusão na carta do médico. Quanto à preferência de Stearns pelo ergot sobre os outros remédios uterotônicos e abortivos já tão prevalentes nos Estados Unidos – por exemplo, a raiz de algodão usada por mulheres negras escravizadas no Sul –, isso também permanece um mistério. Talvez o domínio do ergot seja emblemático da cultura em que surgiu: um patriarcado branco com pouco respeito pela sabedoria incorporada das mulheres, especialmente das mulheres negras. Esse, então, foi o pano de fundo histórico contra o qual nasceu a indução moderna do trabalho de parto. As notas de Stearns sobre o que ele chamou de *pulvis parturiens* – "pó de parto" – apareceram no *Medical Repository* [Repositório Médico] em 1808,[20] e com sua publicação, o parto nos Estados Unidos – e, por fim, no resto do mundo – mudou para sempre. Os médicos não estavam mais à mercê do útero, o mais errático e imprevisível dos órgãos. Stearns e seus colegas saudaram o alvorecer de uma nova era da obstetrícia – que persiste até hoje – na qual a velocidade e a eficiência são valorizadas em detrimento da paciência, do conforto e do respeito pelo processo fisiológico do trabalho de parto. Parecia que o "parto prolongado" era um problema para o qual havia, finalmente, uma solução. A contração Cachinhos Dourados

– nem muito cedo nem tarde demais; nem muito rápida nem muito lenta – estava ao alcance das mãos.

Infelizmente, as mulheres que recebiam esse novo tipo de "cuidado" obstétrico logo começaram a sofrer os efeitos nocivos do uso muitas vezes indiscriminado e excessivo do ergot. Na pressa de administrar a droga, alguns médicos abandonaram a abordagem cautelosa e indubitavelmente mais segura do "dedal", que parece ter sido praticada e refinada pelas parteiras europeias nos séculos anteriores. Os médicos começaram a observar os efeitos menos desejáveis do ergot, desde vômitos e pressão alta até contrações hipertônicas – poderosos espasmos do útero que podem causar ferimentos ou morte tanto para a mãe quanto para a criança. David Hossack, contemporâneo de Stearns e fundador do primeiro Hospital de Internação em Nova York, estava na vanguarda dessa reação. Observando a contribuição do ergot para um aumento alarmante de natimortos, Hossack brincou que a droga deveria ser renomeada mais apropriadamente como *pulvis ad mortem* – pó da morte.[21]

A reputação cada vez mais negativa do ergot como um instrumento contundente e às vezes prejudicial persistiu, e cada vez mais os médicos – embora nem sempre com segurança ou sucesso – recorreram a métodos alternativos de indução. Quinina, óleo de rícino, duchas e enemas ganharam popularidade em vários círculos, assim como os métodos mecânicos de dilatação do colo do útero. Alguns médicos preferiam bolsas infláveis ou cateteres que pudessem ser introduzidos no útero; outros preferiam instrumentos expansíveis como a "Sea-Tangle Tent" do dr. James Simpson – um talo de algas marinhas secas que, uma vez inserido, abria o colo do útero gradualmente à medida que absorvia a umidade dos tecidos circundantes.[22]

Essas técnicas improvisadas e muitas vezes arriscadas persistiram até uma descoberta notável no Hospital University College, de Londres, em 1935. John Chassar Moir, um obstetra, e Harold Ward Dudley, um bioquímico, isolaram o ingrediente ativo do ergot e o produziram em uma forma que poderia ser administrada de modo relativamente seguro em uma injeção intravenosa ou intramuscular. Essa nova droga, que a dupla batizou de "ergometrina", foi dada a mulheres na primeira semana após o parto na esperança de minimizar ou prevenir a hemorragia pós-parto, um evento comum, mas potencialmente fatal, no qual contrações insuficientes do útero permitem que ele seja altamente vascularizado, tendo um sangramento catastrófico nas horas, dias ou mesmo semanas após o nascimento.

Moir e Dudley observaram que a administração cuidadosa de ergometrina parecia produzir contrações uterinas fortes e regulares sem nenhum dos efeitos desagradáveis de outras formas menos refinadas de ergot:

> *Considerando que [outras preparações], quando administradas em uma dosagem grande o suficiente para produzir uma ação definitiva sobre o útero [...], produzem na paciente uma sensação de depressão, dor de cabeça, náusea e até vômito, a nova substância em dosagem clínica útil é notavelmente livre de tais efeitos colaterais. Isso muitas vezes foi comprovado ao ver a paciente almoçar com muito apetite ou adormecer após a administração da dose de teste.*[23]

Pode-se imaginar Moir e Dudley parados, triunfantes, em frente a uma enfermaria cheia de mulheres cochilando, lençóis engomados esticados sobre barrigas cheias de ergometrina e pudins cozidos no vapor. Essa visão de corpos passivos e plácidos parece encher os autores de orgulho paternalista; a enfermaria de mulheres cochilando é apresentada como uma realização quase tão grande quanto a prevenção de hemorragia em si. É tentador resmungar e reclamar de mais uma conquista patriarcal da paisagem do parto; no entanto, o advento da ergometrina tem um toque amargo em sua história. Moir altruisticamente não buscou patente ou lucro com sua descoberta, insistindo em vez disso que a fórmula da ergometrina deveria estar livre e publicamente disponível para o benefício das mulheres em todos os lugares, e Dudley morreu no dia da publicação do estudo.

Enquanto Moir e Dudley estavam ocupados em domar os úteros das mulheres de Londres, um jovem cientista chamado Vincent du Vigneaud estava apenas começando a fazer ondas ainda maiores do outro lado do Atlântico, nos Estados Unidos. Nascido em Chicago, Vincent du Vigneaud – ou "VdV", como seus colegas mais tarde o chamariam – tinha uma aptidão precoce para a invenção e a eficiência; no Ensino Médio, era um prolífico fabricante de explosivos caseiros, tendo usado materiais comprados do farmacêutico local, e, no verão após seu último ano, o jovem VdV se juntou a um esforço de guerra para trabalhar em uma das muitas fazendas fora da cidade, onde descobriu uma habilidade natural de ordenhar vinte vacas manualmente em uma única sessão. Trabalhos subsequentes como operador de máquinas de refrigerante e colhedor de maçã ajudaram a financiar um diploma de química, e assim VdV começou a subir constantemente na área, primeiro obtendo seu doutorado, depois assumindo uma cátedra na Universidade de Cornell e, por fim, alcançando admiração mundial por seu trabalho sobre compostos sulfurosos, incluindo insulina e ocitocina, o hormônio do amor e do trabalho de parto.[24]

A existência desse hormônio especial foi descoberta vários anos antes de du Vigneaud nascer. Em 1909, Sir Henry Dale, fisiologista e farmacologista inglês, descobriu que um extrato da glândula pituitária posterior poderia iniciar contrações nos úteros de gatas prenhes.[25] Dale chamou a substância de ocitocina – que significa "nascimento rápido" em grego –, e experimentos subsequentes em ambos os lados do Atlântico confirmaram os efeitos contráteis do hormônio. Porquinhos-da-índia, gatos, coelhos e cães estavam entre as primeiras criaturas a serem induzidas dessa maneira, e alguns pesquisadores começaram a testar esses novos métodos também em mulheres. Em sua tese de doutorado de 1942 na Universidade de Glasgow, o estudante de medicina George Howard Bell lamentou as dificuldades de traduzir com sucesso estudos de ocitocina com animais para humanos:

> *Talvez isso possa ser chamado de investigação acadêmica, mas, ao fazê-lo, eu às vezes lutei com vacas recalcitrantes, trazidas para o estábulo no meio das chuvas de verão, e outras vezes auscultei corações fetais no meio da surpreendente brancura de uma maternidade moderna.*[26]

Esse último cenário e as pacientes dentro dele forneceram seus próprios desafios; enquanto as "vacas recalcitrantes" podem eventualmente ser levadas à força, as fêmeas humanas – muitas vezes submetidas a experimentos hormonais sem analgesia – experimentaram efeitos colaterais como desmaio, náusea, dor e até, como diz um estudo de 1940, "uma sensação de sufocamento".[27] A ocitocina podia claramente fazer coisas maravilhosas, mas era difícil isolá-la, era desafiador refinar seu uso entre as espécies e sintetizá-la em uma forma de produção em massa continuava sendo um sonho impossível.

Nisso chega o entusiasta de bovinos e químico eficiente Vincent du Vigneaud. VdV podia não estar particularmente interessado nas complexidades do parto ou nos momentos delicados da "hora de ouro" pós-natal, mas estava fascinado pelo hormônio por trás desses fenômenos. Em 1955, ganhou o Prêmio Nobel de Química por isolar a ocitocina, determinar sua composição química e – em um marco importante para a obstetrícia moderna – sintetizar o hormônio pela primeira vez, permitindo sua produção em massa e seu amplo uso farmacológico. Seguiram-se rapidamente as patentes comerciais.

Um tanto fortuitamente para du Vigneaud, sua descoberta veio em um momento em que um mundo otimista do pós-guerra estava ansioso para abraçar qualquer nova tecnologia ou invenção que carregasse até mesmo o menor sopro de promessa futurista. Após anos de privações e lutas, a década de 1950 inaugurou uma era de alegria e exploração; as famílias reuniam-se em torno dos primeiros televisores em cores enquanto adolescentes de meias curtas dançavam ao som de LPs e os soviéticos colocavam em órbita o seu satélite, o Sputnik. Os sonhos tornaram-se realidade; o impossível tornou-se possível. A medicina não era imune ao fascínio do progresso da era espacial. Se os russos podiam enviar um foguete para fora da Terra, que maravilhas semelhantes poderiam ser alcançadas nas fronteiras do "espaço interior" do corpo humano?

Em uma onda de progresso rápido que teria confundido a mente do jovem VdV em seus dias de operador de máquinas de refrigerante, obstetras de todo o mundo se apoderaram da ocitocina sintética como a droga que poderia lançar a obstetrícia em uma órbita nova, mais alta e mais rápida. Poucos meses após a publicação de suas descobertas iniciais em 1953, e bem antes de a droga ser licenciada nos Estados Unidos ou no exterior, os médicos já haviam começado a testar os efeitos da ocitocina sintética no útero. No Hospital da Universidade da Pensilvânia, o obstetra Edward Bishop estava ocupado experimentando um novo e excitante procedimento chamado "indução eletiva do parto", no qual usava várias sequências de administração de ocitocina e ruptura artificial de membranas (romper a bolsa das mulheres, em linguagem popular) para iniciar e acelerar o trabalho de parto. Depois de realizar mil dessas induções, Bishop decidiu que quatro horas era a duração "perfeita" para o trabalho de parto[28] – um eco das visitas de três horas de John Stearns às cabeceiras das enfermarias, e uma surpresa, talvez, para quem já observou a duração média um pouco mais longa de um parto espontâneo e não medicado. Como na época de Stearns, o trabalho de parto foi reformulado como um problema a ser resolvido, só que, dessa vez, as aspirações da era espacial da década de 1950 reimaginaram o útero como uma máquina que poderia ser manipulada para funcionar dentro da expectativa de parâmetros rígidos de eficiência.

Para reforçar esse modelo, Bishop criou até um sistema que atribuía "pontos" ao corpo de uma mulher, de acordo, entre outras coisas, com a maturidade do colo do útero; ainda hoje, esse sistema – a escala de Bishop – é amplamente utilizado para determinar quão "favorável" um útero pode estar para o início do trabalho de parto. No mesmo ano, Emanuel Friedman, um obstetra de Nova York, usou um estudo com quinhentas mulheres – algumas das quais receberam ocitocina sintética – para determinar a taxa média de dilatação cervical.[29] Como a escala de Bishop, o gráfico resultante – a curva de Friedman – ainda é usado no mundo inteiro para orientar protocolos e diretrizes de gerenciamento em ambientes de parto modernos. Essas diretrizes continuam amplamente consideradas como um evangelho obstétrico, apesar do tamanho de amostra relativamente pequeno dos estudos originais e da proliferação de pesquisas subsequentes indicando (como mães e parteiras sabem há muito tempo) que a taxa de dilatação no trabalho de parto pode variar amplamente e ainda resultar em nascimento bem-sucedido.

A costura eficiente e constante que percorria esse novo modelo mecanicista era a droga milagrosa do VdV – a ocitocina sintética –, e a pressa de licenciar a substância era quase tão grande quanto a de acelerar o trabalho de parto em si. De 1955 a 1956, esse hormônio artificial foi licenciado primeiro nos Estados Unidos, pela Parke-Davis, como Pitocin, depois na Europa, pela Sandoz, como Syntocinon – ambos nomes comerciais pelos quais a droga ainda é conhecida hoje. Milhares de ampolas de vidro com o precioso líquido de du Vigneaud logo saíram da linha de montagem para as mãos de obstetras e além, através das veias e dos úteros de mulheres em trabalho de parto ao redor do mundo. A droga foi promovida com entusiasmo pelos fabricantes e calorosamente recebida pelos médicos como uma solução de ponta para o antigo "problema" do corpo em trabalho de parto, com seu progresso imprevisível, às vezes lento, e sua necessidade de cuidado e atenção constantes.

Em 1949, um filme educativo escrito e apresentado pelo obstetra britânico D. J. Macrae apresentou o trabalho de parto quimicamente induzido como um procedimento limpo, clínico e praticamente sem contato. Macrae narra como "Irmã" – uma enfermeira bonita, de boné e avental engomados – atende sua "paciente": uma mulher sem corpo e dura, tão enfiada em lençóis que apenas seu cabelo perfeitamente penteado é visível contra o campo branco e nítido de seu travesseiro. A Irmã ajusta o gotejamento de hormônio que flui de uma ampola de vidro ao lado da mulher antes de puxar os lençóis para revelar outra invenção recente: um "sonoscópio", um microfone preso ao abdome da mulher e conectado a um amplificador no quarto ao lado. "Irmã deixa a paciente confortável", Macrae sussurra em tons cortantes e monótonos. "Ela volta ao consultório para continuar com seus gráficos e, ligando o cardiofone [o amplificador], mantém uma vigilância contínua e tranquilizadora do coração e dos movimentos fetais e das contrações uterinas."[30]

Esse modelo de assistência tecnologicamente despersonalizado, em que as métricas do trabalho de parto são monitoradas remotamente e espera-se que a parteira se concentre mais em suas tarefas administrativas do que na confusão, no calor e no sangue do próprio corpo em trabalho de parto, é algo que muitas das parteiras modernas – inclusive eu – reconhecerão. A cena em que a "Irmã" supervisiona o parto de longe fornece o modelo para as maternidades industrializadas de hoje, nas quais a equipe monitora leituras digitalizadas do coração fetal e da atividade uterina com a ajuda de telas em uma central. Nessas configurações, o útero em si é uma coisa distante e invisível – controlável, quantificável e limpa.

Vincent du Vigneaud não poderia ter previsto o efeito que sua invenção teria no mundo do parto. À medida que a indução do parto evoluiu da teoria baseada em laboratório para a prática acessível e popular, o evangelho do Syntocinon se espalhou rapidamente pelo mundo. Uma propaganda de 1959 da empresa farmacêutica Sandoz anunciou "a primeira produção industrial de ocitocina sintetizada" ao lado da imagem de uma ampola de vidro apontando para um útero sem corpo.[31] A mensagem não poderia ter sido mais clara: os produtos químicos podem fazer com o útero o que a natureza não consegue.

Essa abordagem parece ter sido bem-sucedida em capturar a imaginação obstétrica coletiva: em poucos anos, a ocitocina sintética estava tão amplamente difundida que alguns médicos começaram a se referir à droga simplesmente como "solução salina normal" (que é, de fato, uma solução essencialmente benigna de água levemente salgada usada para reidratação). Na década de 1970, um artigo do Brasil – onde a indução do parto recebeu o nome um tanto aterrorizante, mas preciso, de "narco-aceleração" – expressou a visão comumente aceita de que "a interferência do obstetra no trabalho de parto é hoje uma obrigação e, ainda mais, um dever. O parto não pode e não deve progredir sem a orientação de um obstetra tentando diminuir a dor, encurtar o trabalho de parto, corrigir anormalidades e fornecer apoio e assistência psicológica às mães em trabalho de parto".[32]

Décadas depois, essa abordagem ainda prevalece, postulando os obstetras como salvadores heroicos, cavalgando para o resgate de mulheres que de outra forma teriam sido reféns dos caprichos de seus úteros rebeldes. A parteira australiana Rachel Reed argumenta que esse modelo de narco-aceleração é impreciso, na melhor das hipóteses, e perigoso, na pior. "A única indicação precisa de um padrão de contração eficaz é o nascimento de um bebê", ela escreve em seu manifesto, *Reclaiming Childbirth as a Rite of Passage* [Defendendo o nascimento como um rito de passagem]. "A ideia de que as contrações devem se encaixar em critérios específicos para serem eficazes entra em conflito com a realidade dos padrões únicos de contração das mulheres. Eu testemunhei muitas mulheres dando à luz bebês perfeitamente saudáveis com padrões de contração muito irregulares e espaçados. De acordo com os critérios prescritos, essas mulheres nunca estiveram em 'trabalho de parto regular'."[33] Elizabeth Newnham, uma parteira irlandesa, contrasta esses comportamentos de trabalho de parto "irregulares" com um sistema conduzido obstetricamente em que o "momento institucional" é um fator-chave de políticas e protocolos. Em um estudo etnográfico de 2017, Newnham e seus coautores descrevem cuidados de parto caracterizados por ansiedade e consultas ao relógio; o *momentum* institucional leva os entrevistados do estudo – parteiras e médicos – a questionarem variações fisiológicas e a iniciarem intervenções frequentes. Os autores argumentam que "a instituição impõe uma linha do tempo externalizada e artificial a um processo que é individual e singularmente vivenciado", e o "Synt" – Syntocinon – é frequentemente citado pelas parteiras no estudo como uma panaceia para os partos que divergem dessa linha do tempo.[34] A indução e a aceleração mantêm o *momentum* em ação, para o bem ou para o mal.

Seria grosseiro, porém, argumentar que o *momentum* institucional é um produto da malícia institucional. Newnham e seus coautores aceitam que esse ímpeto de acelerar e intervir é impulsionado por um desejo de minimizar ou mitigar o risco, e, como parteira, trabalhando exatamente nesse tipo de instituição avessa ao risco, posso confirmar que a ansiedade em torno do nascimento seguro e oportuno de um bebê saudável – por mais justificada ou equivocada que seja – é, de longe, a principal razão para o uso de ocitocina sintética. Muitas mulheres podem, com razão, ficar gratas por uma droga que permite o parto de bebês que, de outra forma, seriam expostos a perigos por permanecerem no útero. A indução do parto pode ser inequivocamente a estratégia mais segura para muitas gestações; no entanto, para muitas outras, o equilíbrio exato entre riscos e benefícios permanece obscuro. Uma revisão de 2020 de 34 ensaios clínicos randomizados, incluindo mais de 21 mil mulheres "com baixo risco de complicações" e seus bebês, descobriu que, em comparação com o "manejo expectante" (ou seja, esperar que o trabalho de parto comece espontaneamente ou esperar mais tempo para iniciar a indução), a indução do trabalho de parto a partir de trinta e sete semanas de gravidez parecia estar associada a menos mortes de bebês na época do nascimento. Deve-se notar que o número total de óbitos em cada grupo permaneceu pequeno quando comparado ao grande tamanho da amostra (quatro óbitos perinatais no grupo induzido *versus* 25 desses óbitos naqueles que foram tratados com expectativa).[35] Mais recentemente, no entanto, um estudo de 474.652 nascimentos em 2021 descobriu que os bebês nascidos após a indução do parto sofreram mais traumas ao nascer e eram mais propensos a precisar de ressuscitação neonatal e de internação hospitalar por problemas respiratórios até os 16 anos. A incidência de desfechos maternos e neonatais adversos foi ainda maior nas induções realizadas por razões não médicas: não insignificantes 69.397 nascimentos, ou cerca de 15% do total.[36] O veredito, então, ainda não foi dado: embora a indução do trabalho de parto possa salvar certos bebês do perigo iminente ou da morte, às vezes não fica claro desde o começo quem seriam esses bebês e como melhor ajudá-los. Pesquisas adicionais e análises mais sutis de evidências conflitantes são necessárias para determinar por que, como e quando intervir.

Alguns críticos do uso generalizado – e sem dúvida desproporcional – da indução do parto afirmam que os resultados neonatais não devem ser a medida definitiva dos méritos do procedimento. Embora o parto seguro de uma criança viva seja obviamente de suma importância, muitas parturientes e seus defensores sugerem que esse não é o único indicador de um parto "bom". O parto e o nascimento representam um momento verdadeiramente formativo na vida de muitas mulheres e, como tal, têm impactos duradouros na saúde física e mental que devem ser cuidadosamente ponderados ao lado do bem-estar da criança.

Alguns profissionais de saúde podem sugerir que um bebê saudável é uma razão incontestável para a indução do parto. Isso pode ser verdade em muitos casos; por exemplo, a jornalista Jennie Agg descreve sua abertura para a perspectiva de indução depois de sofrer quatro abortos espontâneos nos anos anteriores: "Eu estava com medo de que meu bebê morresse. Mais do que tudo. E aí? O que conta como um parto positivo nesses termos?".[37] Para Jennie, a indução – um conceito que ela havia visto anteriormente como "aquilo que você não deveria querer" – oferecia a perspectiva de um bebê vivo no final de um período emocionalmente exaustivo de gravidez. Outras mulheres, no entanto, contam uma história de consentimento inquestionável à indução, apenas para descobrir que a experiência as deixa com um sentimento duradouro de desconexão ou mesmo trauma.

Tendo dado à luz duas crianças saudáveis – um parto induzido e um espontâneo –, a jornalista Alex Beard sabe que sua conexão com seu corpo e sua fé na capacidade dele também importam. Falando comigo por vídeo em seu estúdio de gravação improvisado – um armário cheio de casacos e agasalhos de sua família –, Alex relembra as consequências emocionais do nascimento de seu primeiro filho. Confrontada com a possibilidade de indução depois que sua bolsa rompeu sem nenhuma contração concomitante, ela descreve sua crescente ansiedade à medida que o tempo passava sem quaisquer sinais óbvios de trabalho de parto. "Tive a sensação de expectativa de que elas [minhas contrações] iam surgir", ela me diz. "*Deveriam* ter entrado em ação. E todos os dias eu acordava e nada acontecia, eu me sentia meio fracassada – 48 horas me sentindo um fracasso, com essa indução iminente." Por fim, tendo sido alertada sobre o pequeno, mas crescente risco de infecção a cada dia, Alex foi ao hospital para ser induzida, mas, mesmo enquanto as parteiras penduravam "bolsa após bolsa" de Syntocinon, ela ainda esperava ansiosamente que seu corpo funcionasse como esperado.

"Foi um dia inteiro", lembra ela. "Eu sabia que tinha uma droga da pesada em mim", ela diz, "então eu me senti como se estivesse sendo arremessada em direção à beira de um penhasco, ponto em que eu perderia todo o controle. Foi mais ou menos assim que fiquei."

Durante muitas horas, Alex esperou que o hormônio estimulasse as contrações naturais de seu corpo, como lhe haviam dito, mas a realidade era muito menos direta.

"Sempre que o gotejamento terminava, as contrações paravam. Em nenhum momento durante o trabalho de parto meu corpo entrou em trabalho de parto natural. Em nenhum momento essas drogas iniciaram os mecanismos esperados. Era só soro depois de soro naquele momento", ela lembra, até que, de repente, como tantas mulheres sob meus cuidados observaram, as contrações começaram com uma ferocidade e frequência para as quais Alex mal estava preparada.

"Foi *boom*, e estava acontecendo", lembra ela. "Pensei: *bom, as contrações estão vindo bem fortes e rápidas, então meu colo do útero vai se abrir*. E eu nunca vou esquecer a mulher que veio e fez um exame interno e disse: 'Você está com 2 centímetros [de dilatação]', e meu coração ficou absolutamente arrasado, porque, para mim, estava muito distante de qualquer coisa."

"Eu estava exausta", Alex me diz. É claramente difícil para ela se lembrar desse dia de dor e frustração aparentemente intermináveis; é difícil, também, ouvir. "As contrações continuavam fortes e rápidas", diz ela, "mas eu não estava dilatando a um ritmo significativo. Então eles continuaram com remédio depois de remédio. [...] Parecia que eu estava rolando uma pedra colina acima. Não parecia que eu estava fazendo o que meu corpo queria fazer. Parecia uma luta. Como uma briga sem parar".

Embora a longa e trabalhosa indução tenha eventualmente resultado no nascimento de seu filho, agora com 6 anos, Alex ainda está visivelmente chateada ao me contar como a experiência abalou sua fé em seu corpo e sua capacidade de realizar a mais "natural" das tarefas. "Me senti muito decepcionada", diz ela. "Eu tinha muita raiva, e acho que ainda estou presa a isso. Eu me senti realmente decepcionada com meu corpo, e, como alguém acostumada a estar no controle, eu me senti sem ele nas mãos. Eu estava realmente ansiosa para o trabalho de parto, eu meio que enfrentei isso da mesma maneira que fazia um treinamento para maratona – tipo, vai ser difícil, mas vou superar. E me senti realmente privilegiada por ter a chance de fazer isso. Em nenhuma circunstância pensei que meu corpo não ia fazer a parte dele. [...] Eu estava com mais raiva do meu corpo."

Em contraste, o segundo parto de Alex, dois anos depois, foi espontâneo e incrivelmente rápido, com as contrações progredindo tão rapidamente que, enquanto ela se preparava para a viagem ao hospital, acabou dando à luz no chão da cozinha, entre um grupo desorganizado de parteiras e paramédicos reunidos às pressas. Relembrando a experiência, Alex descreve uma conexão com seu corpo que faltara em seu primeiro parto: uma sensação intuitiva de que "havia outros hormônios em ação. Eu me senti muito mais *presente* [...] mais consciente, muito mais focada. Parecia que, para qualquer dor que eu estivesse sentindo, meu corpo dizia: 'Aqui, pega um pouco disso também, porque você precisará *disso* para neutralizar *a dor*'. Ao contrário do outro nascimento, em que parecia que alguém estava dando um tranco num carro em que você está tentando dar partida sem sucesso, nesse parecia que o motor estava funcionando e todos os fluidos estavam indo para os lugares certos. Eu simplesmente sabia o que fazer".

A poderosa lembrança de Alex contrasta com o modelo industrial e mecanicista do corpo em trabalho de parto como uma máquina a ser "iniciada" por hormônios artificiais, com um sentimento mais primitivo de intuição, de instintos profundamente arraigados. A sensação de que seu corpo estava oferecendo a ela "um pouco disso" – uma espécie de antídoto bioquímico fortalecedor e energizante para a dor das contrações – é, de fato, apoiada por fortes evidências científicas de que o corpo libera as próprias endorfinas naturais em resposta a partos não medicamentosos, espontâneos. O cérebro compensa as ações do útero, que, por sua vez, inicia um ciclo de *biofeedback* que estimula a produção de mais endorfinas de bem-estar, que permitem à mãe lidar com as contrações intensificadas do útero, e assim por diante, até que o bebê nasça (e mesmo depois). Em contraste, a ocitocina sintética não atravessa a barreira hematoencefálica, portanto, embora possa ter o efeito desejado no útero, não ativa os centros de recompensa e prazer do cérebro como a ocitocina produzida naturalmente. A indução do trabalho de parto pode acionar as engrenagens da máquina de parto – precipitando o útero cauteloso para a ação –, mas não lubrifica as engrenagens com endorfinas naturais.

Embora a ocitocina sintética possa não ter tantos efeitos colaterais imediatamente alarmantes quanto o antiquado "pó do nascimento" à base de ergot, as parteiras aposentadas Monica Tolofari e Linn Shepherd passaram os últimos anos alertando sobre algumas das outras consequências não intencionais dessas modernas "drogas da pesada".[38] Em uma carreira de mais de trinta e cinco anos no Serviço Nacional de Saúde (NHS) do Reino Unido, passando de obstetra auxiliar para consultora em saúde pública e comissionamento, Monica notou que o aumento do número de induções usando doses altamente concentradas de Syntocinon parecia se correlacionar com um aumento na hemorragia pós-parto. Ela fala comigo de sua casa perto de Birmingham; fotos de família em molduras bem arrumadas sorriem para mim sobre seus ombros e, enquanto conversamos, o calor e o orgulho de Monica são tingidos de tristeza pelas batalhas que caracterizaram os anos crepusculares de sua carreira.

"Voltei a trabalhar em 2014 no mesmo centro em que fiz meu treinamento", diz ela, "e descobri que estávamos apenas normalizando a perda de sangue [pós-natal]. Sabe, anos atrás, se você tivesse uma perda de sangue de talvez 1 litro, você ficaria muito, muito, muito chateada. E então, quando voltei àquele centro, perdas de cerca de 3 litros estavam sendo normalizadas". Para contextualizar isso, o corpo humano tem, em média, 5 litros de sangue, então normalizar a perda de 60% de sangue após o parto é um pesadelo. Uma hemorragia tão grande pode causar anemia grave, com sintomas como tontura, palpitações e fadiga, que podem ser debilitantes o suficiente para exigir transfusão. Esses problemas podem tornar a recuperação física e emocional ainda mais desafiadora e prolongada do que o normal. A hemorragia pós-parto não controlada pode exigir medidas extremas, como a histerectomia e, em alguns casos trágicos, não é possível parar o sangramento; a OMS, os Centros de Controle e Prevenção de Doenças (CDC) dos Estados Unidos e os relatórios MBRRACE do Reino Unido sobre mortalidade materna listam consistentemente a hemorragia como uma das principais causas de morte materna.

Determinada a descobrir por que a taxa de hemorragia disparou naquele centro – e certa de que esses sangramentos não eram simplesmente causados por um bizarro aglomerado local de úteros disfuncionais –, Monica procurou a ajuda do dr. Gareth Leng, professor de fisiologia experimental na Universidade de Edimburgo.

"Falei com o professor Leng", lembra Monica, "e ele me disse que, se você der ocitocina [sintética] demais, desliga os receptores no útero. Isso explicará o sangramento. Então, quanto mais, pior". Em outras palavras, enquanto um útero induzido sinteticamente pode se contrair o suficiente para iniciar e manter o trabalho de parto, em alguns casos ele pode eventualmente parar de receber as mensagens farmacológicas para se contrair. O corpo muscular do órgão torna-se assim frouxo ou "atônico" e, nesse estado de relaxamento, é mais provável que sangre durante o intervalo final entre o nascimento do bebê e a expulsão da placenta e suas membranas.

Monica também atribui esse aumento da taxa de hemorragia a três características-chave das alas de parto modernas: o desejo de dispensar o mais rápido possível as mulheres de um sistema sobrecarregado e com poucos recursos; a adoção de "gotas" intravenosas eletrônicas acionadas por bombas que liberam hormônios em um fluxo mais contínuo do que as pequenas pulsações normalmente produzidas por um corpo em trabalho de parto espontâneo; e regimes que geralmente usam doses e concentrações de ocitocina mais altas do que as licenciadas pelo fabricante do medicamento.

"É como açoitar um cavalo [morto]", diz Monica sobre essas infusões poderosas e acionadas por bombas. "Uma hora a mulher acaba sangrando, e tudo para ser internada na ala de parto."

Percebendo que havia um problema, Monica começou a se perguntar se as parteiras de outros hospitais haviam observado esses efeitos de regimes potentes e ilegais da ocitocina.

"Comecei a olhar para outros hospitais para pensar: *bem, talvez sejamos apenas uma exceção*", lembra Monica. "Talvez sejamos os únicos. E eu fiz uma solicitação e descobri que nem todos [os hospitais], mas a maioria – algo como 90% – está seguindo a diretriz [mais alta]. Fiquei pensando: *O quê? Quando isso começou?*"

Monica então pediu ajuda para sua amiga e ex-colega Linn, cuja própria pesquisa e pedidos de acesso à informação descobriram que as taxas de hemorragia pós-parto em alguns hospitais britânicos chegavam a 50% de todos os nascimentos – exponencialmente mais altas do que as taxas de 3 a 5% predominantes quando ela e Monica começaram suas carreiras, nos anos 1980. Juntando-se à nossa ligação, a voz de Linn soa na linha com um sotaque que entrega sua educação escocesa e seu treinamento inicial no notório Hospital e Maternidade Rottenrow, de Glasgow, mas seus tons suaves ficam cheios de raiva quando ela me conta como testemunhou um aumento no que ela percebe como uso indevido de ocitocina sintética ao longo de sua carreira.

"Há boas razões para escolher a diluição e a faixa de dosagem indicadas – certas desproporções cefalopélvicas [quando a cabeça do bebê não se encaixa bem com a pélvis da mãe], com trabalhos de parto lentos. Dá para melhorar as contrações que diminuíram sem que haja qualquer motivo", explica Linn. "As dosagens foram calculadas com base nessas melhorias na assistência obstétrica. E aí os médicos começaram a usá-las como guloseimas: tipo, 'Ah, tome outra. Ah, vamos dobrar isso'." Refletindo sobre a tendência de aumento acentuado de doses de hormônios em enfermarias de parto por toda a Grã-Bretanha e a Irlanda, Linn diz: "Eles só pensaram: 'Vamos em frente'".

A indignação de Monica e Linn com esses regimes mais novos e de doses mais altas surgiu não apenas de um senso de dever clínico, mas também de uma consciência crescente do trauma duradouro experimentado por mulheres que sangraram demais após o parto e o nascimento induzidos.

Quando Monica passou algum tempo trabalhando em clínicas comunitárias, ouviu "histórias de mulheres que tiveram hemorragias, e isso se juntou ao quebra-cabeça. Fiquei chocada ao ver como isso afetou as mulheres, e por tanto tempo. Eu realmente não tinha pensado no impacto na amamentação, no impacto na mulher, no impacto na próxima gravidez, no impacto na família e nas irmãs que ainda não tinham filhos, mas queriam. Era algo múltiplo, e foi muito, muito chocante".

Assim começou uma campanha para encorajar os hospitais a abandonarem a colcha de retalhos de protocolos de indução amplamente variados e a retornarem à dosagem mais suave sugerida pelos fabricantes do medicamento.

Monica foi ao hospital em que trabalhava, mas ela conta: "Eles simplesmente me demitiram. [...] Tentei [fornecer] atendimento individual, mas a instituição veio pra cima de mim com tudo, porque você deve seguir as diretrizes exatamente como elas foram criadas".

Ela e Linn então levaram suas preocupações à Agência Reguladora de Medicamentos e Saúde, ao Colégio Real de Obstetras e Ginecologistas e ao Colégio Real de Parteiras.

"Esgotamos todas as opções", diz Monica, "mas, em vez de nos envolver e ser proativos, eles [...] mudaram as diretrizes para acomodar o que já estavam fazendo". Ela admite que a resposta foi ligeiramente melhor nos Estados Unidos, onde regimes perigosamente altos tornaram-se comuns em um sistema de cuidados de maternidade de alta pressão, mas litigioso. "O que está acontecendo nos Estados Unidos é que os advogados estão entrando em campo", diz Monica. "Eles estão à nossa frente em termos de olhar para os regimes e realmente perguntar às mulheres se elas querem entrar com um processo."

Embora Monica e Linn estejam conformadas que a batalha para reintroduzir doses mais suaves e programadas de ocitocina sintética pode ser longa, trabalhosa e, em última análise, malsucedida, ambas desejam enfatizar seu maior desejo: que as mulheres e as parturientes pelo menos sejam capazes de fazer uma escolha bem-informada sobre serem induzidas com regimes hormonais não prescritos. Os dados sugerem que cerca de 80% das mulheres no Reino Unido e nos Estados Unidos se tornam mães no final de seus anos férteis;[39,40] se aproximadamente 30% dessas mulheres têm seu trabalho de parto induzido ou aumentado por ocitocina sintética, com uma proporção ainda maior, mas ainda indeterminada, recebendo o hormônio para acelerar o parto da placenta, então centenas de milhares de mulheres – e úteros – estão sendo medicadas sem uma explicação completa do uso prescrito e não prescrito desse medicamento ou dos respectivos riscos e benefícios de cada regime. Certamente, argumentam Linn e Monica, se a ocitocina sintética é a droga mais comum administrada para alterar a ação do útero, então a dona desse útero não deveria ser capaz de fazer uma escolha bem-informada de aceitar ou recusar uma dose não autorizada dessa droga?

"Estou otimista de que, se as mulheres entendessem, elas iriam querer a dosagem prescrita", diz Linn. "Há pesquisas que dizem que, quando você calcula a média da expectativa de diminuir o trabalho de parto usando mais ocitocina, você a reduz apenas em duas horas. Então, meu argumento é que, se você não estragar tudo usando ocitocina sintética de forma inadequada, o trabalho de parto pode durar mais duas horas, mas você não terá [intervenções] desnecessárias ou hemorragia pós-parto. Você terá um futuro obstétrico quase intacto. Você terá seu período pós-parto com a menor probabilidade de complicações possível." Apesar dos muitos obstáculos à sua campanha até agora, ela está otimista de que as parturientes acabarão por prevalecer quando aprenderem toda a extensão das consequências do uso indevido de ocitocina. "Acho que, no fim, a mudança virá das mulheres", diz ela, "porque é com elas que está o poder".

Campanhas bem-sucedidas para limitar ou erradicar outras práticas ginecológicas potencialmente prejudiciais mostram que a mudança de base é realmente possível, embora seja muitas vezes lenta e dolorosa. Os reparos de malha pélvica, inicialmente adotados por muitos profissionais como um tratamento eficaz para certos tipos de prolapso uterino e incontinência urinária, agora são muito mais restritos após o ativismo vociferante por aquelas que sofreram lesões debilitantes como consequência de tais procedimentos. Recentemente, uma campanha sediada no Reino Unido destacou a necessidade de alívio da dor (ou, no mínimo, a oferta dele) durante as histeroscopias – investigações invasivas que algumas pessoas toleram bem sem medicação, mas outras acham incrivelmente dolorosas e traumáticas.[41] Como reparos de prolapso e histeroscopias, parece que o uso de ocitocina sintética tornou-se uma parte amplamente aceita da prática clínica que pode agora – estimulada pelas vozes de pacientes e profissionais – merecer um escrutínio muito mais minucioso. Talvez seja hora de uma atitude de reavaliação cautelosa para substituir o entusiasmo de "Vamos em frente" descrito por Linn Shepherd.

Enquanto temos a necessária conversa fiada que parece concluir todas as videochamadas em nossa era de pandemia, Linn dispara um último tiro de despedida. Ela admite que, com o desejo de proteger a carreira de sua amiga, ela até agora reprimiu o impulso de fazer uma campanha de mídia de alto impacto expondo o uso indevido de ocitocina.

"Como Monica estava empregada no NHS [na época], eu adiei isso, mas teria ido direto para a rádio. E eu ainda estou pronta. Fui eu quem abri essa gaveta."

Parafraseando o velho ditado de que nada se compara à fúria de uma mulher desprezada, eu argumentaria que poucas pessoas dispõem da fúria, da determinação e da sabedoria profundamente incorporada de uma parteira aposentada com uma faca para amolar. Se acontecer de você ouvir um sotaque escocês no rádio enquanto estiver lendo este livro, pode muito bem ser Linn decidindo que agora é o momento de abrir todas as gavetas, expor o caso e consertar as coisas para as mães, os pais, as famílias – e os úteros.

Enquanto isso, continua a busca pela contração Cachinhos Dourados – aquela onda indescritível de fibras musculares disparando em perfeita sincronia exatamente da maneira e na hora certas – e pesquisadores em todo o mundo continuam buscando um elixir mágico para "resolver" o perpétuo problema do útero e seus caminhos imprevisíveis. Um milênio pode ter se passado desde que as mulheres descobriram as propriedades uterotônicas do ergot, usando-o em grãos, poções e dedais cuidadosamente medidos, mas seu equivalente moderno e ostensivamente mais sofisticado de hormônios produzidos pelo homem e dispensados via bombas ainda tem riscos significativos. Em 2020, uma revisão dessas questões por médicos da Universidade Vanderbilt, do Tennessee, sugeriu que efeitos colaterais como pressão alta e ritmos cardíacos irregulares são cada vez mais inaceitáveis em uma demografia que inclui um número crescente de mulheres grávidas com doenças preexistentes do coração, dos pulmões e do sistema circulatório.[42] Por essa razão, dizem os autores do estudo, a ciência deve concentrar suas atenções no desenvolvimento da próxima geração de "pós de nascimento" e "drogas da pesada": medicamentos direcionados especificamente para as células do miométrio (parede muscular do útero). Outros sugerem que novos tratamentos podem ser derivados de uma das quinze famílias de plantas conhecidas por afetarem as contrações do útero; estas podem não apenas produzir alternativas mais seguras à ocitocina sintética, mas também sua produção pode ser mais sustentável econômica e ambientalmente, trazendo uma nova fonte de renda para países em desenvolvimento ricos nesses valiosos recursos naturais.[43]

Tal como acontece com tantas áreas da saúde da mulher – tantas, na verdade, que esse mantra provavelmente deveria ser impresso no topo de cada página deste livro –, mais pesquisas são necessárias. Até que alternativas mais novas e seguras à ergometrina e à ocitocina sintética sejam desenvolvidas e até que haja um consenso sobre o momento e o método de indução mais seguros, a obstetrícia continua à beira do leito do útero em trabalho de parto, coçando a cabeça, desejando que ele se contraia um pouco menos ou um pouco mais, um pouco mais cedo ou um pouco mais tarde, ou um pouco *melhor*. Médicos que carregam o legado de Gooch, Stearns, Dale e Moir continuam a prescrever "Pit" e "Synt", como o hormônio sintético é frequentemente chamado, às vezes com efeito magnífico e salvador de vidas, às vezes com consequências complexas e problemáticas. Parteiras como eu continuam quebrando aquelas ampolas de vidro, acionando aquelas bombas e olhando ansiosamente para o relógio na parede da ala de parto, uma mão descansando na curva de um abdome contraído e a outra pronta para puxar a campainha de emergência e chamar o time do jaleco.

Talvez, porém, em nossa pressa de prescrever, titular e agora reavaliar a ocitocina sintética, estejamos perdendo completamente o ponto. Talvez seja mais fácil usar o útero como bode expiatório, enxergando-o como um problema a ser administrado e manipulado, do que examinar os muitos outros fatores que podem influenciar o início e o progresso do trabalho de parto. Como escreve Rachel Reed, no sistema de maternidade industrializado de hoje, "qualquer complicação é considerada causada pelo mau funcionamento do corpo da mulher, e não por seu ambiente e pelas intervenções".[44] Pode ser mais fácil colocar o útero – aquele músculo teimoso, traiçoeiro e travesso – como o inimigo de seu próprio sucesso em vez de questionar o efeito do sistema no qual se espera que ele funcione.

A ocitocina é muitas vezes referida como um hormônio "tímido", e por um bom motivo: o corpo o produz mais livremente, seja para o orgasmo, seja para o parto, em circunstâncias que parecem seguras, íntimas e privadas. Infelizmente, a típica enfermaria de trabalho de parto (e a ida anterior ao hospital) raramente facilita tais sentimentos: espera-se que o útero tenha um desempenho admirável no trânsito, nas lombadas e no estacionamento, depois em uma área de avaliação movimentada e, em seguida, em uma sala que pode ser preenchida com equipamentos clínicos, luzes brilhantes e olhos e mãos de estranhos. Seria simplista demais sugerir que cada mililitro de Syntocinon ou Pitocin poderia ser poupado se apenas o espaço do parto fosse quente e com luz difusa, mas seria igualmente ingênuo fingir que o ambiente e sua equipe não têm efeito sobre as contrações uterinas. O cheiro inconfundível de alvejante hospitalar e sangue; o farfalhar das cortinas; o aço frio dos espéculos e estribos; a pressão invisível, mas não menos palpável, do impulso institucional – tudo pode conspirar para deixar um útero, uma mulher e, sim, até mesmo uma parteira, mais do que um pouco ansiosos.

Felizmente, para cada parteira segurando sua ampola de ocitocina, há uma mulher cujo corpo tem a sabedoria de muitas mães que vieram antes dela, passando pelo fogo que agora é sua vez de suportar. O útero – na melhor das hipóteses – faz aquilo para o qual evoluiu ao longo de milênios; minúsculos relâmpagos saltando de célula em célula até que o poderoso músculo se concentre para trazer um bebê, escorregadio e se esgoelando, ao mundo.

Perda

Um momento de quietude

Um momento. Uma pausa, por assim dizer, antes de seguirmos em frente. Não é o minuto padrão de silêncio observado publicamente para tragédias que abalam uma nação: a bandeira a meio mastro; os murmúrios que se espalham por um escritório ou um shopping center antes do ostensivo abaixar de cabeças; a solenidade estudada do rosto de um narrador. Não; um momento, por favor, para a tristeza privada. A tragédia pessoal. A indescritível perda de um bebê. Esse é um silêncio que se torna ainda mais doloroso em contraste com o barulho que deveria ter ecoado alto no espaço do parto: uma primeira e estridente respiração, um grito de exaltação e o alívio de uma mãe.

Às vezes o útero faz coisas erradas. Sou (como você deve ter adivinhado) uma defensora desse órgão, celebro tudo o que ele pode fazer, mas já o vi vacilar mais vezes do que gostaria de lembrar. Seria insincero fingir o contrário. Tudo bem, porém – é até essencial –, perguntar por que o pior acontece. O questionamento faz parte do luto, e as respostas – e a linguagem que usamos para expressá-las – fazem parte da cura.

Sophie Martin estava no ônibus para o trabalho quando lhe disseram que seu corpo era incompetente. Onze semanas antes, ela já havia passado por um dos eventos mais devastadores, física e emocionalmente, que uma pessoa pode experimentar: a perda de seus tão desejados e já amados gêmeos, Cecil e Wilfred, com apenas vinte e uma semanas e um dia de gestação.

Tudo começou, como é de costume em episódios tanto fatais quanto benignos, com um sangramento leve. Sophie – ela mesma uma parteira bastante versada nos caminhos dos cuidados com a gravidez – foi ao hospital para o que ela supôs que seria um exame descomplicado. A essa altura, estava acostumada a um cronograma regular de investigações íntimas e muitas vezes invasivas; os gêmeos foram concebidos por fertilização *in vitro*, um processo cujo sucesso requer vigilância quase constante. Em vez de outro "está tudo certinho", porém, a pressão fria do espéculo do médico foi seguida pelo choque de descobertas inesperadas: sem aviso, o colo do útero já havia começado a dilatar. Não houve contrações – Cachinhos Dourados ou não – para avisar Sophie do que estava acontecendo. Nas horas que se seguiram, ela se tornou propriedade do hospital: marcada, furada, sangrada e monitorada, e em poucos dias as dores começaram.

O inconcebível – mas, naquele momento, inevitável – logo aconteceu. Sophie e seu marido passaram horas abraçando e amando seus filhos, que nasceram cedo demais para sobreviver por mais de um curto período. Os Martins saíram do hospital com cartões com o pezinho impresso de seus filhos, fotos de Cecil e Wilfred enrolados lado a lado em cobertores brancos fofos, e os braços vazios.

Quase três meses depois, com a dor emocional do luto agravada pela dor física de uma infecção causada por tecido placentário retido, Sophie pediu à sua equipe médica uma histeroscopia – um procedimento no qual um dispositivo telescópico fino é inserido no útero – para verificar se há cicatrizes permanentes. Felizmente, não houve nenhum sinal de dano em longo prazo, mas houve outras descobertas surpreendentes: mesmo em seu estado não grávido, o colo do útero de Sophie – o tubo grosso e carnudo na parte inferior do útero que deveria permanecer longo e fechado – era incomumente curto. Como parteira, Sophie soube imediatamente que essa anomalia devia ter desempenhado um papel – se não o principal – no nascimento extremamente prematuro de seus gêmeos.

"Eu estava no ônibus, indo para a clínica", ela lembra durante nossa conversa, quase três anos após sua perda. "Enviei um e-mail para um consultor onde trabalho e disse: 'Nick, meu colo do útero tem apenas dois centímetros [de comprimento]'. E ele disse: 'Sim' – ele sabia o que tinha acontecido – 'seu colo do útero é incompetente'."

Na maioria dos casos de aborto espontâneo, natimorto ou perda precoce do bebê, o útero não é o culpado. Na verdade, o útero é tão raramente culpado – talvez apenas uma em cada cem dessas perdas, embora o número seja difícil de definir – que é tentador omitir esses eventos de um hino comemorativo ao útero e às suas capacidades. As principais causas de perda incluem anormalidade cromossômica do feto, infecção materna, distúrbios de coagulação e complicações de condições médicas, como pressão alta ou diabetes.[1] Às vezes, porém, o útero – ou, para ser mais específica, o colo do útero, que fica ao lado da vagina – causa a perda ao se dilatar de modo indolor antes que o feto atinja uma gestação viável, o que acontece por volta das vinte e quatro semanas de gravidez. Tão silenciosamente quanto o poço profundo e escuro de uma pupila que se dilata para buscar luz na escuridão, o colo do útero amolece e se abre nesses casos, apenas um ou dois centímetros no começo, depois mais e mais. Pode não ser uma surpresa esse fenômeno ter recebido um nome que despreza o órgão – e a mulher: "colo do útero incompetente".

A origem exata do termo "colo do útero incompetente" é desconhecida, mas a condição foi descrita pela primeira vez por Lazarus Riverius, um médico do século 17, como um estado em que "o orifício do útero é tão frouxo que não pode se contrair corretamente e manter a gestação".[2] Esse fenômeno foi repetidamente observado por obstetras (e, sem dúvida, por parteiras) nos séculos vindouros e, no momento da redação deste livro, é definido pelo Colégio Real de Obstetras e Ginecologistas (RCOG) como "dilatação e encurtamento indolores do colo do útero no segundo trimestre de gravidez, resultando em perda de gravidez ou parto".[3] O RCOG mostra que esse diagnóstico é feito muitas vezes em retrospecto, uma vez que outras possíveis causas para a perda foram investigadas e excluídas, embora existam alguns fatores de risco que agora são conhecidos por predispor as mulheres à incompetência cervical (ou, como é atualmente chamado às vezes com um tom ligeiramente mais suave, mas ainda acusatório, insuficiência cervical). Certos distúrbios do tecido conjuntivo, como hipermobilidade ou síndrome de Ehlers-Danlos, podem afetar os níveis de colágeno e a elasticidade do colo do útero. Procedimentos cirúrgicos anteriores também podem aumentar o risco: acredita-se que pessoas que tenham feito biópsias cervicais, excisão a laser de células cervicais cancerosas ou pré-cancerosas ou cesarianas durante o trabalho de parto corram maior risco de dilatação prematura indolor.[4] Resultados de um estudo com mais de 34 mil mulheres na Califórnia sugerem que a raça também pode ser um fator, com mulheres negras três vezes mais propensas do que suas contrapartes brancas a apresentar insuficiência cervical, embora as razões para essa diferença – como acontece com outras muitas disparidades raciais na saúde – ainda sejam pouco pesquisadas e mal compreendidas.[5]

Para qualquer mulher, e para Sophie Martin, o rótulo de colo do útero incompetente é um choque. Não apenas o diagnóstico é completamente inesperado, mas também as conotações pejorativas do termo adicionam um insulto ao pior tipo de lesão, implicando que o próprio corpo responsável pelo parto é inerentemente falho ("incompetente") ou incapaz ("insuficiente"). Mesmo o termo alternativo ocasionalmente usado, "colo do útero fraco", denota falta de força ou determinação, uma noção profundamente dolorosa para aquelas mulheres que teriam feito qualquer coisa para manter a gravidez. A Tommy's, uma instituição de caridade sediada no Reino Unido dedicada a pesquisar e prevenir a perda de bebês, diz em seu site: "As mulheres nos disseram que sofrem de sentimentos de culpa e ódio por si mesmas quando passam por um aborto tardio ou parto prematuro causado por incompetência do colo do útero". Continuando com o eufemismo, o site afirma que "algumas mulheres não gostam do termo 'colo do útero incompetente', mas se trata de um termo médico. Não é uma descrição sua ou de seu corpo".[6] Aqui está o problema: o termo "colo do útero incompetente" *descreve* o corpo de uma mulher e, por extensão, a própria mulher. Fingir que não é bem assim significa perpetuar um falso conforto e minimizar a dor muito real causada às mulheres que foram rotuladas dessa maneira.

Quando pergunto a Sophie Martin como ela se sentiu ao receber seu diagnóstico durante aquela fatídica viagem de ônibus, ela é – pelo menos, no início – ambivalente.

"De certa forma", ela lembra, "fiquei aliviada. Você fica tipo, ah, graças a Deus, eu sei qual é o problema agora". Com seu quepe de parteira firmemente no lugar, ela me explica como foi bom ter uma explicação para o inexplicável e ter um problema que, em suas palavras, "poderia ser consertado". No entanto, à medida que nossa conversa continua, sua compostura cai e a vulnerabilidade crua de uma mãe em luto aparece. Pergunto a Sophie se o termo "colo do útero incompetente" – ou seja, a linguagem em si – contribuiu para algum sentimento persistente de culpa ou vergonha após a perda de seus filhos. Sua resposta, então, é inequívoca.

"Muito", diz ela. "Sinto que meu corpo me decepcionou a cada passo do caminho. Não consegui engravidar, não consegui ficar grávida, e depois tive retenção de placenta por onze semanas. É como se eu não conseguisse fazer nada certo. Eu me senti muito chateada e com raiva por não conseguir fazer só uma coisa dar errado – tinha que dar *tudo* errado."

Essa crise de confiança continuou a atormentar Sophie quando ela concebeu novamente, durante um ciclo subsequente de fertilização *in vitro*. Não tendo nenhum sinal de alerta de que seu colo do útero estava dilatando antes mesmo do início das contrações, a perspectiva de trabalho de parto em sua segunda gravidez – especialmente a perspectiva de parto prematuro inesperado – parecia um raio prestes a cair.

"Durante toda a gravidez", explica Sophie, "fiquei o tempo todo achando que ia entrar em trabalho de parto. Foi aterrorizante. Como parteira, sempre acho o parto incrível e positivo, mas, na minha experiência pessoal, o parto significa que alguém vai morrer. Sabe, eu entrei em trabalho de parto e meus bebês morreram". Ter seu corpo descrito como incompetente – ou mesmo o marginalmente menos ofensivo "insuficiente" ou "fraco" – só exacerbou seu medo de um útero que poderia traí-la e a seu feto a qualquer momento.

Algumas mulheres com histórico de dilatação pré-termo indolor recebem tratamentos como pessários (dispositivos semelhantes a anéis usados para manter o fechamento do colo do útero), suplementos vaginais de progesterona ou ambos. O repouso na cama – uma maneira antiquada, mas indiscutivelmente intuitiva de prevenir o parto prematuro – não se mostrou eficaz e, como tal, é hoje menos recomendado do que talvez tenha sido no passado. No caso de Sophie, ela sentiu que um procedimento cirúrgico chamado cerclagem transabdominal (TAC, do inglês *transabdominal cerclage*) lhe daria a melhor chance possível de um bom resultado: o nascimento de um bebê vivo em uma gestação viável. Essa operação, muitas vezes realizada no final do primeiro ou início do segundo trimestre, envolve uma incisão através do abdome e a colocação de uma forte bandagem ao redor do colo do útero, para mantê-lo ostensivamente fechado e evitar qualquer dilatação. Devido a esse fechamento, o feto deve ser posteriormente liberado por cesariana. Outras formas de cerclagem – também conhecidas como "ponto de resgate" ou "sutura de resgate" – podem ser colocadas através da vagina e removidas posteriormente para permitir o parto vaginal. Embora não sejam uma garantia absoluta contra o trabalho de parto prematuro, tais intervenções são geralmente descritas como tendo de 80 a 90% de chance de sucesso.

Embora tenha ficado grata pela oportunidade de fazer a cerclagem em sua segunda gravidez, Sophie está compreensivelmente exasperada por a morte de seus gêmeos poder ter sido evitada se seu comprimento cervical tivesse sido verificado e tratado no início de sua primeira gravidez.

"Eu senti que foi um desperdício", diz ela. "Eu poderia ter sido examinada, e isso nunca teria acontecido."

O que ela ouviu de muitas outras mulheres que carregam o rótulo de "colo do útero incompetente" é que tais medições raramente são feitas, e mesmo quando um colo do útero curto é detectado – seja acidentalmente, durante uma ultrassonografia de rotina, seja de outra forma –, alguns médicos adotam um procedimento de não intervenção, abordagem que ela enxerga como perigosamente arrogante.

"Eu fico bem brava com o tratamento do colo do útero incompetente", diz ela, "porque muitos médicos só querem 'observar e esperar'. Eles só querem medir seu comprimento cervical [de novo] ou dizer: 'Tome um pouco de progesterona'. Isso pode funcionar para algumas pessoas, mas há um risco de que esses bebês não venham para casa. A quantidade de mulheres cujos médicos dizem: 'Apenas observe e espere', e então elas acabam tendo duas ou três perdas no segundo trimestre. [...] Que desperdício". Para Sophie, esse sentimento de injustiça e de tragédia facilmente evitável caracteriza sua batalha muito pessoal. "Fui fazer um check-up com outra médica, e ela disse: 'Bem, por que você fez a TAC? Você só teve problema em uma gravidez'. E eu me virei e disse: 'Ah, dois bebês mortos não são o suficiente?'"

A dra. Katie Morris reconhece que um diagnóstico de insuficiência cervical pode levar a "muita incerteza e preocupação", mas argumenta que, mesmo com o benefício de um crescente corpo de pesquisas sobre a condição, o desenvolvimento de um caminho de gerenciamento claro e eficaz continua sendo um desafio. "Devido ao complexo processo multifatorial de aborto espontâneo no segundo trimestre", diz ela, "ainda temos que estabelecer um teste confiável de quem se beneficiará de cada uma das intervenções". Esse "teste" – uma maneira de identificar e tratar mulheres em risco – é o objetivo atual de Katie. Como professora de Obstetrícia e Medicina Materno-Fetal da Universidade de Birmingham e consultora honorária nessa especialidade no Hospital Feminino e Infantil de Birmingham, Katie está liderando o C-STICH2, um estudo controlado e randomizado de cerclagem de resgate como meio de prevenir aborto e nascimento prematuro.[7]

Atualmente, ela diz: "Pode ser difícil obter informações precisas sobre o risco de recorrência, e temos caminhos limitados de aconselhamento pré-concepção para apoiar as mulheres".[8] A esperança é que, quando o estudo de oito anos for concluído e analisado, haverá uma alternativa mais clara e compassiva à estratégia de "observar e esperar" que Sophie e suas colegas acharam tão perigosamente inadequada.

Enquanto isso, histórias como a de Sophie ilustram as maneiras pelas quais – na pequena proporção de perdas causadas pelos mecanismos do próprio útero – a gestão médica atual fracassa em lidar com a complexidade das parturientes e as necessidades emocionais de mães e pais que podem estar sofrendo com uma perda passada e continuam a viver com medo de outro luto. Seria fácil verificar o comprimento do colo do útero como parte das outras investigações que são realizadas rotineiramente na gravidez, e isso poderia identificar algumas mulheres em risco e tranquilizar outras? Os profissionais de saúde poderiam dar mais importância aos sentimentos das mulheres em relação ao risco de uma perda subsequente e gerenciar esses riscos de forma proativa? Sem dúvida, a resposta a essas perguntas é sim, sim e sim.

Talvez a pergunta mais fácil de responder, porém, seja: podemos usar uma linguagem menos negativa e crítica para descrever um evento fisiológico involuntário? Dificilmente precisaríamos de um mestre em linguística para chegar a uma terminologia mais apropriada e menos prejudicial. Neste capítulo, às vezes optei por usar o termo "dilatação pré-termo indolor", para o qual se poderia até usar o acrônimo fácil DPI (e, por Deus, como a medicina adora um acrônimo). É uma linguagem descritiva, mas neutra. Não culpa o corpo nem atribui vergonha ou insultos à mais dolorosa das injúrias. A adoção dessa terminologia, ou algo similar, pode ser feita imediatamente, globalmente e sem custo, mas com potencial enorme de beneficiar a saúde mental materna.

Quanto a Sophie, por mais furiosa que ela possa estar (com razão) sobre as maneiras pelas quais os úteros das mulheres são difamados e mal-examinados em seus momentos mais vulneráveis, seu pedido de mudança é pontuado pelos mais deliciosamente doces balbucios, murmúrios e berros. Fora de cena durante nossa videochamada está um menino de sete semanas chamado Percy. Ele é de Sophie, e é perfeito. A imagem de Sophie amamentando seu filho enquanto honra a memória de seus irmãos com amor, fúria e determinação de aço é profundamente comovente. Dessa vez – com uma intervenção sensata e mais do que um pouco de esperança desesperada – o útero de Sophie fez tudo o que deveria e poderia ter feito.

Eu segurei as mãos e sequei as lágrimas de muitas mulheres como Sophie. Acompanhei o que deveriam ter sido exames de rotina e vi médicos estremecerem com a visão inesperada de um colo do útero aberto quando deveria estar fechado, e fiquei parada, com minhas feições exibindo uma neutralidade ensaiada e o meu coração batendo forte no peito, enquanto aqueles médicos davam a notícia que ambos sabíamos que estava por vir:

"O colo do útero está aberto."

"Sim, é muito cedo."

"Não, não há nada que possamos fazer."

"Não. Eu sinto muito. Nesta fase, seu bebê não pode sobreviver."

Se isso soa duro, é porque é mesmo, e é assim que somos ensinados. Existem protocolos e aulas e módulos on-line sobre dar más notícias, e cada um deles exorta o cuidador a ser compassivo, mas inequivocamente claro. Não deve haver falsas esperanças ou ambiguidade. É importante que a mensagem dê o seu recado.

Há outra mensagem, porém, que muitas vezes não é dita, embora não seja menos importante. Perder um bebê com vinte e uma, vinte e quatro ou vinte e oito semanas – ou a qualquer momento – não significa que um útero, um corpo ou uma pessoa seja incompetente, insuficiente ou fraca. Significa que a pessoa é humana, e a humanidade é uma condição terminal cujo curso é notoriamente imprevisível e incontrolável.

Um momento, então, para o útero que cede antes que a vida dentro dele esteja pronta, para os bebês nascidos em quietude e para as palavras dolorosas que se precipitam para preencher esse vazio.

Um momento. E depois continue lendo.

Cesariana

O útero e a faca

Na manhã de 10 de abril de 1888, Catherine Colquhoun parou no final da North Portland Street e contemplou a jornada que a esperava. As gerações posteriores de mulheres de Glasgow chamariam a inclinação íngreme de "Induction Brae" [Ladeira da Indução]; rezava uma lenda local que se você ainda não estivesse em trabalho de parto ao pé da ladeira, você entraria no momento em que caminhasse até o Hospital Maternidade de Glasgow, que ficava, grandioso e majestoso em suas eiras de arenito, no topo. No entanto, Catherine, de 27 anos, já estava nos estágios iniciais de seu primeiro trabalho de parto, sua barriga inchando a cada poucos passos ao longo das pedras escorregadias por causa da chuva. No mínimo, ela poderia ter desejado que as dores diminuíssem ou parassem completamente. Com pouco mais de um metro e meio de altura e com uma pélvis seriamente estreitada pelo raquitismo que atormentava tantos moradores de favelas da cidade, Catherine sabia que dar à luz a criança que ainda se contorcia e rolava dentro de seu corpo poderia com facilidade causar sua própria morte. Não era para ela o parto domiciliar que aguardava a maioria das mulheres de Glasgow, confortadas por visões e cheiros familiares, auxiliadas por *howdies* locais – como eram chamadas as parteiras na Escócia da época – e aplaudidas por irmãos e vizinhos. Quando, por fim, chegou ao cume da Ladeira da Indução, Catherine parou por um momento no pórtico de pilares do hospital e deu uma última olhada na cidade estendida a seus pés como um xale encardido. Ela era uma filha de Glasgow, mas seu filho teria um nascimento como nenhum outro; em vez de se acocorar entre familiares sob o calor da própria lareira, Catherine se preparou para vozes estranhas e mãos curiosas.

Uma vez dentro do prédio, Catherine não era mais apenas mais uma *wee wummin* – uma mulher pequena, na gíria local – com seu roupão de lã bem apertado contra a garoa da manhã. Ela foi despida, sondada e examinada; seu corpo, pequeno e retorcido como era, trazia a promessa de inovação e fama para o homem que assumiu seus cuidados. O professor Murdoch Cameron, um dos principais obstetras do hospital, examinou Catherine e a descreveu em suas anotações como "uma mulher pequena, um tanto delicada e com toda a aparência de uma paciente deformada em um grau muito acentuado pelo raquitismo".[1] Depois de examiná-la intimamente, Cameron determinou que o diâmetro interno da pélvis de Catherine tinha menos de 4 centímetros de diâmetro, tornando fútil qualquer tentativa de parto vaginal, o que seria inevitavelmente fatal para mãe e filho. Ele então chamou seus colegas, os doutores Sloan, Reid, Oliphant e Black, que realizaram a mesma avaliação íntima – mãos estranhas em um espaço privado, repetidamente –, e todos chegaram à mesma conclusão. A reação de Catherine a tal indignidade não é registrada, embora qualquer pessoa que tenha sentido o toque penetrante de um médico desconhecido durante o trabalho de parto possa imaginar o horror paralisante desse exame quíntuplo. A essa altura, várias horas haviam se passado e as dores de Catherine continuavam, enquanto os médicos chegavam a um consenso: a cesariana era o único curso de ação razoável.

Às 16h30, tendo consentido, como Cameron escreveu mais tarde, com "qualquer operação que pudesse ser aconselhável", Catherine foi levada à mesa da sala de cirurgia do hospital e uma máscara de borracha foi colocada sobre seu nariz e sua boca. No momento final, antes de ser lançada em um sono intermitente de clorofórmio, Catherine teria visto Cameron olhando para ela sob a luz bruxuleante de gás, seu olhar atento e focado por trás dos óculos de aro metálico; atrás do cirurgião, as figuras sombrias dos outros homens que haviam revistado seu corpo e o declarado perfeitamente defeituoso; e mal visíveis atrás deles, fileiras e mais fileiras de bancos de madeira cheios de alunos convocados às pressas para observar esse procedimento pioneiro.

De fato, a cesariana já havia sido realizada muitas vezes antes, com descrições desse tipo de parto encontradas em antigos textos gregos, egípcios, hindus e chineses. Embora o nome do procedimento seja comumente pensado para refletir a crença de que Júlio César nasceu dessa forma, é mais provável que seja uma referência ao decreto do imperador de que todos os bebês deveriam ser extraídos dessa maneira se a morte da mãe parecesse inevitável por causa do parto. Durante séculos, a infecção e a perda de sangue tornaram o procedimento tão perigoso que ele foi usado apenas como último recurso. Alguma forma de cesariana evoluiu em culturas ao redor do mundo exatamente para esses cenários, com relatos ocasionais de sobrevivência materna e fetal à medida que as técnicas cirúrgicas foram aprimoradas. Há relatos do século 19 de cesarianas realizadas por indígenas em Ruanda e Uganda com o uso de analgésicos botânicos, higiene cuidadosa e fechamento de feridas com materiais disponíveis localmente; e na Cidade do Cabo, em 1820, o cirurgião do exército britânico James Barry realizou uma cesariana que salvou a vida de mãe e filho.[2] (Após a morte de Barry, descobriu-se que ele era fisiologicamente do sexo feminino; se sua jornada de gênero lhe deu um interesse particular ou simpatia pela situação das mulheres, é uma questão para especulação.) Na maioria das vezes, porém, os cirurgiões consideravam a cesariana com cautela devido a anos de resultados trágicos. Em 1862, Robert Dyce, professor de Obstetrícia da Universidade de Aberdeen, descreveu em seus escritos uma tentativa de dar à luz por cesariana um feto natimorto. Refletindo sobre a morte subsequente da paciente – uma mulher de baixa estatura como Catherine Colquhoun –, Dyce lamentou "mais um caso adicionado à lista melancólica de operações malsucedidas na parturiente".[3] As perspectivas continuaram sombrias até a chegada de Catherine Colquhoun ao topo da Ladeira da Indução. A mudança se aproximava, porém, com cada contração do útero de Catherine em sua pélvis estreita e torcida.

Tendo treinado na vizinha Enfermaria Real de Glasgow sob a orientação de Joseph Lister, o pioneiro da técnica antisséptica,

Murdoch Cameron acreditava que a cesariana poderia agora ser executada com risco mínimo de causar as infecções que haviam prejudicado os hospitais britânicos e continuavam a matar todos os anos milhares de pacientes, de mulheres aos feridos de guerra. A vida de mães e bebês dependia da morte das bactérias que com tanta frequência se multiplicavam em feridas cirúrgicas, apodrecendo-as. O trabalho de Lister na medicina geral sugeria que essa batalha também poderia ser vencida na obstetrícia, e Cameron estava pronto para dar o primeiro tiro.

Como a sorte e a ciência gostariam, a cesariana de Catherine correu inteiramente como planejado. Cameron abriu e fechou o abdome com instrumentos e "ligaduras de seda chinesa nº 3" embebidas na solução de ácido carbólico testada e aprovada de Lister. Na verdade, Cameron era tão dedicado à antissepsia cirúrgica que, quando um frasco de éter pegou fogo na sala de cirurgia, o professor continuou seu trabalho implacável, insistindo que o incêndio simplesmente ajudaria a esterilizar o ambiente. A paciente, ele observou em seu relatório no *British Medical Journal*, suportou a anestesia "bem e sem problemas"; a perda de sangue foi mínima, graças a uma injeção de extrato de ergot, e um bebê de aproximadamente três quilos – apropriadamente chamado Caesar Cameron Colquhoun – veio ao mundo em segurança. Na sala de recuperação, as enfermeiras atenderam a todas as necessidades de Catherine, aquecendo-a com "panelas quentes" colocadas ao redor de seu corpo e alimentando-a de hora em hora com colheres de chá de leite gelado e refrigerante. No quarto dia, ela recebeu alimentação de mais sustância, "canja de galinha, peixe, ovos e caldo de carne", e sua temperatura, pulso, movimentos intestinais e sangramento foram registrados cuidadosamente até sua alta do hospital em 16 de maio, quando o jovem Caesar ganhara um quilo. Uma fotografia de Catherine tirada após a alta mostra uma jovem com os seios fartos e a incisão recente de qualquer mãe moderna nos estágios iniciais da recuperação pós-operatória. Ela está saudável, embora de olhos fundos, com lustrosos cabelos escuros trançados em cachos bem cuidados ao redor da cabeça.

Catherine Colquhoun pode ter sido de baixa estatura, mas sua participação no experimento cirúrgico de Cameron – paciente nº 0, por assim dizer, da cesariana antisséptica – representa uma contribuição monumental para a obstetrícia moderna. Murdoch Cameron viria a realizar pelo menos uma dúzia de tais operações, duas das quais em "anãs raquíticas", como ele as chamava, com corpos semelhantes aos de Catherine, e o restante em mulheres cujos partos teriam sido fatalmente impedidos de alguma outra forma. Em 1901, o sucesso de Cameron deu-lhe a confiança necessária para declarar: "Acho que chegou o momento em que a vida da mãe e do filho podem ser salvas":[4] um forte contraste com a história da cesariana como último recurso, a ser usada apenas em casos de morte certa e iminente para uma ou ambas as partes. Em uma cidade muitas vezes ridicularizada pela sujeira de suas favelas e pela miséria de seus habitantes empobrecidos, o Hospital Maternidade de Glasgow tornou-se conhecido como um centro pioneiro de parto limpo, seguro e cirúrgico, e esse legado continua até hoje.

As cesarianas tornaram-se tão comuns que, no Reino Unido e nos Estados Unidos, aproximadamente uma em cada três mulheres dá à luz dessa maneira. Em alguns outros países, a taxa é muito mais alta, pairando pouco acima de 50% de todos os nascimentos no Egito e no Brasil.[5] Globalmente, a cesariana – ou "cesárea do segmento uterino inferior", para dar o nome médico adequado – é uma das operações mais frequentemente realizadas no mundo. Pode até ser a operação mais comum, mas, como muitos países geralmente excluem os procedimentos obstétricos de seus dados cirúrgicos coletados nacionalmente, é difícil ter certeza. Independentemente de quaisquer discrepâncias estatísticas, um fato é claro: se você vive no mundo desenvolvido, tem um útero e o usa para a gravidez, há uma chance bastante razoável de que esse órgão acabe sofrendo uma cesariana em sua carreira maternal.

Por mais comum que seja a cesariana no mundo dos nascimentos do século 21, liderado pela obstetrícia, o procedimento em si não mudou drasticamente desde que o jovem Caesar Colquhoun foi retirado do útero de sua mãe. Salas de cirurgia estéreis com lâmpadas cintilantes e cortinas verdes descartáveis podem ter substituído as lâmpadas a gás e os lençóis engomados da época de Cameron, mas o drama representado naquele teatro do nascimento permanece substancialmente o mesmo.

Uma vez anestesiada – do tronco para baixo (com raquianestesia ou peridural) ou completamente adormecida (sob anestesia geral) –, a paciente é cuidadosamente posicionada na mesa de operação. A sala pode zumbir com uma urgência silenciosa à medida que cada um dos atores do teatro assume seu papel: o obstetra, que atuará como cirurgião; um médico mais jovem, talvez, para ajudar e aprender; o anestesista; vários assistentes e auxiliares; uma enfermeira ou parteira para supervisionar a preparação e a passagem dos instrumentos; uma parteira para cuidar do bebê após o nascimento; e possivelmente também uma equipe pediátrica. Sob esses muitos olhares atentos – e muitas vezes sob o tique-taque de um relógio, pois cada minuto na cirurgia deve ser documentado e contabilizado –, a pessoa dando à luz é preparada.

A pele é limpa com solução antisséptica e é feita uma incisão no abdome: anteriormente, um corte vertical "clássico" desde o umbigo até a linha púbica; agora, com mais frequência, um corte horizontal abrindo uma costura fina e sorridente de um lado a outro do abdome inferior. Quem estiver "escrevendo" durante essa operação – pois sempre deve haver alguém, geralmente uma parteira, para registrar cada ação – anotará a linha padrão, poderosa em sua simplicidade: "faca na pele".

Essa incisão é então ampliada por uma "extensão contundente" – uma descrição eufemística do que é, de fato, um ato bastante primitivo e brutal, no qual o cirurgião e seu assistente usam as mãos enluvadas para puxar as bordas da incisão para fora e para longe do centro, expondo a camada muscular abaixo. "Puxar", talvez, seja um eufemismo; um puxão firme e constante é necessário para rasgar os tecidos até então tão bem assentados sobre a pélvis. Antes da cirurgia, costuma-se assegurar alegremente às pacientes de que tudo o que sentirão é uma sensação "como alguém remexendo em uma bolsa ou lavando sua barriga por dentro". Essas metáforas estereotipicamente femininas de compras e tarefas domésticas são um eufemismo brilhante da força usada nesse ponto do procedimento.

O ritmo muda à medida que o cirurgião continua: há alguns momentos de trabalho manual mais silencioso e delicado conforme a parede abdominal é penetrada com cortes e recortes cuidadosos; novamente, a mecânica bruta do procedimento entra em ação quando um grande retrator parecido com uma pá é usado para empurrar a bexiga para baixo e para longe do útero, que se apresenta rosado e brilhante como uma pérola inchada.

Com mais alguns cortes hábeis do bisturi, o útero e as membranas amnióticas são abertos, e ali, como o menor núcleo interno de uma boneca russa, jaz o feto, mudo e sombrio até ser erguido.

O tempo para por um momento enquanto o cirurgião segura a criança para que a mãe e quem a estiver acompanhando a vejam – um vislumbre de membros recém-corados e talvez o som de um choro hesitante e gorgolejante – e então o ritmo constante da cirurgia recomeça.

O cordão umbilical é clampeado e cortado e o bebê é passado para os auxiliares, para qualquer assistência necessária e um exame inicial, enquanto o cirurgião retorna ao útero e sua boca muda e aberta. A placenta é extraída por uma combinação de medicação (nossa velha amiga, a ocitocina sintética) e tração (um puxão firme e constante), qualquer hemorragia remanescente é cauterizada na fonte, o sangue é aspirado, e o útero – agora já contraído a uma fração de seu tamanho na gravidez – é fechado em camadas de suturas. Para minha surpresa como parteira estudante de olhos arregalados, o útero pode até ser "exteriorizado" para reparo; em outras palavras, alguns cirurgiões realmente levantam o órgão da cavidade abdominal para que ele descanse levemente sobre a barriga – "para te ver melhor, minha querida" –, trabalhando até que o útero esteja tão bem dobrado e fechado quanto um grande pastel rosáceo, antes de aconchegá-lo mais uma vez em seu devido lugar dentro da pélvis.

Para o observador iniciante, o útero pode parecer surpreendentemente vulnerável nesses momentos de exposição; para mim, a visão de um útero nu e sangrando sob luzes quentes do teatro permanece uma imagem quase incompreensivelmente desconexa. Um lembrete, apesar de todo o meu distanciamento profissional, de que o útero cicatrizado em minha própria barriga está entre aqueles um em cada três e de que minha pele tem a costura prateada do nascimento da minha primeira filha. Felizmente, nessas horas há outras tarefas para ocupar minha atenção como parteira: o bebê geralmente é avaliado, pesado, embrulhado e devolvido aos pais enquanto o médico continua o trabalho um pouco mais complicado de fechar as camadas abdominais que foram seccionadas tão rapidamente apenas momentos antes. O parto em si geralmente acontece minutos após a chegada ao teatro; "arrumar tudo no lugar", uma mãe poderia dizer, "é a parte complicada".

Todos os dias, milhares de mulheres ficam deitadas olhando para o teto enquanto suas entranhas são cuidadosamente manuseadas e consertadas; todos os dias, essas mulheres encontram seus bebês nessa posição, com o coração transbordando de emoção enquanto o corpo está entorpecido abaixo da cintura. Poucas dessas mães modernas acabam no teatro pelas mesmas razões que Catherine Colquhoun; a maioria das pessoas que dão à luz hoje é de estatura maior do que seus ancestrais, casos reais de desproporção cefalopélvica (incompatibilidade grave entre o tamanho da pélvis de uma mãe e a cabeça de seu bebê) são raros, e o raquitismo é ainda mais. No entanto, assim como as razões para a indução do parto se multiplicaram desde que o procedimento se tornou possível em escala industrializada, as indicações para o parto por cesariana tornaram-se mais variadas e numerosas, também, desde o tempo de Cameron e Colquhoun. Atualmente, as cesarianas de emergência (realizadas quando há perigo iminente para a mãe e/ou o bebê) são feitas em todo tipo de dificuldade ou atraso no trabalho de parto, e as cesarianas eletivas (planejadas) são recomendadas por vários motivos, que vão desde imperativos (uma placenta baixa, que pode sangrar catastroficamente no trabalho de parto) até os mais subjetivos (preferência materna após um traumático trabalho de parto anterior). O tempo também mostrou que uma das razões mais comuns para a cesariana é, na verdade, a própria cesariana: uma mulher cujo bebê nasceu cirurgicamente tem uma chance estatisticamente maior de um resultado semelhante em seu próximo parto. Corte gera corte e, à medida que as taxas de cesariana aumentam em todo o mundo, novos aumentos se tornam, até certo ponto, um ciclo autoperpetuante. Daí as proporções vertiginosas de mulheres que têm esse parto, apesar da recomendação da OMS de que as taxas devem ser mantidas tão baixas quanto possível. "As cesarianas são eficazes para salvar vidas maternas e infantis", aconselha uma declaração da OMS de 2015, "mas apenas quando são necessárias por razões clinicamente indicadas. Em nível populacional, taxas de cesariana superiores a 10% não estão associadas a reduções nas taxas de mortalidade materna e neonatal".[6]

E é aqui, cara leitora, que eu gostaria que você imaginasse o som de uma agulha arranhando um disco desordenadamente. Você leu corretamente: a maior autoridade mundial em saúde acabou de lhe dizer que não há evidência de nenhum benefício para mães ou filhos – *nenhum* – se as cesarianas forem responsáveis por mais de um em cada dez nascimentos. Essa declaração é especialmente provocativa à luz do fato de que as cesarianas representam cerca de 30% de todos os nascimentos – três em cada dez – em tantas nações do mundo, do desenvolvido ao em desenvolvimento; do Reino Unido, dos Estados Unidos, da Alemanha e da China à Venezuela, ao Vietnã, à Tailândia e à Tunísia. Para alguns grupos demográficos, a proporção é ainda maior: entre as pessoas com mais de 40 anos que deram à luz na Inglaterra, por exemplo, 49% de todos os partos entre 2020 e 2021 foram cesarianas.[7] A realidade é dura: se você é um membro dessa população geralmente saudável, tem aproximadamente 50% de chance de dar à luz por via vaginal.

O corpo de tantas mulheres pode realmente ser tão imperfeito, ou tantas gestações serem tão seriamente ameaçadas, que o parto cirúrgico se tornou a opção mais segura? Por que tamanha discrepância entre recomendação e realidade? Todas aquelas outras operações, o tempo e o dinheiro gastos nos hospitais, as mulheres com cicatrizes como as minhas, os úteros abertos e fechados como bolsas vasculhadas – para quê? Deve haver, seria de esperar, uma razão muito, muito boa para esses muitos milhões de operações. Ou isso ou a OMS está errada.

Como também se poderia esperar, a mídia muitas vezes sugere a própria razão desgastada pelo tempo para esse aumento de cesarianas aparentemente desnecessárias: as mulheres – não a OMS – estão erradas. Elas estão erradas, são mesquinhas e estão exigindo – de acordo com as manchetes – cirurgias desnecessárias para seus caprichos sem sentido. Na virada do milênio, a frase "chique demais para fazer força" surgiu na mídia britânica em resposta ao aumento dos pedidos maternos de cesarianas eletivas, e as mulheres foram acusadas de ter muito medo do trabalho de parto, de ser muito rápidas para gastar dinheiro em maternidades privadas, desejosas demais por imitar celebridades e ansiosas demais em preservar a integridade de sua vagina ou o formato da cabeça dos bebês (ou todas as opções anteriores).[8] Posteriormente, pesquisas provaram que as razões para as mulheres solicitarem o parto operatório eram muito mais complexas e legítimas do que frequentemente sugerido pela mídia,[9] e as diretrizes nacionais dos Estados Unidos e do Reino Unido foram alteradas para aconselhar as equipes médicas de que os pedidos maternos de cesariana devem ser atendidos se a mãe optar por continuar após uma discussão completa e franca de todos os riscos e benefícios pertinentes.[10,11] Recentemente, os hospitais da Inglaterra foram aconselhados a abandonar completamente o uso das taxas de cesariana como "uma métrica para serviços de maternidade".[12] Alguns podem ver essa orientação como uma evidência da perigosa normalização da intervenção, enquanto outros podem vê-la como um reflexo de um debate produtivo e cada vez mais matizado em torno da questão do parto operatório.

Agora que o assunto parece ter sido resolvido, ou pelo menos ter recebido o selo de aprovação profissional na Grã-Bretanha e nos

Estados Unidos, os holofotes da mídia se voltaram para o Brasil, o epicentro global das cesarianas solicitadas pela mãe. A taxa geral de cesarianas no país aumentou de 40 para 55% entre 1996 e 2011, com algumas fontes estimando que o número pode chegar a 84% nos muitos hospitais privados do Brasil.[13] Uma enxurrada de artigos sobre a cultura de parto brasileira começou a aparecer na imprensa internacional, mas, em vez de focar as muitas mulheres pobres que lutam para ter acesso a cuidados de saúde seguros nas favelas do país, a mídia se concentrou em mulheres ricas em hospitais privados nos quais as cesarianas evoluíram para elaboradas celebrações sociais. De acordo com um artigo, o hospital São Luiz, em São Paulo, começou a preparar o palco para a cirurgia com salas de banquete pré-operatórias cheias de rosas em vasos de cristal e chocolates em bandejas de prata. As gestantes podiam pagar para fazer o cabelo e a maquiagem nos momentos finais da operação, e amigos e familiares podiam ver a operação em uma sala adjacente com varanda e frigobar.[14]

A leitora do artigo é convidada a admirar essas vãs socialites e seus parentes; a frase "chique demais para fazer força" não é explicitamente mencionada, mas seu eco permanece nas entrelinhas. Em contraponto, porém, um estudo no qual mais de mil mulheres brasileiras foram entrevistadas sobre suas preferências de nascimento sugere que o aumento do parto operatório é impulsionado menos por caprichos mesquinhos de mães endinheiradas e mais por medos muito reais e legítimos de intervenções desnecessárias no trabalho de parto.[15] Em entrevista à *Atlantic*, Simone Diniz, professora associada de saúde materno-infantil da Universidade de São Paulo, descreve um sistema machista e misógino em que o uso excessivo de indução, episiotomia e monitoramento fetal eletrônico é muitas vezes agravado por abuso verbal de uma equipe descuidada: "Há a ideia de que a experiência do parto deve ser humilhante [...] Quando as mulheres estão em trabalho de parto, alguns médicos dizem: 'Para fazer o bebê você não reclamou, mas aqui está chorando'".[16]

Tal comportamento pode parecer inimaginavelmente cruel, mas, infelizmente, numerosos estudos sugerem que esse tipo de abuso pode não ser incomum, nem mesmo exclusivo do Brasil. A pesquisa "Dando Voz às Mães" de 2019 descobriu que, de 2.138 mulheres norte-americanas, 28,1% das que deram à luz em um hospital foram submetidas a um ou mais tipos de maus-tratos, como: perda de autonomia; ouvir gritos, repreensões ou ameaças; ser ignorada; ouvir recusa ou não receber resposta a pedidos de ajuda.[17] Mulheres negras, mulheres com um parceiro negro e "aquelas com desafios sociais, econômicos ou de saúde" experimentaram taxas consistentemente mais altas de maus-tratos: uma demonstração deprimente de atitudes em relação a pessoas marginalizadas e vulneráveis em uma das nações mais ricas e "avançadas" do mundo. Esse tipo de dano sistemático foi identificado por clínicos e acadêmicos como parte de um fenômeno mais amplo de "violência obstétrica": um termo cunhado por pesquisadores venezuelanos em 2010 para descrever a desumanização, o abuso e a patologização de mulheres durante a gravidez e o parto por parte dos profissionais de saúde.[18] Embora esse comportamento seja impulsionado por uma série de fatores complexos, incluindo atitudes patriarcais, racistas e classistas e padrões institucionalizados de atendimento que priorizam as necessidades do sistema sobre as da pessoa que dá à luz, o fenômeno em si é onipresente: formas variadas de violência obstétrica foram encontradas em todas as partes do mundo.[19,20] Nesse contexto, talvez não seja surpresa que algumas mulheres – e, de fato, uma proporção especialmente alta de mulheres brasileiras – vejam a cesariana eletiva como um meio de evitar um trabalho de parto potencialmente traumático e altamente medicalizado – uma escolha talvez não prevista ou pretendida pelos pioneiros da cesariana, mas uma escolha válida, no entanto, e não tão frívola ou irracional como alguns veículos de mídia querem que você acredite. Essas galerias de exibição ao lado da sala de parto e os cabeleireiros de plantão são os acessórios glamourosos de uma feia verdade: vivemos em um mundo no qual grandes cirurgias abdominais são mais atraentes para algumas pretensas mães do que os perigos da sala de parto.

À medida que os números de cesariana continuam a aumentar muito além da taxa de 10% recomendada pela OMS, as mulheres e suas equipes de saúde em todo o mundo continuam procurando novas maneiras de tornar o procedimento mais seguro e possivelmente até agradável e empoderador. Para o dr. Ihab Abbasi, um obstetra consultor e ginecologista em Swansea, a decisão de tentar um novo e potencialmente controverso estilo de cesariana resultou de um desejo muito simples: impressionar sua namorada.

"A verdade", Ihab me conta durante um momento de silêncio em seu consultório, "é que conheci alguém que agora é minha esposa. Ela é consultora e também era parteira treinada antes disso. Lida com trauma de parto e ela mesma passou por cesárea. E estávamos falando sobre essa coisa chamada 'cesariana gentil', e ela disse: 'Por que você não tenta?'. Eu achei ridículo, mas decidi tentar. Isso foi em janeiro de 2018, e eu já fazia cesarianas havia dez anos, então entrei na sala de cirurgia naquele dia pensando que seria a coisa mais ridícula que eu faria. Saí achando que era a coisa mais incrível que já tinha feito. Olha o que eu estava perdendo havia dez anos! A mãe estava chorando, o pai estava chorando, os funcionários estavam chorando. Eu sabia que era o caminho a seguir. E não fiz nenhum outro tipo de cesariana desde então".

Pode parecer que Ihab lançou algum tipo de feitiço médico mágico sobre a sala de cirurgia naquele dia, mas as mudanças que ele fez em sua prática foram realmente muito simples.

"Não é uma nova técnica cirúrgica ou qualquer coisa extravagante", explica ele. "É apenas uma mudança de mentalidade para tornar o parto mais centrado na mulher e colocar os holofotes na mãe, e não no cirurgião, e mudar de uma operação para uma experiência real de parto, assim como fazemos com o parto vaginal."

Em um nível prático, a cesariana gentil – ou cesariana natural, humanizada ou centrada na mulher, como também é chamada – é um pacote de ajustes simples desenvolvidos pela primeira vez no

Hospital Queen Charlotte de Londres pelo obstetra dr. Nicholas Fisk, pela anestesista dra. Felicity Plaat e pela parteira Jenny Smith. Em seu relatório de 2008 sobre essa abordagem, a equipe descreve como o bebê pode emergir lenta e suavemente do abdome aberto de sua mãe, seu corpo relaxando gradualmente como aconteceria durante o parto vaginal; os pais são incentivados a assistir ao parto, sem uma visão desobstruída pelos campos cirúrgicos usuais; e o contato pele a pele nos momentos após o nascimento é incentivado, com luzes fracas e música suave criando um clima relaxante, e eletrodos cardíacos, medidores de pressão arterial e cânulas intravenosas colocados o mais discretamente possível.[21]

Ihab, que agora oferece cesarianas humanizadas como padrão para todas as mulheres de sua lista eletiva, enfatiza que a prática não é dogmática. Em vez disso, a flexibilidade é parte de seu apelo.

"Eu apenas mudo de acordo com o que a mulher quer", diz ele. "Ontem teve uma mulher que não queria música; tudo bem. E uma pessoa não queria pele a pele. É o parto delas. Não é uma receita. Cada passo pode ser projetado e ajustado para ser mais gentil e mais alinhados aos desejos da mulher." Facilitar a escolha, argumenta Ihab, tem um efeito poderoso: "A palavra 'cura' aparece em todos os meus *feedbacks*. As mulheres falam sobre como isso as fez se sentirem parte do parto, ao contrário de muitas experiências que tiveram no passado, quando ficavam deitadas de costas olhando para o teto, ouvindo barulhos e depois um bebê chorando, e alguns minutos depois viam a parteira vestindo e embrulhando um bebê, e então... elas tinham um bebê".

Nikki Syvret, parteira e mãe de três filhos, é uma daquelas mulheres que optaram por uma cesariana gentil após partos traumáticos: no caso dela, um parto a fórceps com laceração grave e de difícil recuperação e um segundo trabalho de parto prolongado seguido de uma cesariana realizada após muita negociação com um médico substituto que Nikki descreve como "ridículo e sarcástico". Falando comigo de sua casa em Nottingham, enquanto seus filhos entram e saem do quarto em busca de lanches e entretenimento, Nikki relata a jornada para escolher uma cesariana eletiva e gentil para seu terceiro e último parto.

"Eu estava lendo muitos textos auxiliares sobre o parto", diz ela, "e eles me deram uma percepção real de quão clínico é o ambiente da cirurgia e quão distante ele é de uma experiência de parto normal, e como há muito pouco controle sobre ele. Há uma desconexão completa. Não há nenhuma sensação corporal e há uma tela na sua frente, então, mesmo que você possa sentir qualquer coisa que esteja acontecendo, não dá para fazer mais do que adivinhar o que está ocorrendo de fato. É claro que a equipe será guiada pela segurança e pela rotina – eles são muito focados na tarefa –, mas também deveria ser uma jornada mágica, espiritual e emocional".

Tendo encontrado uma consultora que simpatizava com seu desejo de uma experiência mais focada na mulher, com todos os ajustes clínicos e ambientais que isso implicava, Nikki acabou tendo uma cesariana que foi tão "mágica e espiritual" quanto ela esperava. Exatamente como Fisk, Plaat e Smith sugeriram, quem cuidou de Nikki criou um ambiente calmo e íntimo, e ela e o marido assistiram com admiração ao bebê emergir lenta e suavemente de seu corpo. Depois de retirar a cabeça do bebê da incisão uterina, o médico permitiu que as próprias contrações sutis de Nikki – provocadas pela ação irritante da cirurgia – expelissem o restante da criança.

"A incisão foi feita e a cabeça dela saiu", lembra Nikki, "e ela já estava fazendo caretas e se mexendo um pouco. Alguém moveu um de seus braços e, uma vez que ele estava livre, ela começou a se arrastar e rolar, flexionando e empurrando as pernas. Então houve todo tipo de situações naturais com o mínimo de interrupção. E, como eu podia ver o que estava acontecendo comigo, havia menos desconexão. Eu estava vendo o que meu corpo estava fazendo com meu bebê para permitir que o nascimento acontecesse. Foi muito solene".

Como se fosse uma deixa, uma das filhas de Nikki interrompe nossa conversa para dizer que derrubou uma pilha de roupas lavadas, mas mesmo esse lembrete mundano da maternidade cotidiana não é capaz de diminuir o prazer óbvio de Nikki ao relembrar sua terceira, e sem dúvida mais gratificante, experiência de nascimento.

"Eu me senti eufórica", diz ela.

De volta a Swansea, Ihab me conta por que esse tipo de cesariana tem a ver com ser mais gentil não apenas com a mãe, mas também com o útero. "Elas quase não sangram", diz ele sobre as mulheres que dão à luz dessa maneira, por causa do nascimento mais lento e controlado do bebê pelo abdome. A equipe do Queen Charlotte descreve isso como uma espécie de "tamponamento" da incisão uterina e, como explica Ihab, "o corpo do bebê está bloqueando o corte, então elas não sangram pelas bordas do útero". Em outras palavras, assim como se pode estancar o sangramento aplicando pressão em uma ferida recente, o próprio bebê pressiona as bordas da incisão da cesariana, produzindo um efeito semelhante. Ihab acrescenta que "a placenta fica no lugar por mais tempo, então definitivamente há menos sangramento do que se você puxar a placenta e fechar o útero muito rápido".

Embora alguns de seus colegas tenham manifestado relutância em aproveitar esses momentos extras à mesa da cirurgia, Ihab argumenta que isso é uma falsa economia de tempo: "Não posso justificar não esperar esses cinco minutos. Quer dizer, são *cinco minutos*. Quando outro médico me diz que não tem cinco minutos, eu digo: 'Quando você está em uma cirurgia, você cronometra? Você diz: se eu não sair em vinte minutos, ligue para outra pessoa? Ou você entra esperando levar algo entre vinte minutos e uma hora?'. Isso são só desculpas que damos porque não queremos mudar". Para promover uma atitude mais positiva em relação a essa prática em evolução, Ihab diz que está espalhando a palavra entre os médicos iniciantes em seu departamento. "Comecei com meus *trainees*", diz ele. "Funciona melhor quando você planta as sementes."

Embora existam poucos estudos comparando os resultados de cesarianas gentis com operações realizadas de forma tradicional, a pouca evidência existente sugere que a opção gentil (quando clinicamente apropriada, na ausência de emergência) é segura; em alguns casos, pode até haver uma melhora nos resultados mensuráveis, como aleitamento materno exclusivo, taxas de infecção pós-natal e tempo de recuperação.[22,23,24,25] Um resultado menos formalmente clínico – mas não menos importante – é o aumento da satisfação materna que parece estar associada a cesarianas gentis.[26] Isso não quer dizer que as cesarianas tradicionais sejam sempre insatisfatórias ou indesejadas; de fato, apesar de pesquisas significativas nessa área, parece não haver evidências claras de que o tipo de parto tenha um efeito definitivamente bom ou ruim na saúde mental pós-natal. Cada vez mais, estudos sugerem que um nascimento que pareça fora de controle ou incompatível com as expectativas – independentemente de o nascimento ser cirúrgico ou espontâneo – pode ter maior probabilidade de contribuir para condições como depressão pós-parto ou transtorno de estresse pós-traumático.[27,28]

Eu de fato testemunhei um fenômeno semelhante no meu tempo como parteira: o parto "bom" de uma mulher é o trauma de outra. O que parece simples no papel – um trabalho de parto rápido sem intervenções, por exemplo – pode ser inimaginavelmente perturbador para alguém que se sente sobrecarregada pela velocidade e intensidade de suas contrações; enquanto um parto que pode parecer mais desafiador – um trabalho de parto longo, digamos, seguido por uma cesariana de emergência – pode parecer um triunfo para alguém que simplesmente queria segurar o tão esperado bebê em seus braços. Talvez, então, para mães que precisam de uma cesariana, a versão "gentil" do procedimento ofereça uma mistura satisfatória de planejamento cuidadoso e atenção compassiva centrada na pessoa. Quando adequada – e quando aceita por uma equipe que pode ser resistente a mudanças –, a cesariana gentil pode de fato ser o corte mais cuidadoso tanto para a mulher quanto para o útero.

Alguns detratores argumentam que a reformulação da cesariana como "gentil" ou "natural" pode ser outro passo perigoso para normalizar o parto operatório em um sistema obstétrico já supermedicalizado, enquanto outros argumentam que a promoção desse novo tipo de procedimento é pragmática, dado o aumento aparentemente inexorável das taxas de cesarianas, sendo empoderadora para milhões de mulheres que ainda podem optar por dar à luz dessa maneira.[29,30] Relembrando a conversa sobre cesarianas gentis dez anos após seu relatório inicial, Jenny Smith e a dra. Felicity Plaat escreveram: "Acreditamos que o debate gerado pelo nome é positivo, pois exige que perguntemos por que não devemos tentar otimizar a experiência de parto de mulheres submetidas à cesariana se o objetivo for colocar as mulheres no centro dos cuidados".[31]

Seja o parto pelo abdome, seja pela vagina, o evidente é que é necessária uma abordagem mais holística. A palavra "desconectar" surgiu várias vezes durante minhas conversas com Nikki e Alex. A experiência de parto de cada mulher foi marcadamente diferente da outra, mas ambas as mulheres sentiram que o ambiente moderno, liderado pela obstetrícia, e os rituais realizados dentro dele causavam uma dissociação de alguma parte mais profunda e primordial de si mesmas: uma parte, possivelmente, que reside literal e metaforicamente dentro do próprio útero. Alex descreveu a sensação chocante de ter seu "motor" ligado pelo tranco de um fluxo implacável de hormônios sintéticos, enquanto Nikki se lembrava de estar física e emocionalmente entorpecida naquela parte de seu corpo que existia além da cortina drapeada de sua primeira cesariana. A experiência de cada mulher é única, mas, depois de observar milhares de nascimentos em minha carreira, também posso dizer que esse desejo intuitivo de conexão – e a sensação de luto quando ela é perdida – é universal. À medida que a ciência continua a lutar por esse nascimento "perfeito", com um útero obediente e suas contrações Cachinhos Dourados, é importante não perder nosso senso de admiração por esse órgão milagroso e tudo o que ele pode fazer em seus momentos mais poderosos.

"Tenho muito apreço e respeito por esse órgão e pelo corpo feminino, seja como for", diz Alex, relembrando as histórias de parto compartilhadas por seu círculo de amigas. "Quando funciona, funciona incrivelmente bem. O fato de que qualquer pessoa que está em trabalho de parto possa passar por isso e sair do outro lado – e o fato de que minhas amigas que fizeram cesarianas podem ser cortadas ao meio e depois pegar um bebê e continuar como se aquilo fosse perfeitamente normal – me surpreende."

Em seu romance *Nightbitch* – uma meditação sobre a luta para reconciliar identidade e maternidade –, Rachel Yoder fala sobre esse tema da brutalidade do nascimento: "Essa coisa vem de nós [...] Ela nos rasga ao sair de nós, literalmente nos rasga em duas, em uma onda de grande dor, e sangue, e merda, e mijo. Se a criança não entra no mundo dessa maneira, ela sai por um corte à faca feito em nós. A criança é removida e nossos órgãos são retirados também, antes de serem costurados de volta lá dentro. É talvez a experiência mais violenta que um ser humano pode ter além da própria morte".[32]

No centro dessa experiência – esse ataque à integridade corporal, essa luta épica, esse triunfo sangrento – está o útero. Seja deixado sem perturbação, seja persuadido a agir ou cortado e suturado, esse músculo age e resiste com pouco agradecimento ou fanfarra. Ele faz o seu trabalho e, à medida que o tempo passa de um mês para o outro, prepara-se para começar de novo.

Pós-parto

Fechando os ossos, preenchendo o espaço

Fatima Abdullah diz suaves palavras de conforto enquanto dobra sete pedaços de tecido ao redor de seu corpo quebrado. Você passou pelo fogo do parto e, quer seu bebê tenha nascido vivo ou morto, de parto natural ou cesárea, você precisa de cura, paz e nutrição. Ela alimentou você com iguarias misturadas com especiarias para aquecer e sustentar, e levou xícaras de chá de gengibre aos seus lábios. Ela massageou óleo doce na pele solta e na gordura de sua barriga recém-esvaziada, as pontas dos dedos fazendo trilhas pelo estirado terreno da nova maternidade. Agora, com esse embrulho ritual, ela a valoriza e a restaura. O arranhar das cortinas cirúrgicas de papel verde, o cheiro de leite azedo e antisséptico da enfermaria, a parafernália estranha e humilhante de calcinhas descartáveis e garrafas peri: tudo desvanece sob o toque suave de Fatima.

Tecidos torcidos são enrolados em torno de seus tornozelos, pernas, quadris, braços e peito, e Fatima puxa com força suficiente para fazer com que cada parte de você se sinta segura. "Agradeça", ela lhe diz enquanto você se dirige a um lugar mais profundo. "Dê graças Àquele que fez você. Dê graças às pernas que a carregaram nessa jornada." Você não tem certeza de quanto tempo fica suspensa naquele espaço limítrofe, não tão distante daquele pelo qual passou durante o parto, mas logo percebe o ar em sua pele enquanto Fatima a desembrulha do peito para baixo, liberando você de volta ao presente. O último pedaço de tecido é retirado de suas panturrilhas, e assim a cerimônia chamada por muitos nomes em culturas ao redor do mundo – e agora amplamente conhecida no Ocidente como *Closing the Bones* [Fechando os ossos] – está completa.

Como educadora e doula atendendo famílias no norte da Virgínia e na área ao redor de Washington D.C., Fatima apoiou dezenas de pessoas durante a gravidez e o parto, mas, nos últimos anos, identificou a necessidade de abordar a intensa vulnerabilidade da pessoa pós-natal, de seu útero e seu espírito – entidades que ela vê como intimamente enredadas durante essa fase de transição. O ritual de embrulho que ela realiza está integrado a um programa abrangente de cuidados pós-natais baseado nos princípios-chave de calor, trabalho corporal e apoio. Embora a versão do ritual de Fatima seja baseada na Al Shedd – uma cerimônia tradicional marroquina –, versões dessa prática foram identificadas em culturas indígenas em praticamente todos os continentes.

O nascimento pode ser visto como o principal evento no mundo moderno e industrializado, mas esse foco é um fenômeno relativamente novo. Muito antes de as redes sociais e os tabloides de celebridades começarem a apresentar imagens de "recuperações" – transformações milagrosas de perda de peso nos dias e semanas após o nascimento –, a nova mãe e seu útero eram considerados dignos de celebração e cuidado. Rituais pós-natais envolvendo alguma combinação de alimentos nutritivos, práticas de aquecimento, envolvimento e liberação abdominal evoluíram em diversas culturas e locais, do Japão e do Vietnã à Malásia e à Moldávia.

"Esses rituais permitem que a mãe seja 'maternada' por um período após o nascimento", escreve Cindy-Lee Dennis, professora de enfermagem e psiquiatria da Universidade de Toronto, em uma revisão abrangente de tais práticas. Nos últimos anos, esse período foi reconhecido como uma etapa formativa na vida da parturiente, afetando todos os aspectos de sua identidade e, como tal, merecendo o tipo de exame e cuidado que talvez tenha faltado no Ocidente industrializado. Originalmente cunhado pela antropóloga Dana Raphael, o termo "matrescência" agora se refere ao que a psicóloga clínica Aurélie Athan descreve como "um rito de desenvolvimento em que uma mulher transita através da pré-concepção, da gravidez e do nascimento, da barriga solidária ou da adoção para o período pós-natal e além [...] O escopo das mudanças abrange múltiplos domínios – bio-psico-social-político-espiritual – e pode ser comparado ao impulso de desenvolvimento da adolescência".[1] Fatima Abdullah sugere que rituais como o *Closing the Bones* se adequam à enormidade dessa transição de um modo que é único para cada mãe: "Para muitas mulheres, [a prática] é valorizar qualquer jornada pela qual passaram. Para algumas pessoas, é uma jornada dolorosa e traumática. E, para outras, é linda. As emoções acompanham o que o corpo passou. É algo que leva tempo". O fato de que rituais pós-natais semelhantes podem ser encontrados de leste a oeste e praticamente por todos os pontos intermediários é uma prova do reconhecimento universal das necessidades da pessoa que dá à luz enquanto ela atravessa a encruzilhada da matrescência.

Além de marcar essa transição – seja ela dolorosa, seja triunfante –, acredita-se que os rituais pós-natais trazem importantes benefícios fisiológicos para o corpo e, mais especificamente, para o útero. Muitas culturas identificam o útero pós-natal como um local que se tornou "aberto" ou "frio" durante o parto e, portanto, deve ser fechado, aquecido ou ajustado de volta ao lugar. Tema Mercado, uma parteira mexicana que pratica a *Cerrada Postparto* – um ritual pós-natal de aquecimento e envolvimento notavelmente semelhante à Al Shedd –, diz: "Esse processo é benéfico para qualquer mulher que tenha experimentado uma forte abertura na área do útero. No México, chamamos isso de '*Frío en el vientre*' [Frio no ventre]".[2] A tradição tailandesa inclui o Yu Fai, em que a nova mãe é embrulhada e aconselhada a descansar em uma cama sobre um fogo quente para ajudar na recuperação e na cura uterina,[3] enquanto em Trinidad panos são usados para "colocar" o útero no lugar e fechar uma passagem que foi aberta e vulnerabilizada durante o parto.[4] Layla B. Rashid, uma assistente de parto marroquina que iniciou o renascimento da Al Shedd, reconhece que o cuidado pós-parto é literalmente uma questão de vida ou morte: "As anciãs no Marrocos dizem que o túmulo da nova mãe fica aberto por quarenta dias, porque sabem como ela fica vulnerável".[5]

Parteiras e obstetras modernos também reconhecem que o útero pós-natal fica em um equilíbrio delicado de poder e perigo nos dias e semanas após o nascimento. Tendo cumprido o que alguns podem chamar de seu propósito fundamental – gerar uma nova vida –, o útero pós-natal deve agora realizar uma lista de tarefas complexas, cada uma desafiadora e potencialmente arriscada por si só. Com a conclusão do terceiro e último estágio do parto – a expulsão da placenta e de suas membranas –, o útero deve cicatrizar uma grande ferida aberta, ao mesmo tempo que se protege contra infecções, retornando ao seu tamanho pré-gestacional e regenerando seu revestimento para se preparar para outra fertilização e gravidez em potencial o mais rápido e seguro possível.

Do lado de fora, a única evidência desse processo são os lóquios – o fluxo sanguíneo que sai do útero pela vagina por aproximadamente quatro a seis semanas após o nascimento. De aparência idêntica ao efluente menstrual, mas marcadamente diferentes na composição, os lóquios limpam o útero de líquido amniótico, tecido endometrial, muco, glóbulos vermelhos e brancos e, às vezes, até fragmentos remanescentes da placenta e/ou saco amniótico. À medida que os lóquios são expelidos, o útero se ocupa do crescimento de células saudáveis sobre o local exposto da placenta – um processo que é concluído cerca de três semanas após o parto[6] – e começa a involuir, ou encolher, até estar novamente dobrado atrás do osso púbico. Ao contrário da crença popular, a taxa de involução é altamente individual – influenciada por fatores como idade, número de filhos anteriores, tipo de parto e alimentação[7,8]– e não pode ser acelerada de modo seguro por meio de dieta ou exercícios.

Muitos praticantes de cerimônias tradicionais de *Closing the Bones* – incluindo a Al Shedd, a *Cerrada Postparto* e suas variações – afirmam que tais rituais contribuem para o processo de cura uterina. Diz-se que massagear e/ou envolver o abdome dá suporte a ligamentos e músculos sobrecarregados, reajusta o útero em sua posição correta dentro da pélvis, minimiza o sangramento e até reduz a infecção. Embora possa não haver uma base substancial de evidências clínicas para apoiar essas alegações, o fato de que rituais semelhantes – em alguns casos, quase idênticos – evoluíram de maneira independente em áreas geográficas e culturalmente diversas sugere que várias gerações de mulheres devem ter encontrado algum valor intrínseco nessas práticas. Pode ser justo examinar ou mesmo criticar esse tipo de experiência vivida, mas de modo nenhum é certo ignorá-la.

Para além de quaisquer benefícios uterinos tangíveis, talvez esses rituais permaneçam populares porque oferecem à nova mãe algo que sempre foi raro e precioso: descanso. A voz de Fatima Abdullah assume um tom respeitoso quando ela me conta como as mulheres emergem desse estado de paz: "Eu lhes dou um tempo embrulhadas", diz ela, observando que essa pausa suave pode durar até uma hora, "e depois as desembrulho. Elas geralmente saem muito devagar e ficam: 'Uau. Isso foi ótimo'. E é como se alguém acabasse de acordar de um sono muito profundo e relaxante. A reação mais comum que presencio é a maioria das pessoas serem capazes de desligar tudo, não se preocupar com nada e apenas deixar o corpo descansar um pouco".

Esses rituais tradicionais podem ou não ter efeitos quantificáveis na cura uterina, mas o efeito do "descanso profundo" no útero pós-natal e na pessoa que o tem não deve ser subestimado. Descanso de um bebê chorão, ou de uma encrenca que precisa ser enfrentada, ou de um e-mail que precisa ser respondido, ou de uma pressão generalizada para fazer mais, parecer melhor, curar mais rápido, ocupar menos espaço – qualquer pessoa que tenha viajado à matrescência sabe que esse descanso tem um valor além da conta.

Que sabedoria, então, desenvolvemos com essas práticas que evoluíram ao longo de milênios para servir e curar a nova mãe e seu útero? Previsivelmente, o mundo ocidental industrializado destilou os rituais pós-parto em uma forma que se adequa aos seus valores: abandonamos os elementos "estranhos" misteriosos, inquantificáveis e intragáveis desse tipo de cura e escolhemos a dedo um aspecto – a compressão abdominal – que facilita o retorno a um corpo pós-natal socialmente desejável: esbelto, sexualmente disponível e ocupando o menor espaço possível. Revistas femininas, blogs, sites e varejistas on-line divulgam as qualidades milagrosamente transformadoras de uma nova geração de roupas de compressão projetadas para serem usadas por dias ou até semanas após o parto. Variadamente conhecidos como faixas de barriga, prensas, bandagens, treinadores de cintura e cintas, esses itens – muitas vezes elásticos, às vezes ajustados por sistemas complicados de ganchos, presilhas e abas de velcro, e às vezes até com armações como os espartilhos constritivos de outrora – são apontados como ferramentas essenciais no arsenal da nova mãe.

Já refletimos sobre um momento de profundo descanso pós-natal, uma pausa nas demandas e expectativas de um mundo agitado. Vamos refletir agora sobre um tipo diferente de momento, de vulnerabilidade e insegurança: você ainda é uma nova mãe, seu corpo talvez tenha apenas algumas horas ou dias antes se afastado dos esforços do nascimento, e é a hora cruel da noite em que ninguém, além de você e seu bebê, parece estar acordado. A criança está sugando seu mamilo, ou talvez engolindo de uma mamadeira, e enquanto você pondera se essa é a quarta mamada em uma hora ou apenas a continuação de uma longa e interminável, seu útero se contrai sem parar. Trata-se de uma parte normal da cura pós-natal – colocar o bebê no peito inicia minicontrações do útero, ajudando-o a involuir, uma espécie de *biofeedback* que você se recorda de ter sido mencionada por sua parteira –, mas a dor na barriga a lembra da pele flácida com aspecto de balão murcho pendurada sobre sua calcinha. Você pega o celular ao seu lado, pensando que rolar um pouco a *timeline* das redes sociais pode distrai-la de seus problemas, e um anúncio direcionado pisca na tela: uma mulher ousada, de rabo de cavalo em uma cinta elástica, de lado para mostrar a lisura da barriga. O site diz que a faixa que ela está usando "realinha os músculos abdominais" e "movimenta os fluidos pelo corpo", mas outra frase lhe interessa mais: "reduzindo a aparência da 'barriga de mamãe'".[9]

Algo estala enquanto o bebê continua sua sucção frenética. É como se alguém desse um nome a uma pulga atrás da sua orelha e se oferecesse para retirá-la. Você navega, pesquisa e clica em vitrines virtuais. Outra marca de cinta começa seu discurso com a promessa usual de benefício clínico, alegando que "tais faixas de suporte são frequentemente recomendadas por fisioterapeutas para dar suporte ao útero, ao abdome, à pélvis e às costas", mas, algumas linhas abaixo, você lê um refrão agora familiar: "É fácil ver a protuberância da barriga desaparecer e ajudar a recuperar sua forma pré-gravidez usando uma cinta elástica".[10]

Essa promessa é feita por diferentes marcas de diversas maneiras em toda a internet. Claro, cada empresa tem o próprio aviso de que essas promessas podem não ser cumpridas, mas as letras miúdas desaparecem quando você lê os depoimentos das aparentemente intermináveis clientes satisfeitas.

"Meu Deeeeeus. Menina! Sim! 5 estrelas!!", diz um comentário. "Eu dei entrada no hospital na data prevista com 79 quilos. Dei à luz e já comprei a faixa no dia seguinte, no hospital. Cheguei em casa no terceiro dia parecendo a Beyoncé. Estava pesando 63 quilos no fim da semana."[11] Você rola a página, clica, encontra outras mulheres – que, como você, têm úteros rebeldes e corpos flácidos – que escrevem com o mesmo entusiasmo inabalável.

"Eu já podia ver minha barriguinha desaparecendo depois de duas semanas usando minha faixa", diz uma.

"Minha barriga encolheu para o tamanho quase normal muito rápido", diz outra. "Cruzando os dedos para emagrecer ainda mais com essa cinta incrível!", diz uma terceira.[12]

Há infinitas selfies de mulheres posando de lado no espelho com corpos comprimidos em vastas faixas da cor de esparadrapos – e, em sua hora de escuridão, esse objetivo está tentadoramente próximo: a recuperação está ao seu alcance. Até mesmo a barriga mais gelatinosa, a barriga mais de mamãe de todas, pode ser domada e restringida, quase como se você nunca tivesse ficado grávida, quase como se seu útero não existisse.

Para ser justa, vamos pular da amamentação noturna para a bancada do laboratório. Poderia haver benefícios tangíveis para o uso dessas roupas? As alegações de suporte valioso para os músculos e órgãos pélvicos podem ser fundamentadas? Em suma, a evidência por trás de tais alegações é ambígua, e a própria base de evidências é relativamente mínima. Dois pequenos estudos parecem sugerir que o uso de faixas abdominais elásticas pode diminuir a dor e aumentar a mobilidade em mulheres que deram à luz por cesariana.[13,14] No entanto, a maior revisão de tais estudos até o momento encontrou falta de evidências adequadas para demonstrar um efeito geral.[15]

As promessas das cintas da moda para firmar e restaurar a temida "barriga de mamãe" também podem ser infundadas: Gráinne Donnelly, uma fisioterapeuta avançada especializada em saúde pélvica feminina, alerta que as roupas disponíveis comercialmente não são adequadas para tratar ou corrigir a diástase abdominal, uma separação pós-natal dos músculos abdominais que pode causar desafios funcionais e contribuir para o aparecimento de uma barriga frouxa ou protuberante.

Ela diz: "Eu cuido de muitas mulheres no pós-parto em relação à recuperação do assoalho pélvico e da parede abdominal. Muitas delas procuram aparelhos abdominais e roupas de compressão para uma recuperação mais rápida e para ajudar a restabelecer sua silhueta pré-natal. A realidade é que faltam pesquisas que apoiem essas roupas e faixas. Em termos de recuperação da parede abdominal, a pesquisa não apoia [a noção] de que os aparelhos reduzem ou aceleram a recuperação da diástase. Uma pesquisa baseada no consenso de especialistas, divulgada em 2019, aconselhou que as faixas e cintas abdominais fossem usadas apenas como adjuvantes à reabilitação em diástase abdominal pendular significativa".[16] Beth Davies, uma instrutora de saúde e exercícios para mulheres, concorda e explica que as roupas de compressão são "parte de uma caixa de ferramentas, incluindo a restauração da força e da coordenação do sistema do assoalho pélvico/core, padrões respiratórios, controle da pressão intra-abdominal, boa nutrição e autocuidado".[17]

Em suma, não há solução rápida. A "barriga de mamãe" não cederá apenas com o uso de faixas ou cintas; é necessário um programa mais abrangente e guiado por especialistas para reverter os estiramentos e tensões de fim de gravidez.

Talvez mais crucialmente, é razoável acreditar que o uso ou mau uso dessas roupas no período pós-natal possa levar a danos comprováveis. Muitas mulheres acham que a micção e a defecação podem demorar para retornar à normalidade após o nascimento; órgãos pélvicos foram deslocados e às vezes traumatizados por cirurgia, fórceps, cateterização ou contrações prolongadas. Como parteira, estremeço ao pensar no efeito que a compressão abdominal prolongada pode ter nesses processos fisiológicos: como você pode soltar um pum, esvaziar uma bexiga distendida ou dar ao seu útero o espaço necessário para se contrair e involuir no próprio tempo quando você fica, de fato, espremida por dias a fio como uma salsicha humana?

Uma blogueira conta sua história de prolapso após uma amarração de barriga exageradamente entusiasmada: começando por várias camadas de "envoltórios de barriga com ganchos e laços" sobre seu abdome apenas cinco dias após o parto, Jennifer Thomé diz: "Os elogios começaram a aparecer. Minha barriga estava mais seca do que tinha sido em anos. Sucesso! Pelo menos foi o que pensei". Esse "sucesso" durou pouco: lóquios aumentados e uma sensação constante de pressão levaram Jennifer a consultar seu obstetra e sua parteira, que confirmaram que ela tinha prolapso de órgãos pélvicos. "A cinta comprimiu todos os meus órgãos", escreve Jennifer, "o que empurrou minha bexiga para baixo".[18]

Além do potencial de dano fisiológico ao útero e aos órgãos adjacentes, pode-se facilmente perguntar quais danos psicológicos essas práticas modernas de amarração podem causar. Pode haver muitas clientes satisfeitas que se parecem e se sentem como a Beyoncé depois de alguns dias amarradas, mas, após a euforia inicial de abotoar seu jeans apenas três dias após o parto, que tipo de efeito duradouro permanece? Uma "barriga de mamãe" é a evidência de um órgão que trabalhou incrivelmente pesado e produziu uma nova vida. Pode não ser celebrada como um distintivo de honra, mas, se as mulheres forem informadas de que se trata mesmo de uma coisa horrorosa – um apêndice bagunçado e feio, a ser escondido e comprimido a todo custo –, o que isso diz sobre a forma como nossa sociedade valoriza ou estigmatiza o corpo que passou por um parto?

Nesse cenário sombrio de estigma e vergonha, Gráinne Donnelly lança uma nota de otimismo cauteloso; ela acha que pode chegar um momento em que haverá evidências suficientes para apoiar o uso de roupas mais sofisticadas e de nível médico no tratamento de problemas de saúde pós-natais específicos, como diástase abdominal ou incontinência.

"Esperamos mais pesquisas que demonstrem isso nos próximos anos", ela me diz. Enquanto isso, porém, a vasta gama de produtos e as promessas igualmente incompreensíveis feitas por seus fabricantes podem estar causando danos incalculáveis a uma população vulnerável; o bastante para que, de fato, Gráinne pense que o mercado para tais produtos "deveria ser regulado".

Como, então, a nova mãe e seu útero podem ser curados e restaurados com segurança em um mundo que valoriza a forma sobre a função, a beleza socialmente construída sobre a saúde reprodutiva? Fatima Abdullah diz que há um interesse crescente em tradições holísticas pós-parto, como a *Closing the Bones* e suas muitas variações.

"Sinto que há mesmo um bom ressurgimento na compreensão de que as formas tradicionais de apoio são muito sábias", ela me diz. "As pessoas estão meio que voltando a elas." Talvez, porém, nem toda pessoa que dá à luz queira ser embrulhada e depois solta. Algumas podem se sentir desconfortáveis em se apropriar ou participar de tradições adaptadas de culturas que não são a sua; algumas podem simplesmente não ter dinheiro ou tempo para serem nutridas e ungidas enquanto há um bebê para ser alimentado e trabalho a ser feito. Mas, certamente, todo útero pós-natal – depois de se expandir, contrair e criar e expelir um ser humano totalmente novo (ou dois, três ou mais) – tendo trabalhado tanto, merece um momento de descanso profundo e permissão para ocupar o espaço que for necessário.

Saúde

Na doença e no bem-estar

Estou suspensa a um metro e oitenta no ar, nua da cintura para baixo, com as pernas abertas e dobradas como que em estribos. A cadeira em que estou, de acordo com a enfermeira que agora está apertando freneticamente botões em um painel de controle, esteve "de brincadeira" a semana toda, e agora se comportando absolutamente pior, mais travessa. Do meu ponto de vista aqui perto das telhas do teto, posso ver as raízes escuras saindo do topo da cabeça oxigenada da enfermeira. Posso ver um carrinho com as gavetas cheias de pacotes de celofane: espéculos estéreis, *swabs*, agulhas e seringas, todas as ferramentas que podem ser necessárias para sondar os rincões secretos do meu corpo. Posso ver a médica também enquanto ela aplica um gel lubrificante sobre o preservativo usado no transdutor que logo estará dentro de mim; ela olha para minhas pernas balançando acima dela, então para a enfermeira cada vez mais constrangida, com o rosto relaxado com um tédio infinito enquanto sua mão enluvada esfrega o lubrificante de cima a baixo no transdutor. Eu assisto a tudo da minha posição elevada aqui no ar. Tento me lembrar de onde já vi a expressão da médica antes, e então me lembro – é a resignação cansada das trabalhadoras do sexo no Distrito da Luz Vermelha, em Amsterdã, andando de um lado para o outro em biquínis e shorts de couro. Esse é mais um dia de se enfiar e succionar corpos de mulheres, e todas nós estamos no piloto automático, tentando fazer o nosso melhor.

Eu faço uma piada sobre estar sem chão; faço graça; tento acalmar a situação, embora eu seja a única com poucos motivos para se desculpar. Na outra parte da minha vida – naquela em que sou eu que estou de pé entre as pernas de outras mulheres, torcendo por elas, desejando que seus corpos funcionem da maneira mais saudável e mais alegre possível – digo às mulheres que não fiquem pedindo desculpas. "Você é maravilhosa", eu digo. "Você é linda e forte. Não peça desculpas pelo seu corpo." Mas hoje meu corpo defeituoso nos uniu – a enfermeira, a médica e eu –, meu corpo que trabalha todos os meses para dar à luz aqueles gêmeos antigos, Dor e Sangramento – e estou pedindo desculpas pelo meu corpo, pela cadeira, por você ter que fazer isso e me ver e me tocar e dar um nome e uma cura para meus problemas, desculpe, desculpe.

No entanto, não há cura, a médica me diz vinte minutos depois em seu consultório, assim que fui resgatada lá de cima e posicionada e investigada em outra sala, com uma cadeira melhor e mais obediente. Ela bate a caneta na tela do computador em sua mesa.

"Esta é uma ultrassonografia do seu útero", diz ela, tocando uma área que parece a explosão de uma fina camada de gelo em escala de cinza, "e esta parte do seu útero está calcificada".

Confusa com o termo, e ainda cambaleando um pouco com minha experiência estilo parque de diversões na primeira cadeira, tento imaginar o que esse diagnóstico poderia significar. Passei meus dedos pelos nós apertados e calcários de placentas calcificadas, brindes ásperos de uma mãe fumante inveterada, mas não fumo nem estou grávida. Quero formular uma pergunta inteligente, mas todo o meu conhecimento clínico me abandona. Hoje eu sou a paciente. Eu sou a mulher que foi instruída a "tirar a parte de baixo" e, embora agora esteja vestida, me sinto desorientada e incompleta, como se tivesse me recomposto do jeito errado. Minha cabeça parece tão distante do meu corpo quanto um balão frouxamente amarrado. Palavras e jargões inteligentes me falham; em vez disso, faço a pergunta elaborada por pacientes em todos os lugares.

"Isso é grave?"

"Não", diz a médica, evitando meu olhar. "É só uma mudança que normalmente associaríamos ao útero de uma mulher muito mais velha. Um útero envelhecido."

Bom. Tudo bem. Eu não tenho uma doença terminal, meu útero está simplesmente indo em direção ao túmulo. Aquele músculo forte e pulsante – o órgão que fez crescerem minhas filhas, as nutriu e as trouxe ao mundo – está, aos 42 anos, transformando-se em giz, no material rígido e quebradiço dos ossos e das conchas. Talvez seja por isso que meus períodos menstruais se tornaram tão longos e dolorosos, com uma perda de sangue que faz minha cabeça girar: meu útero não é flexível o suficiente para fazer suas tarefas mensais com facilidade. Ele luta enquanto se aperta – o tecido saudável estrangulado por sua sombra calcificada –, ele resmunga, se contorce, cada célula se esforçando para se flexionar e relaxar. Oferecem-me hormônios e cirurgia, ambas alternativas que recuso por razões que sei serem válidas, e mesmo assim peço desculpas mais seis vezes antes de reunir meus pertences e deixar a médica digitar suas anotações nos escassos minutos até que minha cadeira esteja ocupada por outra mulher com outro corpo disfuncional. Mais tarde, enquanto ando pelo estacionamento do hospital, imagino meu útero calcificado rolando na minha pélvis como um seixo, suas fibras ricamente nervuradas atravessadas por fios de pedra.

Embora agora eu tenha uma resposta – se não uma solução – para o tormento mensal infligido a mim pelo órgão que me serviu tão bem no passado, há muitas razões pelas quais uma pessoa com útero pode sentir dor – durante a menstruação e perto dela, o sexo, o movimento ou em qualquer outro momento – ou sangramento problemático. Quando eu pergunto – quando *perguntamos* – "É grave?", o que muitas vezes queremos dizer é "É câncer?", nossas mentes saltando agilmente para o pior cenário. Às vezes, a resposta é sim: o câncer de útero (um termo abrangente para malignidades do revestimento ou do corpo do útero) é o quarto câncer mais comum em mulheres nos Estados Unidos e no Reino Unido, com mais de 66 mil e 9 mil diagnósticos por ano nesses países, respectivamente.[1,2] O prognóstico para essas pacientes – especialmente para aquelas cuja doença é identificada precocemente – costuma ser de otimismo cauteloso. O Cancer Research UK [Centro de Pesquisas sobre Câncer do Reino Unido] relata que cerca de três em cada quatro mulheres diagnosticadas com câncer uterino na Inglaterra sobrevivem à doença por cinco anos ou mais, com taxas de sobrevivência subindo para quase nove em dez entre a faixa etária de 15 a 39 anos.[3] É claro que nenhum diagnóstico de câncer é bem-vindo, mas pesquisas emergentes nesse campo – como a da exploradora uterina Frances Byrne e seus colegas – continuam a enriquecer nossa compreensão e a melhorar os resultados.

Nem todos os cânceres são criados da mesma forma, e nem todos os úteros têm oportunidades iguais para diagnóstico e tratamento. Globalmente, o câncer do colo do útero mata mais de 300 mil mulheres por ano ou, ainda mais impactante, uma mulher quase a cada dois minutos.[4] Na verdade, essa doença mata mais mulheres em todo o mundo do que as suspeitas uterinas habituais, gravidez e parto.[5] Essa estatística pode ser uma surpresa especial para aquelas que têm a sorte de viver em um país de renda mais alta, com acesso a cuidados regulares de saúde ginecológica. Afinal, o "exame de Papanicolau" – o teste-padrão de triagem para câncer do colo do útero, nomeado em homenagem ao seu inventor, Geórgios Papanikolaou –, tornou-se um rito de passagem, embora muitas vezes desconfortável, para qualquer pessoa com colo do útero no mundo mais rico e desenvolvido. Nos Estados Unidos e no Reino Unido, por exemplo, o rastreamento do colo do útero começa aos 25 anos e é repetido a cada três a cinco anos.[6,7] As piadas nervosas com a enfermeira, o deslizamento frio de um espéculo e a estranha sensação de um profundo cotonete em seu interior são bastante familiares para muitas de nós, mas esses momentos de desconforto podem resultar na detecção de uma doença que, muitas vezes, é assintomática em seus estágios iniciais.

Na verdade, temos que agradecer a Andromachi "Mary" Mavrogeni Papanikolaou, esposa de Geórgios, por essa intervenção; quando seu marido, um patologista em começo de carreira, descobriu um novo método de raspar células do colo do útero e estudá-las em busca de alterações pré-cancerosas, Mary não apenas se tornou sua técnica de laboratório, mas também ofereceu o próprio colo do útero para repetidas amostragens.[8] "Não havia outra opção para mim a não ser segui-lo dentro de seu laboratório", Mary recordou mais tarde, "tornando meu o seu modo de vida".[9] Sem dúvida, a generosidade de corpo e alma da sra. Papanikolaou pode ter sido ofuscada pelas realizações profissionais de seu marido, mas seu colo do útero, sem dúvida, contribuiu para salvar muitos milhares de vidas desde que Geórgios publicou suas descobertas pela primeira vez, em 1941;[10] foi comprovado que o rastreamento regular com exames de Papanicolau reduz as mortes por câncer do colo do útero em até 80%.[11]

Nos últimos anos, pesquisas que relacionam a presença do papilomavírus humano (HPV) ao câncer do colo do útero levaram os programas de rastreamento a uma nova direção. Anteriormente identificado como o vírus responsável pelas verrugas genitais, o HPV agora é conhecido por causar a grande maioria – gritantes 99,7% – dos cânceres cervicais.[12] Dado que cerca de 80% dos adultos podem ser infectados pelo HPV em algum momento[13] – muitas vezes de forma assintomática –, a vacinação contra o HPV agora é um elemento-chave da estratégia da OMS para eliminar o câncer de colo do útero.[14] A triagem também desempenha seu papel, embora com um novo tipo de teste de esfregaço menos invasivo que detecta o HPV, em vez de células especificamente cancerosas ou pré-cancerosas. De modo crucial, a autoamostragem – na qual as pessoas coletam em casa os próprios "esfregaços", ou amostras, e depois os encaminham para um laboratório para testes – mostrou ser uma grande promessa em estudos recentes. As informações fornecidas pelo YouScreen, um estudo de 2021 que ofereceu autoamostragem para 31 mil mulheres em Londres, afirma que "99 em cada 100 pessoas são capazes de fazer a autoamostragem corretamente".[15] A oportunidade de usar um simples cotonete no conforto da própria casa pode ser transformadora para pessoas que, de outra forma, poderiam ter evitado a triagem profissional; por exemplo, em uma pesquisa de 2018 do Jo's Cervical Cancer Trust, 72% das mulheres que sobreviveram à violência sexual relatam atraso ou recusa em fazer a triagem.[16]

Uma sobrevivente explica: "Com o Papanicolau e exames pélvicos, sua mente entende por que eles são necessários, mas, muitas vezes, como seu corpo não consegue diferenciar o exame do ataque sofrido, então o teste de esfregaço pode parecer tão doloroso quanto uma violação do corpo. Posso dizer que, se minha vagina pudesse falar quando se trata do Papanicolau, ela estaria gritando: 'eu não quero, ME DEIXE EM PAZ!!!'".[17]

Para algumas pessoas (e vaginas) que sofreram agressão, a autoamostragem pode satisfazer esse desejo de solitude corporal e autonomia, ao mesmo tempo que oferece a oportunidade de participar de uma intervenção potencialmente salvadora. Sobrevivente ou não, qualquer pessoa que considere as consultas de cuidados de saúde íntimos desafiadoras ou estigmatizantes pode preferir esse tipo de triagem; por exemplo, entre 137 participantes trans e não binários em um estudo de 2021, 53% disseram que gostariam de receber os cotonetes de autoamostragem.[18]

O próximo desafio para a comunidade global de saúde é garantir que o rastreamento e o tratamento do câncer de colo do útero estejam disponíveis para pessoas em países menos privilegiados. Estimativas da Cervical Cancer Action [Ação do Câncer Cervical] em "países de baixa e média rendas [demonstraram que] menos de 20% das mulheres foram rastreadas para câncer do colo do útero, em comparação com 60% em países de alta renda",[19] e a Global Surgery Foundation mostra que, mesmo que o acesso ao rastreamento seja melhorado, "é antiético fornecer rastreamento sem opções de tratamento eficaz".[20] Em um futuro mais justo, cada colo de cada útero, mesmo aqueles que foram abusados, agredidos ou marginalizados, ou aqueles que existem em países em desenvolvimento ou de baixa renda, terá a oportunidade de um atendimento de saúde ideal.

Embora muitas de nós pensemos imediatamente em câncer quando confrontadas com dor e sangramento, a verdade é que esses sintomas são muito mais propensos a serem causados por miomas, endometriose ou adenomiose, condições que podem ser experimentadas por milhões de pessoas com útero todos os anos, mas que raramente são incluídas nos currículos de educação sexual e de saúde nas escolas. Tendo crescido nos Estados Unidos dos anos 1980 e 1990, assisti a algumas versões dessas aulas, todos os anos a partir da sexta série, aprendendo de maneira obediente sobre as partes de um pênis e a grafia correta de clamídia e outros fatos "essenciais", mas os nomes de condições ginecológicas nunca passaram pelos lábios dos meus professores. Mostraram-me absorventes antiquados, com suas configurações medievais de ganchos e cintos; sofri a humilhação ritual de colocar uma camisinha em uma banana; assisti a filmes horríveis de adolescentes ensanguentados e moribundos à beira da estrada depois de terem dirigido alcoolizados, mas essas lições "úteis" deixaram um vazio escancarado no meu autoconhecimento. Nunca me disseram que meu próprio corpo provavelmente me trairia, que o ciclo mensal que tracei com minha nova caneta esferográfica tricolor poderia trazer o próprio trauma e hemorragia, ou que havia nomes para as coisas que o útero de uma pessoa poderia fazer – e, estatisticamente falando, provavelmente faria – além de menstruar e ter bebês.

Mesmo quando estudava para ser parteira, faminta pelo conhecimento de todo o funcionamento interno do corpo de uma mulher, só aprendi essas coisas acidentalmente – lesões de endometriose observadas durante meu estágio de um dia na cirurgia de ginecomastia ou descrições fugazes de miomas nas anotações de maternidade de uma mulher –, e muitas vezes tive que aprofundar minha compreensão dessas condições vasculhando sites e artigos de periódicos em meu tempo livre. Ocasionalmente, conversas com minhas colegas – notórias por sua franqueza – revelavam que quase todas nós sofríamos com dores debilitantes e a apropriadamente chamada "inundação" por anos. Algumas de nós tiveram a sorte de ter um diagnóstico; outras foram equipadas com dispositivos intrauterinos e enviadas de volta ao mundo sem discussões adicionais. Algumas – na verdade, a maioria – simplesmente aguentam caladas. E pensa-se que somos as bem-informadas, aquelas com um conhecimento tão profundo e íntimo do corpo das mulheres que nosso poder poderia nos levar às fogueiras que queimavam as bruxas. Mesmo nós – com nossos livros didáticos, ilustrações anatômicas e médicos prontos a nos atender – muitas vezes vagamos na escuridão metafórica com úteros rebeldes.

À medida que a pesquisa ginecológica ganha ritmo, porém, e à medida que se torna mais socialmente aceitável discutir o que até então era descartado sob o amplo título de "problemas femininos", focos de luz estão aparecendo nessa escuridão. Não mais felizes em sofrer em silêncio, as pessoas estão falando sobre úteros, e um coro diversificado de vozes se juntou ao diálogo, de fóruns on-line à mídia convencional; dos corredores do poder à TV aberta.

"Em todos os lugares a que vou no mundo", diz Cynthia Bailey, modelo, atriz e estrela do reality show *The Real Housewives of Atlanta*, "as mulheres vêm até mim me agradecendo por ter tido essa conversa; isso as fez se sentirem à vontade para conversar".[21] Bailey não está falando sobre quando desfilou em uma passarela de Milão ou sobre sua aparição no videoclipe do hino bombástico e machista do Heavy D, "Nuttin' But Love". Ela está se referindo a um episódio de 2013 de *Real Housewives* em que ela se abriu sobre sua luta contra uma doença que a deixou anêmica, exausta e constantemente com medo de um "acidente" embaraçoso em público. A franqueza de Bailey chamou a atenção do público, e não é de se admirar: estima-se que miomas uterinos – a condição secreta no centro dessa conversa – afetem de 70 a 80% das mulheres ao longo da vida.

Os miomas (ou "leiomiomas", para usar o nome clínico apropriado) são crescimentos benignos de músculo e tecido fibroso que podem se desenvolver dentro e ao redor do corpo do útero. Eles podem ser tão pequenos quanto a ponta do dedo ou tão grandes quanto um melão, e podem ocorrer sozinhos ou em dezenas. Enquanto alguns miomas são completamente assintomáticos, sua presença apenas descoberta acidentalmente durante investigações pélvicas para outras doenças, muitos podem se manifestar com sintomas contínuos e incômodos, como dor abdominal e nas costas, períodos menstruais intensos e sangramento ao longo do ciclo menstrual, sexo doloroso e aumento da frequência de micção. Um estudo de 2015 realizado por pesquisadores da Universidade de Northwestern descobriu que os efeitos psicológicos dos miomas também podem ser debilitantes, com a maioria das sessenta participantes relatando medo, ansiedade, raiva e depressão relacionados à doença, e muitas descrevendo uma autoimagem negativa que interferiu nas relações íntimas.[22] Essas descobertas parecem ter sido confirmadas mais recentemente em uma escala muito maior: em um estudo de 2021 com mais de 900 mil mulheres, as participantes com miomas eram mais propensas a receber diagnósticos de ansiedade ou depressão. Não por acaso, essa correlação foi maior entre as mulheres com sintomas relacionados à dor.[23]

Alguns dos dados emergentes desses estudos são particularmente difíceis: metade das mulheres da corte de 2015 relatou se sentir "indefesa", e as participantes com miomas no estudo de 2021 apresentaram uma taxa mais alta de violência "autodirigida" do que aquelas sem miomas. Essas estatísticas contam uma história trágica de desespero, de mulheres lutando para lidar com um futuro incerto da maneira que podem. Ao falar para a revista *Essence* em 2020, a ativista de conscientização sobre miomas Tanika Gray Valbrun explicou o estresse implacável de tentar gerenciar sua condição assustadoramente imprevisível: "Eu desenvolvi uma intensa ansiedade de manchar bancos de carros e colchões, ou estar de pé em uma reunião de negócios e sentir aquele jorro gigante. [...] Eu nunca usava branco, o que era um lembrete emocional de como os miomas dominavam minha qualidade de vida".[24] Esse refrão de medo e frustração – de não saber quando a dor ou o sangramento podem atacar, de lidar em silêncio e com vergonha, de não enxergar um caminho claro à frente – é ecoado repetidamente em estudos de mulheres com problemas uterinos de qualquer origem, e um triste reflexo das lacunas persistentes em nosso conhecimento sobre condições ginecológicas que alteram a vida.

Embora não tenha como prevenir a ocorrência de miomas, existem alguns fatores de risco evidentes que contribuem para o aumento da incidência: idade avançada, obesidade, histórico familiar da doença, ingestão de carne vermelha, deficiência de vitamina D e até histórico de abuso sexual infantil foram ligados à doença.[25] O maior fator de risco, porém, é aquele impossível de alterar: a raça. Um crescente corpo de evidências sugere que as mulheres negras são duas a três vezes mais propensas a desenvolver miomas durante a vida, com até 90% delas experimentando um ou mais miomas aos 50 anos. As mulheres negras também tendem a desenvolver miomas mais cedo do que suas contrapartes brancas, e esses crescimentos tendem a ser maiores, mais numerosos e mais seriamente sintomáticos.[26,27] Embora esses sintomas às vezes possam ser controlados com tratamentos que variam de anti-inflamatórios e anticoagulantes orais a medicamentos hormonais e procedimentos mais invasivos, como miomectomia (remoção cirúrgica de miomas), é duas vezes maior a probabilidade de as mulheres negras se submeterem ao último recurso de "cura": a histerectomia, ou a remoção do útero.[28] Se esse último fato é produto de uma necessidade clínica genuína ou uma desvalorização social mais ampla da vida reprodutiva das mulheres negras é uma questão que continua a gerar especulações e debates ferozes.

Stephanie Tubbs Jones, uma deputada estadual de Ohio (e a primeira mulher negra a ser eleita para esse cargo), argumentou que "as mulheres merecem mais" do que sofrer desnecessariamente dessa condição potencialmente debilitante, mas muitas vezes não diagnosticada. "Mulheres", escreveu ela em 2007, um ano antes de morrer, "não podemos mais nos calar sobre o que nos aflige. Se não falarmos, nosso silêncio pode ser nossa ruína".[29] Reconhecendo o estrago causado pelos miomas na vida de familiares e amigos, Tubbs apresentou em 1999 um projeto de lei na Assembleia de seu estado para aumentar o financiamento da pesquisa sobre miomas. Embora o projeto tenha fracassado e Tubbs tenha morrido sem ver essa campanha se concretizar, seu trabalho foi ressuscitado em um projeto semelhante proposto pela representante de Nova York Yvette Clarke e apoiado pela vice-presidente Kamala Harris. A Lei de Pesquisa e Educação sobre Miomas Uterinos Stephanie Tubbs Jones, de 2020 – possivelmente a primeira lei norte-americana a apresentar o útero em um papel de protagonista sem qualquer relação com o aborto – forneceria uma bolsa anual de US$ 30 milhões para pesquisas sobre miomas, coleta de dados aprimorada sobre a doença e a criação de um programa de educação pública. No momento em que este livro estava sendo escrito, o projeto de lei caminhava lentamente, mas com firmeza, pelo devido processo legal no Congresso norte-americano; até o momento da publicação, pode ter sido aprovado, iniciando a conscientização pública sobre os miomas uterinos para que as mulheres não precisem mais aprender sobre isso numa tarde de terça-feira assistindo a *The Real Housewives of Atlanta*.

Talvez o distúrbio mais comum relacionado ao útero, e aquele que pode ter efeitos mais abrangentes, amplos e devastadores na saúde de uma pessoa, seja o menos compreendido e o mais difícil de diagnosticar e tratar: a endometriose. Nessa condição, um tecido semelhante ao do endométrio, o revestimento do útero, se adere e cresce em torno de estruturas por todo o corpo, dos vizinhos bexiga e intestino até os mais distantes pulmões, fígado e olhos. À medida que o estrogênio e a progesterona aumentam e diminuem ao longo do mês, engrossando e derramando o tecido dentro do útero, esses fragmentos de endométrio também incham e sangram, causando dor e angústia que podem se estender a todas as áreas da vida da paciente.

"[Meu útero] parece normal", escreve a atriz e autora Lena Dunham na edição de março de 2018 da *Vogue*, "alegre, de tranças loiras como a pequena Rhoda, a criança malvada do clássico *Tara maldita*; mas está com raiva, exausto, não dá nem para chegar perto".[30] Com angústia e frustração evidentes, Dunham descreve as inúmeras maneiras pelas quais seu útero arruinou sua saúde física e – talvez de modo ainda mais doloroso – mental. Não é à toa que ela personifica seu útero como uma espécie de criança diabólica e esquizofrênica; tendo sido um órgão que continha a promessa de um muito aguardado bebê, agora é a causa de esperanças frustradas e espírito devastado. Dunham explica sua decisão de fazer uma histerectomia; para ela, após anos de diagnósticos errados, sofrimento e tratamentos fracassados, um corpo sem útero é a única cura para um útero que invadiu todas as partes de seu corpo. Embora ela tenha chegado à fama por escrever sobre a vida corajosa e glamorosa de seus companheiros da geração *millennial*, nos últimos anos Dunham se tornou a relutante garota-propaganda de uma doença devastadora – aquela tão obstinadamente pesquisada pela dra. Christine Metz em seu projeto ROSE, e tão pouco compreendida pela comunidade médica em geral.

Às vezes descrita como um distúrbio de formação embriológica precoce, amplamente caracterizada como uma doença ginecológica, agora considerada uma condição inflamatória, metabólica ou mesmo neurológica, e ainda às vezes descartada como uma invenção da imaginação do sofredor, estima-se que a endometriose – ou "endo", como as *hashtags* dos *millennials* a chamariam – afete cerca de 176 milhões de pessoas em todo o mundo.[31] Alguns números apontam para apenas 2% da população mundial, enquanto outros sugerem que a endometriose pode ser até cinco vezes maior. Essas estimativas variadas são indicativas da natureza indecifrável da endo; com a possibilidade atual do diagnóstico apenas por meio de procedimentos invasivos e caros, muitas mulheres suportam a condição por uma média de sete a dez anos antes de receber um diagnóstico definitivo. O número real de pessoas com endometriose pode de fato ser muito maior, pois aquelas sem acesso a cuidados de saúde ou menos propensas a se envolver com o sistema por motivos de disparidade financeira ou social podem ainda estar sofrendo em silêncio. Mesmo para aquelas mulheres afortunadas o suficiente para buscar cuidados de saúde abrangentes e eficazes, não há tratamento absoluto para a endometriose, e mesmo a histerectomia – a solução final para tantos enigmas ginecológicos – dificilmente é uma cura para as lesões que também podem ser encontradas nos cantos mais distantes do corpo.

Os médicos estão no encalço da endo há séculos, com descrições de lesões semelhantes encontradas em textos médicos já em 1690. Talvez a descrição inicial mais reconhecível da endometriose venha de William Wood Russell, um médico que escreveu em 1899 no *Johns Hopkins Hospital Bulletin*. Russell descreve como, ao examinar o ovário direito de uma paciente, "ficamos surpresos ao encontrar áreas que eram um protótipo exato das glândulas uterinas e do tecido conjuntivo interglandular".[32] O desafio de definir essa misteriosa síndrome foi assumido com entusiasmo por John Albertson Sampson, um ginecologista de Nova York frequentemente referido com entusiasmo patriarcal como "o pai da embriologia". Sampson cunhou o termo "endometriose" pela primeira vez em 1925 e dois anos depois publicou sua teoria do "refluxo", que ainda permeia o estudo da área até hoje.[33] Perplexo com a presença do que parecia ser tecido menstrual fora do útero, Sampson teorizou que esse tecido só poderia ter migrado das tubas uterinas para a cavidade pélvica em uma espécie de menstruação reversa ou retrógrada. Emil Novak, um ginecologista e patologista contemporâneo de Sampson baseado em Baltimore, era altamente cético em relação a essa teoria, lançando dúvidas sobre a "corrente" que seria necessária para esse tipo de refluxo e observando que ele mesmo nunca havia testemunhado nenhum sangue dentro da pélvis em momentos imediatamente pós-menstruais durante cirurgias abdominais de mulheres. Lançando o tipo de tom passivo-agressivo frequentemente encontrado em debates científicos educados, Novak afirmou sobre a teoria de Sampson: "É difícil de acreditar".[34]

No entanto, o paradigma da menstruação retrógrada persistiu até a década de 1980, quando David Redwine, um médico que trabalhava em um consultório particular no Oregon, virou essa teoria de cabeça para baixo. Até o nome Redwine [vinho tinto] é evocativo – os incontáveis depósitos minúsculos de endo espalhados pelo corpo como gotas de vinho derramadas sobre a mesa –, e ele teorizou que essa dispersão de tecido ocorria nos primeiros momentos da vida humana. De acordo com sua nova teoria da "mülleriose", as lesões da endometriose são o resultado de uma falha no desenvolvimento dos ductos de Müller, aquelas estruturas primitivas que regridem nos homens e evoluem para um trato urogenital nas mulheres. Redwine levantou a hipótese de que algumas células müllerianas podem se diferenciar e depois migrar durante o desenvolvimento embrionário, de forma a depositar tecido semelhante ao útero em partes erradas do corpo, preparando o cenário para a dor e o sofrimento da endometriose na vida adulta.[35]

Essa teoria parece ter sido confirmada por pesquisas: em um estudo com fetos do sexo feminino natimortos e em outro com bebês do sexo feminino que morreram no período neonatal, identificou-se tecido relacionado à endometriose em 11% dos indivíduos.[36] Em 2015, um notável estudo de caso da Pensilvânia descreve um feto de 35 semanas com uma grande massa no abdome; durante uma cirurgia neonatal, essa massa foi diagnosticada como um endometrioma hemorrágico; em outras palavras, uma coleção maciça e cheia de sangue de endometriose.[37] Dado o fato de que os fetos femininos nunca menstruaram, a teoria do retrocesso de Sampson parece ser cada vez menos plausível, e a descrição de Lena Dunham de seu útero como "a pequena Rhoda, a criança malvada" pode, de fato, ter suas origens nas primeiras semanas de juventude embrionária. Para complicar ainda mais as coisas, pesquisas em andamento do Centro MRC de Saúde Reprodutiva da Universidade de Edimburgo indicam que a doença amplamente definida como endometriose pode na verdade ter três subtipos distintos – ovário cístico, peritoneal superficial e profundo – que poderiam ser gerenciados de forma mais eficaz usando tratamentos específicos para cada tipo.[38]

Com o tempo, uma compreensão mais profunda desses subtipos pode levar a terapias personalizadas e eficazes. Até então, mesmo a paciente-"modelo" de endo – aquela bem-informada sobre sua condição e ansiosa para se tratar – continua à deriva em um sistema médico que pode ser, na melhor das hipóteses, confuso; e, na pior, perigosamente angustiante. O caminho para o diagnóstico e até mesmo para um tratamento moderadamente eficaz pode ser repleto de obstáculos, e o custo emocional da doença (e a consequente batalha pela validação) pode ser assustador, exaustivo e absolutamente esmagador.

Michelle Hopewell, uma atriz e ativista de conscientização endo de Edimburgo, viu sua mãe suportar anos de dor e tratamentos de sucesso variável antes que ela mesma desenvolvesse os sintomas da doença.

"Eu cresci com a endometriose por perto", ela me diz, "porque minha mãe estava no estágio quatro [a forma mais grave e generalizada]. Antes que tivéssemos um nome para essa condição, meus pais penaram bastante para obter um diagnóstico para minha mãe, porque ela sempre teve períodos menstruais intensos e dolorosos. Quando eu nasci, a saúde dela simplesmente declinou. Isso foi há mais de vinte anos e, naquele momento, havia ainda menos compreensão do que há agora, especialmente no Reino Unido. Meu pai começou a ler sobre a doença, e ele e minha mãe estavam apenas tentando descobrir o que poderia ser. Eles foram para a Harley Street,* em Londres; sabe, eles estavam pagando do próprio bolso, e, fosse no sistema público de saúde, fosse no particular, eles estavam sendo informados de coisas como minha mãe ter psicose, e que talvez fosse 'dor fantasma', e, mesmo que ela tivesse dor, as mulheres negras têm limiares de dor mais altos, e ela deveria apenas tentar lidar com isso. Havia todo esse racismo médico intenso mesmo, aliado a uma grave falta de conhecimento e compreensão no Reino Unido naquela época. Então eles acabaram indo para os Estados Unidos e se consultaram com um ginecologista na Geórgia, especialista em endometriose. Ele finalmente a diagnosticou e foi assim que descobrimos na minha família o que era endometriose".

Embora Michelle muitas vezes possa ser encontrada sorrindo em seus "endo posts" nas redes sociais, enviando mensagens de amor e positividade para seguidoras que ela chama de "Grandes Luzes do Universo", seu cansaço é evidente quando descreve essa presença sinistra em sua educação, como um irmão indesejado e indisciplinado. Ela cresceu com a batalha de seus pais contra a endometriose, e, como perceberam depois, a endometriose também estava crescendo dentro dela.

"Quando menstruei, aos 10 ou 11 anos", lembra Michelle, "meus pais eram veteranos da endometriose". Ciclo após ciclo, Michelle lutava com a mesma dor que vira sua mãe sofrer por anos, mas o trauma de testemunhar os conflitos de seus pais com o *establishment* médico já havia cobrado seu preço. Sofrimento e negação foram as principais estratégias de enfrentamento de Michelle até que a gravidade de seus sintomas a levou ao médico. "Eu não gostava de ir ao ginecologista, e não gostava de me sentir mal ou doente. Demorei até os 20 anos para admitir para mim mesma que esse poderia ser o caso, e ainda levei até os 23 ou 24 para começar a ir ao ginecologista para investigar. Eu faria tudo ao meu alcance para evitar isso, então tudo o que fiz foi suportar a dor. Era como se eu estivesse dissociada de mim: eu sou alguém que aperta o passo e vai em frente, então baixei a cabeça

---

* Harley Street é uma rua em Marylebone, no centro de Londres, que desde o século 19 abriga um grande número de especialistas particulares em medicina e cirurgia. [N.E.]

e perseverei. Eu não me permitia o espaço [para sofrer]. Mesmo que não estivesse bem, eu ainda me levantava e seguia em frente", diz Michelle, lembrando-se de uma turnê do musical *Matilda* durante a qual "havia dias em que eu estaria no palco e realmente me sentiria como se estivesse prestes a desmaiar. E então eu ia até o final da cena e depois desabava nos bastidores".

Quando Michelle finalmente se forçou a embarcar na mesma busca por um diagnóstico que havia dominado por tantos anos a vida de sua mãe, ela se deparou com reações semelhantes de descrença e rejeição.

"Muitos médicos diziam: 'ah, é a sua idade' ou 'sabe, a coisa é assim mesmo'", lembra ela. "E o tempo todo eu contava a história da minha mãe e dizia 'é hereditário, daria para diagnosticar agora'. E eu era constantemente meio manipulada, para ser honesta. Tinha que toda vez juntar coragem para voltar, e toda vez fica mais difícil, porque você está travando uma batalha – uma que eu já tinha visto, que era muito difícil – e você simplesmente não sabe se tem força para repetir esses padrões. Da infância à vida adulta, literalmente, fui muitas vezes dispensada. E minhas duas irmãs mais velhas dizem que têm as mesmas experiências, e muitas outras mulheres e pessoas negras contam a mesma história. Às vezes você se sente como se fosse um viciado ou algo assim, como se tivesse um motivo oculto. Lutamos contra um estereótipo; há o medo de ser vista como a Mulher Negra Furiosa: alguém que passa do ponto. E você acaba tendo que encontrar um equilíbrio para conseguir o atendimento de que precisa, porque muitas vezes é desrespeitada, independentemente do que diz ou faz. Essa pessoa vai te ver e ter uma infinidade de noções preconcebidas contra as quais você não pode fazer nada naquele momento, a não ser esperar que ela queira fazer o trabalho dela. Isso é algo muito assustador para mim, porque há uma sensação de que, se eu realmente estiver com problemas, há algo que eu possa fazer ou dizer que vá me ajudar?"

Pesquisas recentes indicam que a luta de Michelle para ser ouvida, validada, diagnosticada e atendida de forma eficaz pode não ser incomum, especialmente entre outras mulheres negras. Em 2019, uma meta-análise de vinte estudos clínicos feita por uma equipe canadense descobriu que as mulheres negras eram menos propensas do que as brancas a serem diagnosticadas com endometriose.[39] No entanto, essa discrepância não significa necessariamente que as mulheres negras sejam menos propensas à doença; pode, em vez disso, ser indicativo do viés implícito de alguns profissionais. Um comentário subsequente sobre a revisão canadense observa que, por muitos anos, acreditava-se erroneamente que a endometriose afligia principalmente mulheres brancas com carreiras profissionais bem estabelecidas e em ascendência; o autor sugere que essas ideias ultrapassadas "ainda podem influenciar consciente ou inconscientemente o cuidado clínico".[40] À luz das dificuldades vividas por Michelle e sua mãe, suas irmãs e amigas, essa dúvida cautelosa parece excessivamente generosa; as histórias dessas mulheres sugerem que atitudes racistas – implícitas ou explícitas – afetam e impedem em absoluto as jornadas de pacientes negras pelo sistema de saúde para tratar a endo.

Infelizmente, a questão de ser desacreditada ou sofrer *gaslighting* – ter a própria experiência vivida questionada, vendo outra versão ser sobreposta a ela – aparece repetidamente em narrativas de mulheres de diferentes posições sociais sobre a endo. Em *Ask Me About My Uterus* [Pergunte-me sobre meu útero], livro de memórias sobre viver com os efeitos muitas vezes incapacitantes e generalizados da endometriose, Abby Norman escreve: "Mesmo do lado de fora do consultório médico e em encontros sociais, as mulheres enfrentam uma barreira constante que mina sua fé nas próprias experiências interiores. Elas começam a questionar a própria realidade".[41]

Não é de admirar, então, que – como acontece com os miomas uterinos – haja evidências cada vez mais fortes de uma relação entre endometriose e problemas de saúde mental. Em uma pesquisa de 2019 com mais de 13,5 mil mulheres, copublicada pela BBC e pela Endometriose UK, 50% das mulheres com endometriose relataram pensamentos suicidas, e a maioria das entrevistadas disse que a doença teve um efeito adverso em sua educação, em sua carreira e em seus relacionamentos.[42]

Lauren Mahon, uma ativista da saúde, descreve uma típica jornada endo e os efeitos resultantes em sua saúde mental: "Eu me sentia uma fracassada porque não fui diagnosticada por cinco anos. Achava que não conseguia lidar com a dor menstrual. Eu ia a essas clínicas que atendem por ordem de chegada e dizia: 'Algo está errado comigo', e eles examinavam e faziam coisas, pediam um exame de imagem. Como você não pode ver endo em um exame de imagem, então eles diziam: 'Não enxergamos nada de errado', e eu me sentia um fracasso. Eu não conseguia fazer sexo com meu namorado [por causa da dor]. Quase perdi meu emprego por causa de faltas, e ficava sentada lá, uma mulher de 24 anos, pensando que era tudo culpa minha".[43] Para Mahon, a suspeita, a descrença e a falta de simpatia de pessoas importantes em sua vida fizeram sua jornada com a endometriose quase tão traumática quanto sua doença subsequente, um câncer de mama. Quando seu empregador, seu parceiro e até mesmo seus médicos desacreditam os sintomas e descartam a dor causada por esses pequenos pontos de tecido infiel, é fácil se perguntar se você está, de fato, enlouquecendo.

Um estudo de 2017 sobre as atitudes de médicos em relação às mulheres com endometriose parece confirmar uma clara desconfiança das vozes dessas pacientes e uma suposição de que a doença é simplesmente uma manifestação física de uma mente já disfuncional. "As pessoas malucas desenvolvem endometriose ou a endo as deixa malucas?", são as palavras de um ginecologista citado no estudo. "Provavelmente", conclui o médico, "é um pouco dos dois".[44]

Embora deva ser observado que muitas mulheres têm encontros satisfatórios e terapêuticos com a ginecologia moderna convencional, as vozes de Lauren Mahon, Michelle Hopewell e outras como elas formam um coro alto demais para ser ignorado. Trabalhando contra um ceticismo tão profundamente enraizado em torno das experiências vividas pelas mulheres e contra uma desconfiança que muitas vezes é amplificada por racismo e preconceito arraigados, não é de admirar que tantas mulheres considerem que sua saúde mental seja ditada, em grande parte, por sua saúde uterina. Essa conexão não é nova; suas raízes são insidiosamente profundas. Desde a mais antiga história registrada, homens e médicos (e, por milênios, os dois eram a mesma coisa) argumentaram que o humor e a mente das mulheres são controlados por úteros disfuncionais. Desde os primórdios da civilização, quase tão logo o homem conseguiu colocar a caneta no papel (ou pena no papiro), ele começou a documentar sua impressão do útero como um órgão astuto, errante e problemático. Da mesma forma que podemos agora personificar um vírus particularmente desagradável, o útero tem sido visto há muito tempo como um assaltante ousado que pode chicotear o corpo por capricho, causando estragos em todos os órgãos até que finalmente infecte o cérebro da paciente. Um observador erudito coça a barba e assente sabiamente enquanto a dona do dito útero exibe todas as marcas clássicas da loucura: delírio, convulsões, alucinações ou apenas uma incômoda diferença de opinião. Ainda em 2015, o chamado líder do mundo ocidental fez um comentário público associando os caprichos das mulheres com os úteros. Irritado com o que percebeu como um ataque da jornalista Megyn Kelly durante um debate televisionado, o então presidente Donald Trump insinuou mais tarde que o comportamento desfavorável de Kelly deve ter sido causado por uma espécie de menstruação devoradora: "Ela veio para cima e me fez todo tipo de pergunta ridícula", Trump reclamou, "e você podia ver que tinha sangue saindo dos olhos dela [...] sangue saindo dela por tudo que era lugar".[45] Mulheres, úteros e seus "tudo o que é lugar" confusos e loucos: um estigma tão antigo quanto o tempo e tão prevalente quanto sempre.

Podemos olhar para trás e rir da noção, expressa no Papiro de Ebers de 1600 a.C., de que o útero errante de uma mulher poderia ser tentado a voltar ao lugar massageando sua vulva com unguentos perfumados – uma espécie de "erva-dos-gatos" uterina antiga. Outro papiro egípcio, datado do século 3 ou 4, contém um encantamento para curar tal desordem uterina:

> *Eu te conjuro, ó útero [...], que você volte novamente para o seu lugar e que você não se volte [para um lado] para a parte direita das costelas ou para a parte esquerda das costelas, e que você não*

> *roa o coração como um cão, mas permaneça de fato em seu próprio lugar determinado e apropriado.*[46]

Ao ler tal oração – que instrui o suplicante a escrevê-la em uma pequena "tábua" em sete cores –, pode-se facilmente zombar de tão primitivo modelo de saúde e se maravilhar com a simplicidade ingênua de tal cura. E, no entanto, por alguma razão, essa noção do órgão exclusivamente feminino como origem da doença – especialmente doenças psiquiátricas – persistiu por milhares de anos. Médicos, filósofos, poetas e presidentes há muito culpam o útero pelo comportamento errático das mulheres. Na verdade, eles ainda fazem isso hoje em dia.

Seria fácil descartar essa conexão útero-cérebro como simplista, misógina ou ambas. Que ridículo pensar que o útero tem uma linha direta com o cérebro, puxando-o como o fio da campainha de uma copa em uma mansão imponente. Quão irritantemente grosseiro imaginar que o comportamento de cada mulher pode ser reduzido a uma falha hormonal, e que ela passa pela vida como um rato de laboratório cambaleando cegamente por um labirinto, escrava de sua biologia básica. Como veremos, a verdade é muito menos ridícula ou grosseira, mas a relação entre o útero e o cérebro é muito plausível – e potencialmente revolucionária – para ser descartada.

Primeiro, é importante entender as origens de nossas ideias modernas sobre o efeito do útero na saúde mental. Se imaginarmos a consciência coletiva como uma cebola, com a mais nova camada externa como uma pele lisa e brilhante de igualdade progressiva, na qual as mulheres estão completamente no controle da própria mente e destino, e o miolo mais profundo e mais antigo como um núcleo cavernoso de ignorância, então é justo dizer que as camadas intermediárias de nossa cebola histórica estão profundamente imbuídas do sabor forte e acre da histeria.

"Histeria" – da palavra grega para útero, *hystera* – tem sido usada por milênios como uma espécie de termo genérico para o comportamento feminino que não se encaixa na norma social ou medicamente decretada. As mulheres histéricas têm sido historicamente vistas como incontroláveis, imprevisíveis e perigosas, muitas vezes com perversões sexuais, pensamentos impróprios e até poderes mágicos que estão em desacordo com os ideais dominantes de feminilidade. Alguns dos sintomas atribuídos à histeria ao longo dos anos seriam hoje vistos simplesmente como manias de personalidade ou, em alguns casos, atribuídos a doenças tão diversas como epilepsia, transtorno bipolar, anorexia, ansiedade, depressão, síndrome da fadiga crônica e fibromialgia. No entanto, demoramos um pouco para chegar a essa posição "esclarecida". Por muitas centenas de anos, os homens (e, na verdade, foram principalmente eles que tiveram o privilégio de estabelecer o *Zeitgeist* médico) estudaram o comportamento das mulheres em nome da ciência; o cutucaram e compararam, o "trataram" com poções e punições e finalmente deram de ombros e suspiraram: "histeria". E por muitas centenas de anos – até 1980, na verdade – a histeria foi um diagnóstico legítimo, respeitado e amplamente reconhecido.

Vamos voltar, porém, dos dias cinzentos e sombrios das greves dos mineiros e permanentes encaracolados aos climas mais ensolarados da Grécia antiga, onde a ideia de histeria se originou. As mulheres tinham papéis claramente definidos – esposa, filha, escrava, serva –, e quaisquer atitudes femininas que desafiassem as normas de então eram frequentemente atribuídas à disfunção reprodutiva. Na mitologia grega, por exemplo, diz-se que o adivinho e curandeiro Melampus lamentou que as virgens argonautas locais "se recusassem a honrar o falo e tivessem fugido para as montanhas". Pode-se apenas imaginar que tipo de tentações fálicas – ou ameaças – fizeram com que essas mulheres fugissem em massa para as colinas, mas essa negação dos encantos masculinos foi considerada por Melampus um sinal seguro de "melancolia uterina". Segundo ele, esse distúrbio era causado pela falta de orgasmo e, como tal, só poderia ser curado pela cópula com jovens viris. Ah, e heléboro também – um suplemento de ervas útil no caso de o pênis não funcionar bem.

Platão, Aristóteles e Hipócrates também se debruçaram sobre esse tema de sexo, útero e loucura, com o último cunhando o termo "histeria" e integrando-o à crença de que saúde integral era uma função de quatro "humores" essenciais. Acreditava-se que o sangue, a fleuma, a bile amarela e a bile negra controlavam o bem-estar físico e psicológico, com variações a depender de o corpo estar úmido, seco, quente ou frio. As mulheres, escreveu Hipócrates, eram frias e molhadas; os homens, quentes e secos. Ele acreditava que o sexo poderia trazer a mulher inatamente pegajosa de volta ao equilíbrio; inversamente, a abstinência poderia levar a uma "putrefação de humores" na infeliz fêmea. Era lógico, então, que a melhor prevenção (e cura) fosse que todas as mulheres se casassem, desfrutando assim de uma vida sexual saudável e respeitando as normas sociais. E quanto à estranha solteirona que continuasse a negar os encantos do falo? Histérica.

Essas crenças foram articuladas por Cláudio Galeno, um médico do século 2 que ganhou suas primeiras patentes como médico oficial de uma escola de gladiadores em Pérgamo e que serviu três imperadores romanos. Galeno argumentava que as mulheres não apenas precisavam do esperma dos homens para aquecer seu sangue e abrir suas passagens internas, mas também poderiam ser afligidas pelo *furor uterinus* – literalmente, a "fúria do útero" – se essa necessidade insaciável não fosse atendida.[47] Mais uma vez, a cura era o sexo, com algumas ervas para completar. Bastante conveniente, imagina-se, para os guerreiros e reis vigorosos que pagavam os salários de Galeno.

Mal podemos imaginar o que as pacientes do bom médico sentiram a respeito desse diagnóstico, pois não há relatos em primeira mão das mulheres afligidas pela "fúria do útero". Embora seja atraente imaginar que eles estivessem muito ocupados saqueando furiosamente as ruas de Roma para anotar os pensamentos em um diário, a verdade é que as vozes das mulheres – especialmente daquelas consideradas mentalmente instáveis – são muito mais raras do que as dos homens no registro histórico.

Nos séculos seguintes, as mulheres rebeldes continuaram a ser um tema quente para os médicos, e os tratamentos para esse tipo de comportamento problemático estão bem documentados. Algumas curas eram inegavelmente sujas, como o "elixir uterino" de Lazarus Riverius, médico francês do século 17, composto de ervas e especiarias fervidas com esterco de cavalo e vinho.[48] Outros eram profissionalmente duvidosos, mas potencialmente agradáveis, como o remédio sugerido pelo contemporâneo italiano de Riverius, Giovan Battista Codronchi. De acordo com o bom *dottore*, as parteiras poderiam tratar a histeria levando manualmente uma mulher ao orgasmo, estimulando assim uma produção saudável de sêmen (pensado, na época, como liberado pela mulher).[49] À medida que a Reforma varria a Europa, as linhas entre histeria e feitiçaria tornaram-se cada vez mais indistintas, e os "tratamentos", cada vez mais letais, com enforcamento, apedrejamento e afogamento tomando o lugar de ervas e poções. Ser mulher – e ter um útero – tornou-se decididamente perigoso em um mundo no qual o menor desvio da norma poderia ser enxergado não apenas como ousado ou inconveniente, mas também decididamente satânico.

Por fim, em um asilo parisiense do século 18, um homem de temperamento explosivo, dono de uma macaca de estimação chamada Rosalie, decidiu desfazer os mitos da histeria de uma vez por todas. Jean-Martin Charcot (médico, não paciente, apesar de suas excentricidades pessoais) dedicou sua vida à mais misteriosa das doenças femininas, e sua clínica no Hospital Salpêtrière tornou-se um foco de renome mundial da área. Charcot alcançou aclamação profissional e certo grau de fama popular ao encenar demonstrações teatrais nas quais seu grupo desorganizado de "histéricas" – mulheres que invariavelmente levavam vidas de pobreza, abuso e vulnerabilidade – podia ser provocado a ter convulsões, contorções aparentemente impossíveis, alucinações eróticas e oscilações dramáticas de angústia e êxtase. Essas peças confirmaram a reputação de Charcot como iconoclasta, e suas ideias "modernas" sobre a histeria eram igualmente pouco convencionais. Com um interesse incessante no campo emergente da neurologia, Charcot acreditava que o comportamento histérico tinha suas origens não no útero, mas no sistema nervoso central.

"Finalmente", você diz. Um homem que acredita que as mulheres não são só escravas de seus órgãos sexuais. Lamentavelmente, porém, Charcot não era exatamente o neurologista com visão de futuro que se poderia esperar. Embora questionasse a origem física da histeria, ele também acreditava que os episódios histéricos poderiam ser desencadeados e aliviados por pressão nos ovários, e até projetou uma espécie de horrível cinta giratória para esse fim. O útero podia ter saído do palco, mas Charcot apenas transferiu a culpa pela histeria alguns centímetros para a esquerda e para a direita. Em seu modelo, o sistema reprodutor feminino tinha muito a responder. Para os olhos do século 21, o próprio médico também; seus relacionamentos com as mulheres sob seus cuidados podem ser descritos, caridosamente, como complicados e, mais precisamente, como exploradores e abusivos.[50] Certamente, eles eram questionáveis o suficiente para fracassar até mesmo no escrutínio mais fugaz de um conselho de ética moderno.

Charcot pode não ter desacreditado completamente a ideia de histeria, mas seu trabalho desfiou algumas linhas importantes na já tênue conexão entre o útero e o cérebro. Quando, alguns anos depois, Sigmund Freud sugeriu que a doença poderia ser causada por experiências adversas na infância, e então teorizou que até os homens poderiam sofrer dela, a ideia das origens uterinas da histeria começou a sair de moda. Os avanços do século 20 em psicologia, psicoterapia e neurologia viram essa queda continuar até que finalmente, em 1980, o termo foi removido do Manual Diagnóstico e Estatístico de Transtornos Mentais (DSM) da Associação Psiquiátrica Americana – a "bíblia" para estudantes da mente e suas doenças.

Felizmente, a ciência agora refutou a teoria do útero errático, a histeria não é mais um distúrbio psiquiátrico reconhecido e as ideologias contemporâneas raramente favorecem um conceito tão redutor de identidade feminina. No entanto, como Abby Norman escreveu em seu livro de memórias sobre endometriose, muitas mulheres continuam a ver suas identidades mal refletidas e suas necessidades atendidas inadequadamente pela medicina convencional.

"Estamos batendo de frente com tantas coisas", diz Michelle Hopewell, "e meio que não temos escolha a não ser olhar em qualquer outra direção, então a saúde e o bem-estar holísticos definitivamente se tornaram algo muito grande para mim em termos de gestão da minha dor".

Para Michelle e muitas pessoas como ela, o bem-estar – ao mesmo tempo um conceito nebuloso e em evolução e uma indústria multibilionária – ocupou o vácuo deixado pelos principais profissionais de saúde reprodutiva. Nesse admirável mundo novo de bem-estar, o útero é identificado como a fonte de inúmeros problemas e toxinas, ao mesmo tempo que é celebrado como a sede de uma identidade feminina divina e intuitiva. A paciente frustrada de hoje pode testemunhar as portas da medicina serem batidas literal ou metaforicamente na sua cara, mas ela só precisa abrir o navegador de internet para encontrar inúmeros autoproclamados "especialistas", felizes em suas promessas de cura total de toda a mulher, do útero para fora. O preço de tais remédios pode variar muito, de alguns dólares para ervas manipuladas no Bronx a dezenas de milhares para um regime regular de treinamento personalizado e suplementos de uma autonomeada elite do bem-estar.

Claro, dada a preocupação histórica com as mulheres e seus úteros problemáticos, curas peculiares para problemas uterinos não são novas. Já encontramos sanguessugas, ventosas, ervas e unguentos fétidos; veja também os "*juleps* histéricos" (drinks não alcoólicos de mamona, água de cereja preta, poejo e hena) presentes no *The Ladies Dispensatory* [O dispensatório de senhoras] de 1739 e o "Glanoid Multigland Liquor", um extrato de hormônio animal vendido – talvez como um subproduto convenientemente comercial – por um frigorífico de Londres no fim do século 19 e no início do século 20.[51] Parece que todo mundo (no caso de Glanoid, até mesmo seu açougueiro) tem uma opinião sobre o útero e como consertá-lo, mas um homem, John Kellogg, é frequentemente creditado por originar a indústria do bem-estar como nós a conhecemos hoje.

Muitos relatos assumem um tom de afetuosa perplexidade quando se referem às técnicas excêntricas adotadas por Kellogg, inventor dos famosos flocos de milho e proprietário da Clínica Battle Creek, em Michigan. Anunciada na virada do século 20 como um repouso restaurador para norte-americanos com visão de futuro, a propriedade de

Kellogg oferecia "curas" como cadeiras vibratórias, espreguiçadeiras elétricas e enemas de força industrial, mas seu endosso de tratamentos brutais para a saúde das mulheres é menos conhecido. O *Ladies' Guide in Health and Disease: girlhood, maidenhood, wifehood and motherhood* [Guia de saúde e doenças para mulheres: menina, donzela, esposa e mãe], publicado por Kellogg em 1892, abre com uma ilustração colorida do "corpo humano", embora um tanto inútil, dado o corpo em questão ser masculino. O resto do livro demonstra um descaso semelhante e, na verdade, uma desconfiança quase maliciosa do corpo feminino; Kellogg culpa o útero e sua imprudente dona por praticamente tudo. O desenvolvimento muscular deficiente, a masturbação, o aborto e o controle da natalidade (incluindo a retirada precoce e o uso de anticoncepcionais) são culpados como causadores de doenças, do prolapso ao câncer. Para a cura, Kellogg sugere *pledgets* (pessários vaginais) embebidos em vinagre e ácido bórico; enemas fabricados à base de "pâncreas e creme"; e a aplicação de ácido carbólico no clitóris (ou mesmo a remoção total dele). De alguma forma, esses tratamentos brutais não aparecem em *O fantástico mundo do dr. Kellogg*, filme de 1994 que traz um relato ficcional de uma estadia no sanatório de Michigan, e Kellogg ainda é com frequência referenciado como um pioneiro peculiar do bem-estar, em vez do charlatão violentamente misógino que seu tratado sugeriria.

O termo "*wellness*", cuja tradução pode ser "bem-estar", foi introduzido pela primeira vez na década de 1970, quando John Travis, médico residente em Medicina Preventiva da Universidade Johns Hopkins, desenvolveu uma ferramenta que chamou de *Illness-Wellness Continuum* [*Continuum* Doença-Bem-estar].[52] De um lado desse *continuum* está a morte prematura e, do outro, o bem-estar em alto nível, com o meio-termo ocupado por um espectro de conscientização, educação e crescimento. Travis argumentou que a medicina tradicional ocidental simplesmente visava mover uma pessoa para o meio, um ponto neutro em que a saúde é vista apenas como a ausência de doença – enquanto o verdadeiro bem-estar significava uma jornada constante em direção à realização física, mental e emocional ideal.

Ao mesmo tempo, as feministas da segunda onda começaram a desenvolver a própria versão de bem-estar, com o útero e suas funções sexuais e reprodutivas no centro. Talvez o exemplo mais bem escrito dessa nova abordagem radical da saúde seja *Hygieia: a woman's herbal* [Higeia: um herbário feminino], publicado em 1979 pela parteira e ativista Jeannine Parvati, então estudante de mestrado em San Francisco. Parvati afasta suas leitoras do conhecimento medicalizado, guiando-as em direção a uma verdade feminina universal e profundamente corporificada: "Por muito tempo nós divinizamos a razão em detrimento da intuição".[53] Reconhecendo o domínio dos deuses e curandeiros masculinos na antiga tradição grega da qual surgiu a medicina primitiva, Parvati sugere um novo modelo baseado na deusa Higeia, filha de Asclépio, o deus da medicina. "Os curandeiros, pelo menos na tradição grega, tinham uma propaganda melhor do que as curandeiras", escreve Parvati. "E, assim, é para Higeia que chamamos a atenção. Ela é a deusa dentro de cada uma de nós que conhece a graça de ser saudável."[54] Depois dessa declaração de princípios, Parvati apresenta um guia abrangente de curas com ervas para quase todos os aspectos da saúde reprodutiva, desde períodos menstruais irregulares até gravidez, parto e menopausa. No coração de cada chá, poção e cataplasma está esse novo e radical respeito pelo útero, um órgão que Parvati define como "o lar primevo de cada pessoa" e "a fonte de poder que a mulher tem dentro de si".[55]

Mais de quarenta anos depois que Parvati exortou as mulheres a localizarem sua fonte de energia, a indústria do bem-estar – e especificamente o que chamarei de indústria do "bem-estar do útero", um submercado particularmente lucrativo e problemático – se transformou em um dos setores comerciais mais lucrativos do mundo. A consultoria McKinsey estima o valor atual do mercado global de bem-estar em US$ 1,5 trilhão – isso mesmo, *trilhão* – com um crescimento anual previsto de 5 a 10%. A McKinsey descreve a indústria incorporando uma variedade de produtos, livros, suplementos, retiros, coaching pessoal, rastreadores digitais e tratamentos não invasivos.[56] Muitos desses produtos são comercializados como soluções para problemas não ginecológicos, mas um número substancial (e crescente) deles é de fato voltado para consumidoras engajadas na antiga batalha para entender e controlar seu útero.

Os fornecedores de bem-estar do útero tendem a se enquadrar em um de dois campos: de um lado, os herdeiros mundanos e básicos do legado de Jeannine Parvati – muitas vezes praticantes solo de terapias complementares ou fornecedores de ervas, pessários e poções em pequenos lotes – e, do outro, gurus bem-apessoados com sorrisos de muitos megawatts e sites sofisticados, vendendo "mercadorias" e assinaturas caras para comunidades on-line. O último campo talvez seja mais proeminente aos olhos do público, com Gwyneth Paltrow e seu blog/loja on-line, Goop, alcançando fama, infâmia e fortuna em partes iguais por seu endosso de tratamentos ecléticos e muitas vezes caros. Desde o início do Goop, em 2008, muitas aspirantes a gurus do bem-estar surgiram na esteira do site. Essas mulheres podem ser facilmente identificadas por suas características comuns: muitas vezes, a "especialista" em questão é magra, branca, com cabelos brilhantes e convencionalmente atraente; as compras de nível básico de suplementos que prometem "equilibrar os hormônios" e aliviar as queixas de ginecologia são muitas vezes porta de entrada para "programas" mais caros, que incluem treinamento semipersonalizado ou participação em grupos exclusivos. Um exame mais minucioso das promessas da especialista geralmente revela a perda de peso como um efeito colateral acidental (mas, ah, tão atraente...) da saúde uterina ideal. Enquanto os técnicos do Vale do Silício são notícia por hackearem seu caminho para a produtividade e a virilidade, as donas de útero do mundo – muitas vezes decepcionadas com suas aventuras na medicina convencional – estão sangrando dinheiro em *biohacks* clinicamente questionáveis de um tipo uterino, na esperança de "ciclo-sincronizar" e "fluir" seu caminho para a saúde e a harmonia.

É fácil entender como a indústria do bem-estar uterino se tornou tão lucrativa nos últimos anos. Esses programas são sedutores, com suas lindas e carismáticas líderes e suas promessas de cura transformadora.

Para algumas pessoas, como Alice, uma estudante de obstetrícia de Manchester, o sentimento de pertencimento que vem de fazer parte de uma comunidade on-line e os benefícios físicos percebidos de seguir o conselho de uma especialista alternativa valem o alto preço. Depois de ler um manual de saúde menstrual de uma dessas especialistas, Alice se inscreveu no "coletivo" on-line da autora e agora tem acesso a fóruns, um aplicativo e coaching individualizado.

"É muito difícil escolher uma coisa de que eu mais goste, mas a comunidade é tão valiosa quanto o conteúdo compartilhado. Seja ouvindo alguém sendo treinada em uma ligação, seja vendo uma postagem no aplicativo, há muito a ganhar ouvindo a história de alguém, compartilhando a nossa e sentindo o amor de volta."

Esse "amor" custa 69 libras por mês, uma despesa que não caiu bem para Alice no início. "Eu só pretendia ficar por alguns meses", diz ela, "porque me sentia mal gastando tanto dinheiro comigo mesma todos os meses, mas rapidamente vi resultados e o valor de investir em mim mesma".[57]

Nicola Goodall, uma doula e curandeira tradicional de Edimburgo, não poderia estar mais longe da imagem imaculadamente pensada da praticante convencional de bem-estar do útero. De hijab, argolas nas orelhas e uma conta no Instagram com probabilidade de postar tanto rap das antigas quanto conteúdo antirracismo, Nicola passou a maior parte dos últimos vinte anos fornecendo tratamentos holísticos, desde massagem no útero até apoio durante o parto, de poções de ervas a óleos de aromaterapia. Ela está bem ciente das forças que afastam as mulheres da ginecologia industrializada; ela testemunha as consequências desses compromissos fúteis em sua prática diária, e seus serviços estão em alta demanda. "A medicina convencional como um todo não se preocupa com o bem-estar das mulheres para além de sua capacidade como reprodutoras", diz ela. "Por muito, muito tempo, a medicina ocidental não deu a mínima para o útero, além do fato de ser um recipiente para o próximo herdeiro masculino."

Considerando o legado prejudicial deixado por médicos misóginos, de Sorano e Melampus a Charcot e Kellogg, é difícil discordar de Nicola. Afinal, eu tive meus próprios encontros insatisfatórios – estar suspensa na cadeira para o diagnóstico de um útero envelhecido sendo apenas um entre muitos – e seria profundamente gratificante pensar que pode haver algum especialista por aí que enxergue, valorize e ouça o meu eu verdadeiro, que esteja em sintonia com meu útero e possa acalmá-lo enquanto honre minha verdade feminina mais profunda. E talvez não sangrar incontrolavelmente através de minhas roupas todo mês fosse bom também. É assim que me vejo agachada e nua sobre um pote de ervas mornas no chão do meu banheiro, em busca do meu próprio pedacinho de bem-estar uterino.

São 14h30 de uma tarde chuvosa de segunda-feira de julho, e não tem sido fácil encontrar tempo sozinha em casa para vaporizar minha vagina. Uma ou ambas as minhas filhas estão quase sempre por perto durante essas férias escolares, então, organizar esse tempinho de solitude tem sido apenas um pouco menos desafiador do que a coordenação de um grande exercício militar. Eu poderia estar me recompensando com um café tranquilo – um dos bons, feito na cafeteira, com um pouco do ótimo chocolate que escondo onde sei que minhas filhas não vão encontrar – ou uma hora preguiçosa de Netflix. No entanto, aqui estou eu em nome da pesquisa, nua da cintura para baixo mais uma vez, agachada no chão do banheiro sobre um pote fumegante de ervas que encomendei on-line. As partes de baixo estão ficando mais quentes, mas todo o resto está ficando frio; tive que abrir a janela o máximo possível, porque o cheiro residual dessas folhas e pétalas será difícil de explicar a um marido cético sobre qualquer cura que não seja dispensada por um profissional certificado de jaleco branco ou a filhas que preferem morrer a pensar na genitália da mãe. Eu me sinto como uma adolescente fumando um sorrateiro baseado; minhas próprias filhas adolescentes ficariam profunda e permanentemente embaraçadas se soubessem por que o banheiro cheira a palha.

Se o que estou fazendo parece incomum, é porque a vaporização vaginal – ou vaporização vulvar, ou vaporização-v, ou vaporização *yoni*,* como é chamada pelas praticantes – ainda não é tão popular quanto fazer manicure e pedicure, mas não está longe. Impulsionada firmemente para o centro das atenções por ninguém menos que a própria Gwyneth quando ela escreveu sobre isso em 2015,[58] a prática tem raízes em muitas culturas indígenas ao redor do mundo. Há evidências informais do uso de vaporização vulvar para promover saúde ginecológica, atratividade sexual e cura pós-natal em praticamente todos os continentes, desde o povo maia Q'eqchi', de Belize, até o sul-africano KwaZulu-Natal. Conhecida na Coreia como Chai-yok, na América Central como Bajo e na Indonésia como Ganggang, a vaporização oferece à praticante um ritual que envolve quase todos os sentidos; ervas perfumadas como artemísia, absinto, sálvia, tomilho e lavanda são preparadas por uma anciã ou curandeira e mergulhadas em água quase fervente. Sentar ou agachar sobre essa potente mistura dá à usuária permissão para tirar um momento para o que agora é conhecido na linguagem *millennial* como #selfcare. "É uma liberação energética – não apenas uma ducha de vapor – que equilibra os níveis de hormônios femininos", escreveu Paltrow após sua visita a um spa local. "Se você estiver em LA [Los Angeles], precisa experimentar."[59]

Tal como acontece com tantas tendências de bem-estar do útero, de ovos de jade a velas perfumadas para a vagina, cujo mercado é dominado por Paltrow, o mundo logo começa a imitar. A vaporização-v é um grande negócio, e não apenas em Los Angeles: mulheres empreendedoras o transformaram em sua própria indústria caseira, muitas vezes com uma forte presença de vendas nas redes sociais. A Goddess Detox (491 mil seguidores no Instagram na última contagem) vende ervas e acessórios fumegantes com seu produto estrela, "Pu$$y Power vaginal wash", e diz às compradoras que "esperem que uma energia calorosa e amorosa entre em sua vagina e útero".[60] Outro comércio on-line, a

---

* "*Yoni*" é uma palavra em sânscrito que, entre outros significados, pode ser entendida como o órgão sexual feminino. [N.T.]

Femmagic, endossa sua linha com o slogan "Femcare for a Goddess" [Cuidados femininos para uma deusa].[61] Inúmeras outras empresas anunciam produtos fumegantes cujos nomes brincam livremente com esse tema do divino feminino: "tronos" de plástico que se parecem suspeitosamente com penicos e volumosos "vestidos" de poliéster em tons de pedras preciosas para serem usados ao vapor, sozinha ou com amigas. Há, diga-se, um elemento prático em algumas dessas mercadorias; A Goddess Detox diz que, com seus vestidos, "você pode fazer festas *yoni* fumegantes com suas amigas sem terem que ver as periquitas umas das outras".[62] A vaporização é apresentada como um ato de autorrealização por excelência: com os produtos certos (somos levadas a acreditar), pode ser tanto um ritual de união em grupo quanto um ato de autocuidado discreto.

O site inglês no qual comprei minhas ervas ilustra a clássica reserva britânica, com menos glamour hollywoodiano e mais fotografias de samambaias, raízes e galhos com foco suave. Não há promessas exageradas aqui, apenas uma sugestão gentil de que "houve inúmeras alegações de que o vapor de ervas ajuda em muitas áreas da saúde reprodutiva. Isso inclui ajudar a regular o ciclo menstrual, reduzir as cólicas e ajudar a tonificar e fortalecer o revestimento do útero".[63] Outros sites prometem mundos e fundos à aflita dona do útero, reivindicando que o vapor pode tratar infertilidade, miomas, infecção e baixa libido; outro chega a sugerir que um regime de vaporização-v pode ajudar na recuperação de abuso sexual, na limpeza de resíduos do útero e até minimizar o "espaço labial". Como parteira, tenho certeza de que os lábios devem ter pelo menos um pequeno espaço entre eles (e não tenho certeza se ou por que um espaço maior seria um problema), mas não posso negar o apelo dos demais supostos benefícios. Um site me convida a "acalmar sua mente e reconectar-se com sua *yoni*", algo que, admito, nunca fui capaz de fazer naquela outra arena sagrada de cura uterina, o ambulatório de ginecologia.

De cócoras sobre minha própria configuração caseira fumegante, não tenho certeza se estou exatamente "me acalmando e me reconectando"; ou, pelo menos, não da maneira que minha deusa interior deseja. As instruções que acompanhavam minhas ervas me aconselhavam a usar um pote, mas qual pote e qual o tamanho? A panela que eu uso para cozinhar ovos, ou (a que eu escolhi no final) a panela maior, que eu uso para porções de espaguete à bolonhesa tamanho família? A sensação não é diferente de alguém direcionando uma respiração suave e quente na minha vulva: um pouco assustadora, mas não desagradável. Não parece que o vapor está realmente subindo pelo meu trato genital (talvez minha abertura labial seja inadequada?) e, quando meus dez minutos terminam, a mistura esfriou tanto que eu só consigo sentir o mais vago sussurro de calor contra minhas coxas. A sessão não me deixou com queimaduras graves, como alguns pessimistas on-line alertaram, mas, quando me levanto e estico minhas pernas doloridas, ainda estou um pouco preocupada.

Além do cheiro do pot-pourri da minha sogra, há um aroma inegável de apropriação cultural em torno de todo o fenômeno da vaporização-v. Tal como acontece em muitas outras terapias alternativas que prometem restaurar a saúde e o equilíbrio do sistema reprodutivo, a vagina é pouco diferenciada (se é que é) do útero em muitas descrições de vapor vulvar, com toda a área identificada simplesmente como *yoni*. A palavra em si vem do sânscrito, embora pouquíssimas das praticantes que usam essa linguagem e que promovem a "saúde *yoni*" no Ocidente sejam realmente de origem indiana. Algumas mulheres podem preferir usar o termo *yoni* como uma alternativa à linguagem clínica da medicina ocidental tradicionalmente centrada no homem, redirecionando a linguagem e recuperando a anatomia ao mesmo tempo, mas o discurso em torno da "vaporização *yoni*" (e muitas terapias de bem-estar do útero em geral) é extraído desconfortavelmente de uma espécie de exotização de línguas e práticas estrangeiras. Avni Trivedi, uma doula e osteopata radicada em Londres, diz: "Sou de origem indiana e *yoni* não é uma palavra com a qual cresci, então é estranho ter uma versão da minha cultura apropriada de uma forma diferente. Há um elemento de exotização que parece inapropriado".[64]

Outras críticas do vapor vulvar argumentam que a prática – e a indústria agora a adotando – está enraizada em valores misóginos, e que muitas das culturas nas quais o vapor se originou realmente usavam o ritual como uma forma de tensionar a vagina para torná-la mais sexualmente satisfatória para a penetração de parceiros. "O vapor é literalmente uma ferramenta do patriarcado",[65] argumenta Jen Gunter, ginecologista canadense cujos blogs, podcasts e livros seguem a missão singular de desmascarar mitos prejudiciais sobre a saúde da mulher. Gunter argumenta que a indústria do bem-estar do útero afirma oferecer uma cura para o que ela chama de "caos vaginal":[66] a crença equivocada de que a vagina e as estruturas circundantes são a sede não da divindade, mas de toxinas caóticas e hormônios perigosamente desordenados que devem ser vaporizados, lavados, perfumados, colorizados e "equilibrados" de maneira submissa. A mercadoria é promovida sob a premissa de que a genitália feminina deve ter certa aparência, cheiro ou sabor para ser saudável ou, mais precisamente, para ser atraente e aceitável para o sexo oposto. Gunter acredita que qualquer negócio que se aproveite da vergonha das mulheres ao comercializar produtos ou tratamentos não comprovados e potencialmente prejudiciais é "muito predatório [...] Isso é pegar o patriarcado, embrulhar em um laço rosa e dizer que é feminismo".[67]

Em uma nota prática, tem havido preocupação de que o vapor possa causar danos físicos reais. Um estudo da Universidade de Michigan em Ann Arbor descobriu que os tecidos vulvares e vaginais são peculiarmente permeáveis a compostos voláteis que podem ser perigosos quando liberados na corrente sanguínea.[68] Outra meta-análise de ducha vaginal (não vapor, mas uma prática semelhante na qual sabonetes ou produtos de limpeza são inseridos diretamente na vagina) foi correlacionada com um risco aumentado de doença inflamatória pélvica, gravidez ectópica e câncer cervical.[69] Outros críticos apontam para o simples fato de que vaporizar a área vulvar sem os devidos cuidados pode resultar em queimaduras superficiais, e argumentam que a criação de um ambiente genital quente e úmido poderia criar condições ideais para o crescimento de bactérias nocivas e infecções fúngicas.

Talvez mais convincentemente, alguns críticos dizem que o vapor vulvar é emblemático de um imperativo social psicologicamente prejudicial no qual se espera que as mulheres se envolvam em um processo constante e interminável de autoaperfeiçoamento. Em seu ensaio "Basically, it's sorcery for your vagina: unpacking Western representations of vaginal steaming" [Basicamente, é feitiçaria para sua vagina: desfazendo-se das representações ocidentais de vaporização vaginal], os psicólogos Tycho Vandenburg e Virginia Braun situam o vapor dentro de uma ideologia mais ampla de "saudabilismo". Os autores explicam o "saudabilismo" como "a busca não apenas da saúde, mas da otimização da saúde, como uma obrigação moral [...] O sujeito procura, avalia e participa de estratégias de autoaperfeiçoamento; sem trabalho, o corpo/*self* fica incompleto, mas a tarefa é interminável".[70] Examinando noventa fontes on-line de informação sobre vaporização vaginal, os autores identificaram temas emergentes do corpo feminino sendo enxergados como essencialmente deteriorados e sujos, com a vaporização vaginal apresentada como uma ferramenta de otimização de si mesma e da vida. Independentemente de as mulheres no material verem o vapor como um método de purificar um corpo defeituoso ou de mimar um corpo digno de adoração, em qualquer modelo, o corpo em si não é "suficiente".

De fato, se tirarmos os tronos e os vestidos – os apetrechos "reais" do vapor em sua forma ritualística atual –, ficamos com uma ideia verdadeiramente exaustiva: que a tarefa de cuidar, purificar e melhorar sexualmente a genitália de alguém deve sempre ser buscada, mas nunca terminada. Como Sísifo empurrando sua pedra infinitamente colina acima, apenas para que ela continue rolando de volta para baixo, as mulheres em praticamente todas as culturas – sejam industrializadas, sejam indígenas, ocidentais ou orientais – devem enfrentar a tarefa ingrata, interminável e contínua de modificar e cuidar de seu corpo e, por extensão, seu útero. Essa tarefa é, como argumentam Vandenburg e Braun, "voluntária, mas também obrigatória", e só termina com a morte do próprio corpo.[71]

A verdade pode ser tão sombria e milhares de felizes vaporizadoras podem estar erradas? Afinal, para cada documento on-line raivoso gritando "Fraude!" e acenando com a bandeira vermelha do charlatanismo, há centenas de comentários radiantes deixados por clientes satisfeitas. A internet está repleta de depoimentos de mulheres que estão encantadas com seus vapores, chás, limpezas, suplementos, coaching e comunidades, agradecendo aos fornecedores de bem-estar do útero por melhorar a qualidade de vida delas. Para cada mulher que afirma que uma porção de suplementos a ajudou a conceber, há ainda outra afirmando que o vapor vaginal "mantém meu homem preso à cama" e outra insistindo que uma quantidade de suplementos caros tornou sua menstruação indolor. Para essas consumidoras, o bem-estar do útero não é a tarefa de Sísifo descrita por Vandenburg e Braun nem a manifestação tóxica do caos vaginal condenado por Gunter. Pelo contrário, é um esforço satisfatório e empoderador com resultados reais e duradouros.

É possível que essas críticas raivosas ao vapor vulvar sejam inerentemente falhas, vindas, como quase sempre, de um ponto de vista centrado nos brancos e no Ocidente, que pode ser ideologicamente tendencioso contra experiências culturalmente menos dominantes. Esse enquadramento epistemológico situa a medicina ocidental como a autoridade sobre o útero da mulher e suas necessidades; em troca, aquelas que promovem e gostam da vaporização-v são retratadas como "bobalhonas" com pouca compreensão do próprio corpo. Essa narrativa se encaixa no modelo do que a filósofa britânica Miranda Fricker chama de "injustiça testemunhal". De acordo com Fricker, "a injustiça testemunhal ocorre quando o preconceito faz com que um ouvinte dê um nível de credibilidade desinflada à palavra de alguém. [...] A ideia básica é que um falante sofre uma injustiça testemunhal se o preconceito por parte do ouvinte fizer com que ele dê ao falante menos credibilidade do que ele teria dado de outra forma".[72]

As mulheres que praticam vaporização vaginal e outras formas de bem-estar do útero são muitas vezes as mesmas que se sentem mal-atendidas pela medicina convencional; algumas podem ter se decepcionado com os profissionais de saúde no passado, outras podem ter se sentido estigmatizadas ou vulneráveis, e outras ainda podem ter achado proibitivo o custo financeiro da contratação do serviço. Não é de admirar, então, que os oponentes mais vociferantes do bem-estar do útero sejam os médicos. Não importa quão bem-informados e intencionados sejam os argumentos deles, não é impossível que seus preconceitos contra essas mulheres "descaradas" tenham influenciado – sutil ou abertamente – suas opiniões sobre terapias alternativas não comprovadas, mas populares. As críticas ao bem-estar do útero podem conter um elemento da injustiça testemunhal de Fricker; a rejeição de qualquer benefício clínico ou emocional percebido pode estar simplesmente replicando a dinâmica problemática da relação paciente-profissional.

Nicola Goodall concorda que ouve essa narrativa de preconceito e descrença de muitas de suas clientes; ela diz que as mulheres que contam ao seu médico como usaram terapias alternativas para lidar com problemas ginecológicos são atendidas com níveis alarmantes de sarcasmo. Nicola resume a resposta típica assim: "Você acha que está se curando? Sou eu quem estou no comando". Talvez, então, o discurso público em torno do vapor vulvar seja mais do que produtos com nomes estranhos e alegações de saúde duvidosas; é outra manifestação da interminável luta de poder entre as mulheres e o *establishment* médico, uma batalha entre experiências vividas e desejos e o tipo de conhecimento "correto". Talvez os vestidos e tronos não sejam frivolidades, mas armaduras contra um sistema fundado sobre conhecimento exclusivo e poder sobre os úteros das mulheres. Quando a poetisa e ativista Audre Lorde disse: "Cuidar de mim mesma não é autoindulgência. É autopreservação, e isso é um ato de guerra política",[73] ela pode não ter pensado em vaporização-v, mas a comparação é adequada.

Quanto a mim, não tive como saber se minha sessão fumegante tinha funcionado de verdade até que minha menstruação chegasse com sua habitual brutalidade medieval algumas semanas depois, uma torrente de sangue e cãibras que me fazem ficar em posição fetal até que meu ibuprofeno faça efeito. Apesar do meu ceticismo profissional, eu realmente queria que funcionasse; queria que meu útero envelhecido e calcificado se acalmasse e se suavizasse. Claro, eu posso não ter feito "direito" a vaporização – uma sessão de dez minutos pairando timidamente sobre uma panela pode ser o equivalente de bem-estar a tomar meio paracetamol e esperar que seu tumor cerebral desapareça. Mas esse é o problema e o paradoxo do bem-estar do útero – como a indústria não é regulamentada e sua eficácia não é comprovada, nunca se pode ter certeza de que se está fazendo direito, a menos que se acredite.

Essa não foi a minha primeira incursão no bem-estar do útero: tentei anteriormente acupuntura (que era relaxante, mas não me ajudou a conceber), um tampão com infusão de *cannabis* (que me fez sentir tão mal que tive que tirá-lo em pânico meros minutos após a inserção) e intermináveis potes de suplementos – óleo de peixe, algas marinhas, prímula e um comprimido de broto de trigo particularmente vil, que não teve nenhum efeito discernível além de induzir o que nós na Escócia chamamos de *boak* [vômito]. Hoje em dia, eu sorrio e suporto a provação mensal. Eu pondero sobre os tratamentos oferecidos a mim pela medicina convencional – contracepção hormonal para afinar o revestimento do meu útero ou a remoção completa dele – e me inclino com crescente convicção para a histerectomia até que meu ciclo se torne mais moderado no dia 3 ou 4, e então eu me resigno a mais um mês de *status quo*.

Por que eu persisti? Não tenho tentado imitar Higeia ou comungar com alguma deusa interior, mas – como Michelle Hopewell e tantas outras – fui levada ao desespero pela gravidade dos meus sintomas e pela incapacidade geral da medicina convencional de aliviar essas questões de uma forma que pareça individualizada e empoderadora. Seria animador pensar que a indústria do bem-estar do útero, com seus gurus de aparência impecável e programas exclusivos de assinatura, poderia oferecer cura ou ajuda substancial. No entanto, apesar dos suplementos que trazem a nebulosa promessa de "equilibrar seus hormônios" e das pérolas, pessários, comprimidos e chás que visam "limpar seu útero", muito poucos desses produtos ou as pessoas que os promovem podem fornecer evidência clínica de benefício mensurável. O bem-estar do útero pode oferecer uma visão sedutora de conforto e controle, mas, quando a indústria e suas ramificações mais amplas relatam lucros de trilhões de dólares sem os dados para respaldá-los, a única coisa que pode ser desintoxicada provavelmente é, em muitos casos, a conta bancária do consumidor.

Se o bem-estar do útero tem alguma chance de reduzir os danos, em vez de causá-los, ele precisa ser oferecido por fontes respeitáveis com resultados seguros, comprovados e demonstráveis. Se e quando esses resultados forem alcançados, eles devem estar disponíveis para todos a um custo razoável, sem ter que pagar a maior parte do salário de um ano ou assinar um "programa" sem fim. Nicola Goodall viu vários chamados "mestres" do bem-estar do útero irem e virem durante sua carreira, muitas vezes com poucas credenciais para justificar taxas extorsivas.

"Essa ideia de que você apenas pergunta a alguém que sabe algo sobre isso e depois diz: 'Eu sou o professor e mestre, vamos ganhar milhares de libras' é perigosa. Eu vejo todo tipo de porcaria perigosa como essa na indústria do útero."

Quando pergunto a ela sobre um profissional que cobra 10 mil libras por seis meses de treinamento personalizado de ciclo e otimização do útero, Nicola hesita: "Dez mil? O que dizer de uma mulher que mora na rua, em bairros pobres, que não consegue nem se alimentar? Cuidar do seu útero não é um luxo. Faz parte da vida cotidiana, então realmente precisamos garantir que as pessoas saibam o que estão fazendo".

Até que acessibilidade e responsabilidade profissional sejam incorporadas à indústria do bem-estar do útero, o que começou como uma reação contra o mundo predominantemente branco, masculino e endinheirado da obstetrícia e da ginecologia ainda pode conter algumas das piores qualidades do sistema ao qual procura se opor.

Menopausa

Finais e começos

O útero se pronuncia mês após mês durante trinta a quarenta anos, cada cólica e peito sensível e humor despencando e súbito rastro escarlate de sangue dizendo olá de novo e de novo e de novo, seja bem-vindo, seja indesejado – um suspiro de alívio ou um sinal de perda – até que, aos poucos, essa saudação mensal se torne menos frequente e mais errática. Por fim, fica em silêncio. Essa, então, é a menopausa: uma condição que só pode ser diagnosticada retrospectivamente, pois descreve a passagem de um ano desde a data de uma menstruação final. A idade média da menopausa é de aproximadamente 51 a 52 anos, embora a interrupção prematura da menstruação às vezes possa ocorrer muito mais cedo, e outras pessoas não experimentam sua última menstruação até o fim dos cinquenta.

Hoje em dia, os sintomas da menopausa e da perimenopausa – o tempo do fluxo hormonal que leva à menstruação final – são muito mais importantes do que o próprio útero da menopausa. Talvez esse foco seja adequado, pois essa fase da vida reprodutiva é iniciada não pelo útero, mas pela diminuição da produção de estrogênio e progesterona pelos ovários. Por uma média de sete anos antes da última menstruação, e por muitos anos depois, essa alteração na função ovariana pode causar uma ampla gama de alterações emocionais e fisiológicas, desde ansiedade, humor deprimido, irritabilidade e "nevoeiro cerebral" até fogachos, fadiga, suores noturnos, palpitações e dores nas articulações. A diminuição dos níveis de estrogênio pode causar afinamento e ressecamento dos tecidos vaginais, uma condição dolorosa e outrora tabu que agora é atendida por uma crescente indústria de cremes e lubrificantes tópicos. O que antes era proibido é agora o tema quente na mídia; hoje em dia, um novo manual da menopausa parece chegar às prateleiras das livrarias a cada semana, e as celebridades que esperam contar suas histórias do "meu inferno da menopausa" disputam espaço nos sofás dos programas diurnos da TV.

Quanto ao útero em si, o que – se é que alguma coisa – ele realmente faz na menopausa além de... muito pouco? Não mais estimulado pelas flutuações hormonais mensais a engrossar e descamar seu revestimento, o útero na menopausa diminui em tamanho e espessura em cerca de 20 a 30%. Assim como muitas pessoas na menopausa veem sua forma mudar durante esses anos – curvas alimentadas por estrogênio e colágeno dando lugar a uma queda e refluxo gradual –, a proporção de tamanho do corpo principal do útero para o colo do útero também muda. Em alguns casos, um enfraquecimento geral do útero e de suas estruturas circundantes pode fazer com que o órgão caia de sua posição habitual, apoiado com segurança pelos ligamentos e músculos do assoalho pélvico. Esse tipo de prolapso pode ser parcial, com o útero se projetando para o topo da passagem vaginal, ou completo, com o útero visto e sentido na entrada vaginal.

Como tantos aspectos da saúde reprodutiva, a menopausa significa coisas distintas e se manifesta de inúmeras maneiras para pessoas diferentes, com algumas experimentando quase todos esses sintomas problemáticos e algumas com poucos ou nenhum; e, como outras idades e estágios, essa fase fisiológica normal da vida de uma mulher foi anônima, mal compreendida e altamente estigmatizada por grande parte da história moderna. Aristóteles e Sorano escreveram sobre a aparente ligação entre o fim da menstruação e a perda da fertilidade, observando que isso poderia ocorrer em qualquer lugar entre os 50 e os 60 anos. A abadessa e mística alemã Hildegard von Bingen forneceu na Idade Média uma das primeiras descrições da menopausa escritas por mulheres em seu texto *Causae et Curae* [Causas e curas]; ela escreveu que "a menstruação cessa a partir dos 50 anos, e às vezes, em algumas, aos 60, quando o útero começa a se retrair e se contrair, de modo que não são mais capazes de conceber".[1] Essa imagem gentil do útero se dobrando e se contraindo sugere um período de se voltar para dentro e de introspecção – uma descrição sutil de uma autora que, com 52 anos na época em que escrevia, poderia até estar refletindo sobre a própria experiência da menopausa.

Com o passar dos anos, essa fase da existência feminina ganhou apelidos cada vez mais pejorativos – entre eles "inferno das mulheres" e "morte do sexo" – até que, como tantas vezes aconteceu no século 19, o fenômeno foi renomeado por um homem. O médico francês Charles de Gardanne cunhou o termo *la ménespausie* em seu livro de 1816, *Avis Aux Femmes Qui Entrent Dans L'age Critique* [Conselhos para mulheres entrando na idade crítica],[2] descrevendo esse tempo como um período patológico cercado de perigos e doenças, e mais tarde encurtando o termo para a familiar "menopausa" em um tratado subsequente sobre o assunto em 1821.[3] Em sua repetida afirmação de que as mulheres ignoram a própria condição, de Gardanne deu o tom para uma narrativa da menopausa que continuou com poucas exceções nas décadas seguintes. Assim como Gooch e seus contemporâneos insistiam que o "útero irritável" era uma doença psicossomática que poderia atacar a fraqueza inerente das mulheres, os médicos do século 19 e do início do século 20 concordavam que a menopausa e seus sintomas concomitantes poderiam ser causados por estresse, más notícias e excesso de trabalho, incluindo a coação de ocupações "não femininas", como trabalhar em peixarias. Como era de se esperar, o psicoterapeuta e notório patologista de mulheres Sigmund Freud pegou essa noção da mulher neurótica na menopausa e a seguiu, afirmando em 1913 que essas pobres e infelizes criaturas que haviam parado de menstruar logo começaram a exibir "traços eróticos tipicamente sádicos e anais, que não tinham antes durante seu período de feminilidade".[4]

A menopausa continuou a ganhar uma reputação ruim no século 20, atingindo o auge nas décadas de 1950 e 1960, época em que o pensamento ocidental dominante se opunha fortemente às ideias emergentes de uma feminilidade empoderada do pós-guerra. A liberação das mulheres e a queima de sutiãs em massa podem estar por perto, mas a cultura dominante ainda se apega com força e velocidade aos papéis e às qualidades tradicionais de gênero. Nesse contexto, a menopausa era uma tragédia: uma perda de feminilidade a ser lamentada e um declínio que justificava uma preocupação urgente. Helene Deutsch, uma psicoterapeuta polonesa-americana que havia estudado com Freud em Viena antes de sua emigração, escreveu em 1958 que "acabou-se o serviço de uma mulher à sua espécie [...] com o lapso de seu serviço reprodutivo, sua beleza desapareceu e, geralmente, também o fluxo quente e vital da vida emocional feminina".[5] Em seu livro *Feminine Forever* [Feminina para sempre], de 1966, o ginecologista estadunidense Robert Wilson reformulou a menopausa como um período perigoso de deficiência hormonal, escrevendo: "Nenhuma mulher pode estar certa de escapar do horror dessa decadência viva" e defendendo a terapia de reposição de estrogênio como a única cura possível para o "extremo sofrimento e incapacidade" de um útero e sua dona sexualmente murchos.[6]

As campanhas publicitárias daquela época deixavam muito claro que o "sofrimento" e o "horror" da menopausa representavam uma maior ameaça não para as mulheres, mas para seus maridos. Um anúncio da década de 1960 mostra a foto de um motorista de ônibus descontente com a legenda: "Ele está sofrendo de deficiência de estrogênio", ao lado de uma foto de uma passageira de meia-idade com o rosto carrancudo e acusador, e a frase: "Ela é o motivo".[7] Premarin, a primeira forma amplamente disponível de terapia de reposição hormonal, parece ter sido comercializada como uma espécie de cura milagrosa para salvar o casamento, com a garantia de evitar que a esposa se metamorfoseasse no arquétipo da bruaca abatida. Um anúncio de Premarin de 1966 mostra a imagem de uma mulher magra e atraente conversando com dois homens em uma festa; ela parece estar rindo com entusiasmo de algo que um deles disse, e a legenda sugere simplesmente: "Ajude a mantê-la assim".[8] O subtexto é claro: ela pode ser velha por dentro, mas por fora continua tão jovem, atraente e atenciosa como sempre. Até os médicos foram encorajados a desempenhar seu papel na manutenção da felicidade conjugal: "O médico que receita Premarin", afirma um anúncio, "geralmente a torna agradável de se conviver de novo".[9] Não há menção a como a mulher se sente ou ao que pode ser "agradável" para ela; só o que importa é o efeito sobre seu parceiro.

Felizmente, a ciência e a sociedade evoluíram desde a década de 1960; a pesquisa sobre reposição hormonal continua a lançar luz sobre as formas de tratamento mais seguras e eficazes, e o discurso sobre a menopausa agora se concentra quase exclusivamente no bem-estar da pessoa que a atravessa. No entanto, as ideias mais recentes e as melhores práticas nem sempre foram selecionadas por aqueles que deveriam estar mais bem-informados sobre esse estágio transformador da vida das mulheres. De muitas maneiras, a confusão do *establishment* médico em torno da menopausa e a melhor maneira de tratá-la continua até os dias atuais – tanto que até mesmo as médicas mais bem-informadas às vezes podem lutar para identificar e gerenciar as próprias experiências.

A dra. Zoe Hodson, médica clínica geral em Manchester, diz que seu interesse especial pela menopausa surgiu após um período de desafio pessoal: "É o de costume: eu estava estudando [perimenopausa] dia e noite, e não percebi que estava entrando nela. Ela veio e me deixou no chão, e eu realmente tive que tirar uma folga do trabalho, o que não fazia havia vinte anos". Percebendo que ela e muitos de seus colegas não tinham ideia de como tratar a menopausa de forma holística e eficaz, Zoe reflete: "As mulheres não sabem; profissionais de saúde também não. [Como clínica geral] você meio que sabe como os hormônios se comportam, mas todas aquelas mulheres na menopausa vinham até mim e eu comecei a pensar que não era muito boa nisso. E é realmente frustrante – em todos os lugares em que tentei obter informações, ainda não parecia certo. Parecia que o assunto não tinha sido atualizado".

Embora Zoe tenha desenvolvido seu próprio foco na menopausa e agora treine outros médicos para que tenham uma compreensão mais profunda dessa fase da vida, ela admite abertamente que o assunto ainda está envolto em confusão e desinformação. Acrescente a isso um estigma social persistente em torno da sexualidade em declínio, agravado por um sentimento muitas vezes inesperado de luto pela perda final da fertilidade, e não é de admirar que os anos da menopausa continuem a desafiar até a mulher mais autoconsciente (e seu médico).

Recentemente, novas vozes entraram nesse discurso em torno da menopausa, sugerindo que, em vez de tratar essa fase como patológica e problemática, as mulheres deveriam celebrar sua libertação da tirania do útero e da serventia mensal, da dor e do sangramento. Livros com títulos ousados e confiantes, como *Perimenopause Power* [O poder da perimenopausa], *The Menopause Manifesto* [O manifesto da menopausa] e *Still Hot!* [Ainda gostosa!] evocam um espírito de empoderamento, confiança e sexualidade renovada. Talvez uma das declarações mais enfáticas de liberdade pós-menopausa venha de Belinda, uma personagem de *Fleabag*, série da BBC criada e escrita por Phoebe Waller-Bridge. Ao ver "Fleabag", de 32 anos, meditando com um coquetel à mão após uma cerimônia de premiação para mulheres de negócios, Belinda, de 58 anos, oferece algumas palavras de sabedoria da menopausa:

"[As mulheres] têm dor menstrual por anos e anos", ela explica, acrescentando que "carregamos isso dentro de nós". Em contraste, Belinda promete, a menopausa "é a coisa mais maravilhosa do mundo porque, nela, você é livre. Não é mais uma escrava, não é mais uma máquina. Você é só uma pessoa".[10]

Se, como diz Belinda, as mulheres nascem "com dor embutida", e o local dessa dor muitas vezes é o útero, então faz todo o sentido que o silêncio final do órgão também possa ser o abrir das portas da alegria para uma mulher. A retirada do útero oferece liberdade não apenas da dor física da menstruação, do parto e de inúmeras doenças, como miomas e endometriose, mas também do fardo oneroso de ser mulher em uma sociedade que prioriza a disponibilidade sexual e a fecundidade acima de tudo. "Você é só uma pessoa", diz Belinda sobre a mulher na pós-menopausa: não uma escrava de hormônios, nem de um parceiro reprodutivo em potencial, nem um vaso gestacional, mas apenas uma pessoa, finalmente capaz de concretizar a própria humanidade.

"Se pudéssemos avançar nessa direção", diz Zoe Hodson, "e aceitar as mulheres como os seres brilhantes, funcionais e fabulosos que são, isso tornaria essa transição mais fácil".

Muito já foi escrito sobre o potencial empoderamento da menopausa. A narrativa contemporânea dominante exorta as mulheres a abraçarem essa fase da vida como uma era de potencial dinâmico e transformador – um momento para ignorar as responsabilidades de criar filhos ou fazer carreira, talvez, e explorar e satisfazer os próprios desejos. Parece apropriado, aqui, lembrar as palavras de uma autora que postula a menopausa como uma espécie de útero metafórico em si mesma: um tempo e espaço em que uma mulher deve dar à luz a versão mais plena e verdadeira de si mesma; uma espécie de momento de ouro de autorrealização entre as exigências sexuais e reprodutivas da feminilidade jovem e a transição final da morte. Em seu ensaio *The Space Crone* [A anciã do espaço], Ursula Le Guin – aclamada e altamente imaginativa escritora de ficção científica – pensa a mulher na menopausa como uma forma mágica, limítrofe, pesada com sua própria gestação. Le Guin sugere que, depois que a fertilidade diminuir, uma mulher que ainda deseje viver uma vida plena e satisfatória "deve engravidar de si mesma, finalmente. Ela deve dar apoio a si mesma, a seu terceiro eu, a sua velhice, com dores de parto, e sozinha. [...] Essa gravidez é longa, e esse trabalho de parto é difícil. Apenas um é mais difícil, e esse é o último, aquele que os homens também devem sofrer e realizar".[11]

É certo que esse tipo de autorrealização é um privilégio disponível apenas para aquelas com o tipo de recursos e ambiente socialmente justos que possibilitam sobreviver e prosperar em qualquer estágio. No entanto, independentemente dos obstáculos para se tornar uma Anciã do Espaço verdadeiramente realizada, a metáfora da menopausa como útero parece mais poderosa e autêntica do que os tropos que a precederam: nem um show de horrores de doença e decadência nem uma imagem de liberdade e poder femininos meio Poliana. A Anciã do Espaço, "grávida de si mesma", finalmente encarna a luz e a sombra da experiência feminina. Como o nascimento de uma criança, o nascimento de uma mulher na menopausa é feio, bonito, perigoso e milagroso, uma transição tanto corporal quanto espiritual de um mundo para o outro.

Histerectomia

Ausência e transição

Muitas mulheres se separam do útero bem antes do longo e lento adeus da perimenopausa fisiológica começar. Algumas mulheres mais velhas também se veem atormentadas por problemas uterinos anos depois que a menstruação final chegou e foi embora. Existem alguns problemas que simplesmente não podem ser resolvidos com medicação ou manejo cuidadoso, tradicional ou alternativo. Alguns cânceres não são seguros para tratamento apenas por meios farmacológicos; algumas hemorragias pós-parto não podem ser estancadas por drogas; algumas condições aparentemente benignas, como prolapso, menstruação intensa ou miomas persistentes, podem dizimar a qualidade de vida de uma pessoa. Nessas ocasiões, a única solução é a histerectomia: a retirada do útero.

Depois da cesariana, a histerectomia é o segundo procedimento cirúrgico mais comum realizado em mulheres em idade fértil, com mais de um milhão de procedimentos a cada ano, por todo o mundo.[1] Nos Estados Unidos, um terço das mulheres terá feito uma histerectomia aos 60 anos:[2] um exército de feridas ambulantes e sem útero. As pacientes de hoje têm o benefício da retrospectiva e da história. Embora não sem suas potenciais complicações a histerectomia é geralmente muito mais segura do que era no momento de sua origem. Em 120 d.C., Sorano de Éfeso teria tratado um útero gangrenoso prolapsado removendo o órgão agressor pela vagina. A paciente – como muitas outras nos séculos seguintes – não sobreviveu. Em 1670, o parteiro inglês Percival Willughby registrou um dos relatos iniciais mais detalhados de uma histerectomia resultando em uma paciente viva – ainda mais notável pelo fato de que o procedimento foi realizado pela própria paciente. Faith Raworth, uma local, foi levada a medidas desesperadas depois que uma tentativa de carregar "um saco de carvão pesado" a deixou com um prolapso uterino persistente. Tendo tentado e falhado em colocar seu útero de volta na posição correta ("Ela sempre o colocava para cima, mas logo caía de novo"), Faith decidiu resolver o assunto com as próprias mãos.

Willughby escreve:

> *Estando perturbada, descontente e cansada com essa aflição, na esperança de se curar, ela foi ao jardim e, segurando-o [seu útero], puxou-o e cortou-o.*

Talvez, como seria de se prever, "seguiu-se um grande fluxo de sangue" e a desagradável percepção de que Faith também havia cortado sua bexiga e parte de sua vagina. Willughby foi convocado e fez um reparo temporário "com seda dupla torcida", mas os pontos logo se separaram e Faith ficou com uma incontinência permanente. Ele relembra:

> *Sua urina saiu novamente pela velha brecha. Ela viveu vários anos com essa aflição e morreu sem cura, sua água sempre vindo dia e noite, pingando insensivelmente dela.*[3]

Embora essa história seja frequentemente contada por historiadores médicos com um tom de zombaria irônica ("Que mulher tola! O que ela esperava?"), a história de Faith Raworth é, de fato, um triste testemunho do quão longe uma mulher irá para administrar a própria saúde ginecológica, independentemente das consequências dolorosas e às vezes impensáveis.

A histerectomia permaneceu problemática tanto para a paciente quanto para o profissional até o século 19, quando médicos na Inglaterra e nos Estados Unidos foram pioneiros na histerectomia abdominal (na qual o útero é removido por meio de uma incisão no abdome, em vez da extração vaginal, mais arriscada) com graus variados de sucesso. Em 1885, Thomas Keith, um médico de Edimburgo, lamentou os esforços de colegas cirurgiões em Londres, Berlim e Washington, cujas pacientes sofriam taxas de mortalidade de até uma a cada três: "Até agora, a histerectomia fez mais mal do que bem, e teria sido melhor que nunca tivesse existido. Se esses forem os melhores resultados que a cirurgia pode oferecer, quanto mais cedo essa operação for posta de lado, melhor".[4] Por sorte, Keith teve o privilégio de atuar durante a era de ouro da assepsia na Escócia, e a introdução que fez de novas técnicas para cauterizar o colo do útero durante a histerectomia reduziu a taxa de mortalidade de suas pacientes para cerca de 8%. Graças a outras inovações no controle de infecções e anestesia, a histerectomia não era mais um último recurso oferecido apenas às moribundas. Isso, sem dúvida, teria sido uma boa notícia para as mulheres que, de outra forma, teriam recebido tratamentos populares da época, como sanguessugas entre os lábios vaginais (para prolapso) ou irrigação carbólica do útero (para sangramento intenso).

Com o tempo, a histerectomia tornou-se uma ferramenta comum do ofício dos ginecologistas do século 20, com recuperação pós-operatória lenta, mas geralmente segura o suficiente para que o procedimento fosse levado à prática-padrão. Houve poucas mudanças na operação em si até 1988, quando a primeira histerectomia laparoscópica, ou "buraco de fechadura", foi realizada por um médico da Pensilvânia, e novamente em 2002, quando uma equipe do Texas realizou as primeiras histerectomias assistidas por robô, nas quais "braços" mecânicos controlados remotamente sondavam a profundidade da pélvis da paciente. Com procedimentos minimamente invasivos sendo agora a norma, a histerectomia percorreu um longo caminho desde que Sorano pegou sua faca e Faith Haworth tirou o próprio útero.

Para as mulheres que se submetem à histerectomia, a experiência pode evocar um amplo espectro de emoções, desde o luto, com a percebida perda da feminilidade, até a alegria pela libertação da dor e do sangramento. Yvonne, uma enfermeira de 64 anos de Kent, sabia que a histerectomia era uma necessidade após o diagnóstico de câncer de endométrio. No entanto, seu alívio ao receber um tratamento que salvou sua vida foi temperado pela tristeza e até pela sensação de traição.

"Eu me senti triste", ela me escreveu em um longo, detalhado e pungente e-mail, "porque aquele útero que tinha me dado minha linda família agora estava se voltando contra mim, tentando me pegar, desenvolvendo secretamente outra forma de vida, mas que era indesejada e seria um perigo para mim". Também havia luto, ela diz: "Embora eu soubesse que não precisava mais do meu útero, eu estava sentindo que perdia um órgão essencial para ser mulher". Depois da cirurgia, o médico de Yvonne mostrou a ela algumas imagens que trouxeram um grande alívio a essa transição: "Mostraram fotos de antes e depois do local do meu útero. A imagem do meu útero em seu lugar era incrível, tão didática, com as tubas uterinas distribuídas na minha pélvis. As cores eram incríveis e eu não podia acreditar como tudo parecia perfeito", lembra ela. "A próxima foto mostrava esse espaço vazio e, na época, lembro de sentir uma enorme sensação de perda e alívio. Emoções realmente misturadas." Apesar dessa ambivalência, Yvonne se orgulha de o próprio conhecimento de seu corpo e de sua busca obstinada por tratamento a terem levado a um diagnóstico preciso e a uma cirurgia bem-sucedida: "Desde aquela época eu queria fazer com que as mulheres soubessem – ouçam seu corpo e não ignorem nenhum fluxo ou sangramento fora do comum. Estou feliz", diz ela, "por compartilhar essa história com você".[5]

Muitas outras mulheres me contataram para compartilhar suas histórias de histerectomia também, mesmo – e às vezes, especialmente – se as cirurgias foram para "só" melhorar a vida, em vez de salvá-la. Denyse, uma professora aposentada da Austrália, se descreve como "evangelista" da histerectomia depois que o procedimento a libertou de uma vida inteira de dor e sangramento debilitantes. Desde sua primeira menstruação, aos 12 anos, Denyse sofria uma provação mensal que, em suas palavras, "nada era capaz de resolver". Analgésicos e medicamentos prescritos eram ineficazes, e ela se via tendo que tirar dias de folga da escola e do trabalho. Por fim, quando Denyse tinha

38 anos, um médico recomendou uma histerectomia depois que uma ultrassonografia revelou grandes miomas em seu útero.

"Eu estava de acordo!", diz Denyse, que tinha dois filhos na época e sentia que sua família estava completa. Após uma recuperação inicialmente lenta, Denyse se descreve como "livre", tendo avançado rapidamente em sua carreira profissional nos dez anos subsequentes, "sem se preocupar e se perguntar sobre períodos menstruais". Ela agora está interessada em compartilhar sua experiência com outras pessoas e faz isso com frequência em fóruns on-line e redes sociais.

"Nós tendemos (antes, mais do que agora) a não falar sobre isso", diz Denyse, mas, sem uma maior consciência, "como as outras saberiam dessa libertação de precisar ficar presa em casa ou à cama por causa do sangue e da dor?".[6]

A história de libertação de uma mulher, porém, se destacou do resto: agridoce, trágica e, em última análise, redentora. "Na verdade, me tornei enfermeira ginecológica para ajudar a proteger e respeitar as mulheres, seus úteros e suas vaginas", escreve Stephanie, de Nova York. "Eu mesma fiz uma histerectomia aos 45 anos por causa de um prolapso uterino", diz ela, "e fiquei aliviada por fazer esse procedimento por causa do desconforto causado pelo meu prolapso, mas também por outro motivo: fui estuprada na adolescência. Eu estava menstruada no dia e tive que limpar muito sangue depois. Eu não acho que houve um período menstrual daquela noite em diante que não tenha sido um gatilho para lembrar o estupro, então a remoção do meu útero me libertou dessa imagem mensal. Também significava que não haveria mais Papanicolaus, que costumavam ser um desafio emocional para mim".

Stephanie faz questão de salientar que, por mais terrível que a história dela possa ser, provavelmente será uma experiência muito mais comum do que se imagina. "Eu suspeito que não sou a única mulher a quem isso aconteceu", diz ela, "mas é algo muito difícil de verbalizar, e é um tabu escondido dentro do tabu do estupro. É claro que muitas mulheres estavam menstruadas quando foram agredidas".[7] Embora a histerectomia de Stephanie tenha sido realizada principalmente por razões médicas, para ela – e possivelmente para incontáveis outras – o procedimento teve o efeito colateral bem-vindo de liberar um lembrete mensal do trauma.

Para Stephanie, Denyse, Yvonne e muitas mulheres como elas, o útero é um nexo de dor, e sua retirada traz autonomia e paz. Nenhuma história de histerectomia está completa, porém, sem reconhecer as inúmeras outras mulheres para quem o procedimento simboliza um fim prematuro e indesejado da fertilidade. Natalya, uma advogada de Leeds, manteve seu útero por anos, esperando formar família, apesar da dor e do sangramento muitas vezes debilitantes causados pela endometriose grave. Tendo feito dez cirurgias laparoscópicas para tratar as lesões espalhadas por sua pélvis, Natalya perseverou com tratamentos de fertilidade invasivos e caros – primeiro inseminação intrauterina, depois fertilização *in vitro* – "ainda com esperança de que pudesse acontecer", diz ela, "mas infelizmente nunca deu certo, e meu marido e eu nos separamos".

Depois de anos de dores cada vez piores, a situação de Natalya tornou-se insuportável: "Quando cheguei aos trinta e tantos anos, estava menstruada a cada duas semanas e em absoluta agonia. A endo estava agora no meu intestino, bexiga e ovários. Controlei a dor por vários anos com diversos medicamentos, mas chegou a um ponto em que estava afetando meu dia a dia". Por fim, um novo médico realizou uma laparoscopia final, que revelou a extensão da doença de Natalya: "Meus ovários tinham se desintegrado, meu intestino e minha bexiga estavam grudados e meu útero estava uma bagunça completa. Era um dos piores casos que meu médico já tinha visto: eu precisava de uma histerectomia completa, e rápido. Nunca teria filhos. Fiquei arrasada: não me sentia mulher. Eu tinha me decepcionado".[8]

Em retrospecto, Natalya agradece que o procedimento tenha restaurado sua qualidade de vida – "Fiquei instantaneamente sem dor, e do ponto de vista físico foi a melhor coisa para mim" –, mas ela sente uma profunda e duradoura sensação de perda por seu útero e pela família que nunca formou, e admite estar inesperadamente chateada ao compartilhar sua história. "Isso me afetou profundamente", diz ela.

"Na verdade, não achei que me incomodaria falar sobre isso. Estou bastante surpresa de estar me sentindo assim."

Natalya pode se surpreender com a profundidade de suas emoções sobre a histerectomia, mas ela não está sozinha. Andréa Becker, socióloga que pesquisa experiências de histerectomia, diz que muitas mulheres lamentam por anos a perda de sua feminilidade.

"Uma mulher com quem conversei tem uma nota adesiva em seu espelho que diz: 'Você ainda é uma mulher'." Um lembrete para aquela mulher – e para todas nós – de que o útero costuma ter uma conexão inextrincável com a identidade de uma pessoa e de que sua remoção é tão poderosa quanto sua presença.

De fato, as evidências sugerem que a histerectomia pode ter um efeito substancial na saúde mental da mulher. Em um estudo que acompanhou mais de 2,1 mil mulheres por vinte e dois anos, a histerectomia foi associada a um aumento na taxa de novos diagnósticos de problemas de saúde mental de longo prazo; especificamente, um risco 6,6% maior de depressão e um 4,7% maior de ansiedade. Para aquelas mulheres que fizeram uma histerectomia entre as idades de 18 e 35 anos – sem dúvida, os primeiros anos de fertilidade e procriação –, o risco de depressão foi 12% maior.[9] No geral, a histerectomia foi associada a uma série de distúrbios, desde agitação e redução da função psicossexual até psicose. O *NHS Online* faz um breve reconhecimento desses efeitos que podem potencialmente mudar sua vida: "Retirar seu útero", diz o site, "pode causar sentimentos de perda ou tristeza".[10]

Tendo ou não útero, muitas mulheres podem legitimamente refrear a sugestão de que sua identidade começa e termina com o potencial reprodutivo. A ideia de que uma pessoa sem filhos deve se resignar a uma vida triste e solitária, olhando melancolicamente para seus próprios escritos e ansiando pelos bebês que nunca teve, é perigosamente retrógrada, e deveria se resignar ao lixo da história com todos os outros clichês prejudiciais que colocam a identidade feminina em uma caixa ordenadamente redutora. Como Denyse, Yvonne e muitas outras testemunharão, nas circunstâncias certas, a histerectomia pode ampliar – não estreitar – os horizontes de uma pessoa.

No entanto, o que elas podem não saber – e o que foi tão chocante para mim quanto pode ser agora para você – é que os cientistas estão só começando a entender como a histerectomia fundamentalmente pode afetar a própria sede da identidade, das emoções e das funções cotidianas: o cérebro.

Para viajar até a vanguarda da pesquisa sobre a conexão útero-cérebro, devemos ir a Tucson, Arizona, onde, aninhada entre o Parque Nacional de Saguaro, repleto de cactos, e os picos nevados das Montanhas Rincon, uma equipe de neurocientistas comportamentais tem feito algo incomum com ratos. É verdade que a Universidade do Arizona se apresenta como uma espécie de país das maravilhas do deserto, onde "para todo lugar que você olhe está cheio de maravilhas" e sua imaginação "se acende" sob um céu de "algodão-doce e noites cheias de diamantes",[11] mas o que o professor e seus ratos revelaram é mais estranho do que até mesmo a prosa mais exagerada.

Stephanie Koebele, principal autora do estudo, e sua equipe prepararam quatro grupos de ratos: um teve apenas os ovários removidos, um teve apenas o útero removido, um teve ambos os ovários e o útero removidos e um grupo de controle teve uma operação "simulada" (abertura e fechamento do abdome sem remoção real de órgãos). Seis semanas após a operação, os ratos foram treinados a percorrer um labirinto, e os resultados foram chocantes o suficiente para fazer Jean-Martin Charcot se revirar em seu elegante túmulo em Montmartre.

Os ratos de que apenas os úteros foram removidos cometeram mais erros de percurso e, em geral, tiveram mais dificuldades no labirinto. Não havia outra diferença entre eles e os outros ratos – nenhum déficit ou alteração hormonal conhecida, nenhuma droga especial, nenhuma outra deficiência – e, no entanto, a simples ausência do útero foi suficiente para ter um efeito demonstrável nas habilidades cognitivas desses animais. Se esse órgão (ou a falta dele) tem uma influência – mesmo que pequena – na memória e na consciência espacial, então quais outros aspectos do pensamento e das funções gerais ele também pode afetar?

"O dogma é que o útero não grávido está adormecido", escrevem Koebele e seus coautores. Em outras palavras, acreditamos há milênios que o propósito de um útero é exclusivamente reprodutivo. Menstrua para se preparar para um bebê, gesta e expulsa um, e então espera, silenciosa e inutilmente na pélvis de sua dona, até a morte. No entanto, a equipe do Arizona argumenta que suas descobertas apontam para "um sistema ovário-útero-cérebro que é interrompido quando o trato reprodutivo é interrompido, levando a alterações no funcionamento do cérebro".[12]

O útero não grávido, eles sugerem, "*não está adormecido*".

O útero, acredita a equipe, está se comunicando com o cérebro de uma maneira fundamentalmente poderosa, embora mal compreendida. Parece haver algum tipo de diálogo uterino-cognitivo crítico – uma conversa que para abruptamente quando o útero é removido e enviado para o incinerador do hospital, como centenas de milhares desses órgãos são todos os anos.

Alguns argumentam que esses novos dados são esclarecedores e fortalecedores: o útero pode fazer coisas incríveis nunca antes pensadas! As mulheres são seres lindos, místicos e multifacetados, cujos sistemas reprodutivos são muito mais sofisticados do que a ciência já compreendeu! E, no entanto, também se pode considerar essas novas descobertas com consternação, argumentando que o estudo do Arizona é mais um capítulo na narrativa redutiva que coloca o cérebro de uma mulher à mercê de seu útero, por mais malicioso e disfuncional que esse órgão possa ser. Talvez, porém, essa pesquisa abra portas para uma maneira menos binária e mais sutil de pensar sobre a relação entre comportamento e biologia reprodutiva. Em vez de assumir que uma potencial relação útero-cérebro é algo primitivo, perigoso e vergonhoso, pode ser mais produtivo – e, em última análise, mais preciso – considerar as muitas possíveis implicações cognitivas e emocionais de tal conexão. Um crescente corpo de evidências recentes deu credibilidade a uma relação semelhante entre o cérebro e o intestino, um sistema que permanece relativamente livre do peso das construções sociossexuais.[13] Com o tempo, o útero pode escapar de seu estigma como sede da loucura feminina; como o intestino, o útero ainda pode ser reconhecido como um dos muitos fatores complexos que influenciam – e até aprimoram – os pensamentos e sentimentos de uma pessoa.

No mínimo, esses ratos de laboratório devem servir como lembretes para os médicos e as pacientes em potencial de que os efeitos da histerectomia podem ainda não ser totalmente compreendidos e, como tal, o procedimento deve sempre ser abordado com a devida diligência. Um estudo de 2015 da Universidade de Michigan acrescenta mais credibilidade ao argumento da cautela: de 3.397 mulheres submetidas a histerectomia por condições benignas (ou seja, sem risco de vida), 18% apresentaram "patologia sem suporte" para o procedimento.[14] Em outras palavras, os achados da cirurgia não corroboraram a necessidade previamente determinada de histerectomia. Quase uma em cada cinco operações era, em essência, desnecessária. Essa constatação gritante está agora refletida na orientação estatutária; o Congresso Americano de Obstetras e Ginecologistas, por exemplo, recomenda outras formas de tratamento hormonal e médico como "manejo primário" em casos benignos antes que a histerectomia seja considerada ou realizada.[15] A dra. Christine Metz diz que, em geral, "Se você tem um útero saudável, deve mantê-lo pelo maior tempo possível".

Para algumas pessoas com um útero saudável, os benefícios sociais e emocionais da histerectomia superam em muito quaisquer potenciais efeitos colaterais físicos ou cognitivos. Ryan Sallans é uma dessas pessoas, e sua história começa em 1986, em Aurora, Nebraska. O jovem Ryan tinha 7 anos na época – uma autoproclamada "criança do campo" nessa pequena cidade de menos de 8 quilômetros quadrados e 5 mil habitantes. Nos dias de hoje, Aurora se declara um lugar "onde as possibilidades são infinitas". Em 1986, porém, Ryan, de 7 anos, acha que tem uma boa ideia do que a vida lhe reserva. Ele sabe que gosta de subir em árvores e estar com animais. Ele sabe que se sente livre e feliz quando está sozinho na natureza, perdido no momento da brincadeira. Há apenas um problema: para seus pais e para todos que o conhecem, ele ainda não é Ryan. Em 1986, ele é Kimberly Ann

Sallans, e é uma menina. Isso, de repente ocorre a essa criança de cabeça baixa, é um problema.

"Morávamos em uma área com piscina no quintal, e todas aquelas árvores e jardins de que cuidávamos, e eu era (e continuo sendo) uma pessoa que gosta de estar ao ar livre. Eu preciso da natureza", Ryan me diz durante nossa videochamada. Ele está enérgico e ansioso para compartilhar sua experiência, apesar de ainda ser relativamente cedo em Nebraska; sua mesa está arrumada; sua barba, bem aparada, e a memória de sua infância ao ar livre ainda está fresca em sua mente.

"Lembro que entrei em casa depois de brincar nas árvores", lembra ele, "e estava em um de nossos banheiros lavando as mãos porque estávamos prestes a jantar. E eu me olhei no espelho e uma voz me disse: 'Você é mulher. Você não é um menino'. E eu tive um momento de pavor – sem querer ofender –, pavor de um corpo feminino. Esse momento de pavor me consumiu, porque eu ainda estava vivendo essa fantasia de que ainda não havia atribuído um rótulo específico ao meu corpo. E eu me lembro de ouvir aquela voz e pensar comigo mesmo: 'Que droga!'".

Isso provou ser um momento formativo de dissonância cognitiva: um conflito entre o senso de *self* de Ryan e a identidade projetada nele pela "voz" da sociedade e de alguma ordem superior.

"Eu simplesmente não conseguia entender por que Deus tinha me feito mulher", diz ele. "Eu estava, tipo, não é quem eu sou. Então por que eu tenho que viver dessa maneira?" No início, esse problema da feminilidade era vago, embora inegavelmente preocupante, mas, quando a puberdade apareceu como o vórtice escuro de um tornado naquele horizonte plano do Meio-Oeste, a feminilidade tornou-se uma perspectiva muito real e aterrorizante.

"Lembro que, na sexta série, várias de nós, meninas, estávamos em nossa biblioteca na escola primária e uma enfermeira ou parteira entrou e ela começou a nos mostrar coisas sobre menstruação. Então eu sabia que ia acontecer comigo. E então, no Ensino Médio, as meninas escreviam bilhetes com tinta vermelha e os colocavam nos armários das pessoas quando descobriam que estavam menstruadas.

Não era de maldade – era como algum tipo de clube menstrual –, mas eu estava, tipo, 'espero nunca ter um desses. Eu não quero isso'. E então, por volta dos 12 anos, comecei a menstruar e fiquei aterrorizado." O horror de Ryan com esse lembrete mensal de sua identidade biológica era agravado pelo fato de que os próprios períodos menstruais eram intensos e dolorosos: "Algumas pessoas podem ter experiências positivas ou aprender amar o ciclo menstrual", admite – uma das muitas vezes durante a nossa conversa em que faz questão de ser o mais inclusivo possível –, "mas, para mim, nunca foi assim. Eu sempre tive períodos menstruais muito, muito intensos. Era simplesmente terrível e embaraçoso".

Mês após mês, o trauma da menstruação se repetia. Com o passar do tempo, a consciência emergente de Ryan de sua identidade profunda provou ser dolorosamente irreconciliável com seu eu físico. Sua luta o mergulhou na depressão e o levou a um comportamento cada vez mais autodestrutivo, culminando com anorexia durante o tempo de universidade. No começo, Ryan diz, ele gostou do fato de que a fome também interrompia sua menstruação.

"Uma das coisas que eu realmente achei muito legal foi que eu não precisava mais me preocupar com esse ciclo mensal. Eu fiquei, tipo, 'oh, isso vai tornar minha vida mais fácil'. Gostei muito desse efeito colateral da amenorreia."

Com o tempo, porém, o desconforto de Ryan com sua anatomia feminina deu lugar a uma consciência crescente de outra opção – uma saída da dissonância que o perseguia desde aquela epifania horrível no banheiro, aos 7 anos. Ryan descobriu um livro de retratos fotográficos de pessoas que haviam sido designadas como mulheres ao nascer e depois transicionadas, hormonal e/ou cirurgicamente, para a masculinidade. Ao ver aquelas imagens poderosas, Ryan percebeu que essa era sua tribo, e esse era seu caminho. Ele fez uma "cirurgia superior" [remoção de tecido mamário] primeiro, e então começou a tomar testosterona, alterando seu corpo e sua mente no nível hormonal mais fundamental. Ele sonhava com o dia em que seu corpo pareceria por fora como era por dentro, e sabia intuitivamente desde o início que essa transformação também implicaria a remoção daquele órgão que fazia dele a mulher que ele não queria ser – o pequeno punho cerrado em sua pélvis que o golpeava com dor e sangramento todos os meses.

"Eu sabia que meu objetivo final era a histerectomia", diz Ryan. "Comecei a sentir cólicas cada vez mais intensas, o que é bastante comum para homens trans com testosterona, e minhas cólicas estavam chegando ao ponto de não parar em três das quatro semanas do mês, mesmo à noite. Elas não me deixavam dormir." Enquanto algumas pessoas – o grupo #PeriodsOptional – usam contracepção oral contínua para interromper a menstruação e a dor que geralmente a acompanha, a maioria dos homens em transição acha essa opção intolerável; a progesterona e/ou o estrogênio na pílula perpetuariam funções e características inaceitavelmente "femininas". Para Ryan, havia apenas um caminho a seguir.

"Eu não queria tratamento, não queria nenhum tipo de tratamento para a dor. Eu só queria me livrar de todas aquelas coisas."

Enquanto Ryan procurava um ginecologista inclusivo e começava a lidar com as complexidades do sistema de saúde norte-americano, também se viu navegando por um sistema que, em termos gerais, é guiado em muitos países pelos padrões de atendimento estabelecidos pela World Professional Association for Transgender Health (WPATH) [Associação Mundial de Profissionais para a Saúde Transgênero]. Publicados em 2012, "os padrões", como muitos profissionais de saúde os chamam, visam criar um caminho global consistente para pacientes e profissionais. No caso de histerectomia para indivíduos em transição de mulher para homem, a WPATH recomenda que as pacientes tenham "disforia de gênero persistente e bem documentada", plena capacidade mental para fornecer consentimento e fazer escolhas informadas, maioridade, preocupações com saúde médica ou mental bem controladas, se houver, e doze meses contínuos de terapia hormonal antes da cirurgia.[16] Embora os parâmetros possam ser claros, esse caminho pode ser tortuoso e frustrante, muitas vezes envolvendo longas listas de espera, avaliações demoradas por vários profissionais e colaboração interinstitucional entre clínicos gerais/médicos de família, clínicas especializadas em identidade de gênero e enfermarias cirúrgicas/ginecológicas hospitalares. É impossível saber exatamente quantos homens como Ryan passam por esse processo todos os anos, em grande parte porque os dados oficiais de prestadores de serviços de saúde, órgãos reguladores e seguradoras geralmente não agregam pacientes por gênero ou mesmo, em alguns casos, reconhecem ou incluem identidades transgênero em qualquer forma. Uma revisão de 2019 de uma equipe da Universidade de Nova York estima que 42 a 54% dos homens transgênero fizeram cirurgia de confirmação de gênero, embora isso nem sempre inclua a remoção do útero ou de outros órgãos genitais femininos.[17] A Pesquisa de Transgêneros dos Estados Unidos de 2015, a maior do tipo, com mais de 27 mil entrevistados por todo o país, relatou que, de todos os homens trans autoidentificados, um total de 71% já havia feito histerectomia ou a queria fazer "algum dia".[18]

As razões dos homens trans para buscar a histerectomia são tão diversas quanto os próprios homens. O dr. David Gerber, psiquiatra consultor da Sandyford Gender Identity Clinic [Clínica Sandyford de Identidade de Gênero], em Glasgow, diz que muitos de seus pacientes relatam o tipo de dor exacerbada pela testosterona experimentada por Ryan Sallans, bem como uma aversão à menstruação em geral e tudo o que ela representa.

"Muitos homens trans odeiam o fato de menstruarem", diz David. Por extensão, "a ideia de gravidez para esses homens trans, é abominável". É importante notar nesse ponto que muitos homens trans optam por manter a genitália interna e/ou externa com a qual nasceram, seja para fins de gravidez, seja para outros. Enquanto Thomas Beatie criou um terremoto mundial com o assim chamado "primeiro homem grávido" quando ele e sua barriga apareceram na capa da revista *People* em 2008, outras fontes indicam que homens trans usam seus úteros para gestar os próprios bebês desde 1980, se não antes.

"Não é um desejo masculino ou feminino querer ter um filho", disse Beatie a Oprah Winfrey em uma entrevista posterior. "É um desejo humano", disse ele;[19] um desejo que continua a ser sentido por muitos pais biológicos do sexo masculino trans em todo o mundo. (Mais uma vez, a coleta de dados incompleta obscurece o verdadeiro número desses pais, embora a Austrália, por exemplo, tenha documentado 250 nascimentos gestados por homens trans de 2009 a 2019.)[20]

A socióloga Andréa Becker diz que, de fato, muitos homens trans não atribuem um significado emocional nem positivo nem negativo ao útero; em vez disso, eles o encaram com uma espécie de distanciamento neutro. Para esses homens, o útero é apenas um objeto supérfluo a ser removido, mais como um apêndice do que o nexo de sua identidade sexual.

"Acho a neutralidade muito mais difundida entre os homens trans", Andréa me diz, "pois eles dizem: 'Bem, isso era apenas algo que eu precisava fazer. Tipo, se eu precisasse tirar minhas amígdalas, seria apenas mais uma cirurgia. Não era para estar lá, para começo de conversa'. Claro, existem outras histórias positivas de 'Isso foi ótimo, eu me sinto muito mais eu mesmo', mas a histerectomia me pareceu [muitas vezes] como se pudesse ser uma tarefa administrativa".

Para Ryan, que sentia com tanta força que a remoção de seu útero sempre foi seu "objetivo final", a semana anterior à cirurgia trouxe um dilúvio inesperado de emoções conflitantes. A decisão de remover seus ovários também agravou essa onda de ambivalência.

"Depois de todas as coisas que eu tinha feito", lembra ele, "como cirurgia no peito, testosterona e voar para Belgrado para minha cirurgia inferior, não me arrependi. Eu estava tranquilo e bastante calmo e relaxado. Mas, na semana anterior à histerectomia, passei por um enorme estado de dor e questionamento, porque sabia que estava me livrando de qualquer maneira de poder perpetuar minha própria genética. Essa é uma grande decisão aos 26 anos, então eu realmente tive que me permitir sentir essa dor e passar por isso".

Agora, quase vinte anos depois, Ryan me conta sobre sua cirurgia e a recuperação subsequente com o benefício e a distância de uma retrospectiva. Ele é otimista em relação à dor por sua fertilidade, que ainda o atinge em momentos inesperados – ele descreve ter sido pego de surpresa pela emoção enquanto brincava com seu novo cachorrinho –, mas, acima de tudo, é grato por sua histerectomia ter trazido alívio da dor e do trauma de viver em um corpo que era, de uma forma oculta, mas crucial, ainda feminino.

"Mesmo depois de tomar testosterona por seis meses e minha menstruação parar", ele lembra, "ainda tinha pesadelos de que estava sangrando. Eu acordava e meu coração estava acelerado. E, depois da histerectomia, esses pesadelos foram embora. Foi cada vez mais libertador para mim, com menos ansiedade me sobrecarregando".

Isso não quer dizer que a histerectomia seja sempre uma experiência positiva ou que a jornada até ela seja tranquila. Para muitos homens trans, nada poderia estar mais longe da verdade. Em seu livro *Understanding Trans Health* [Entendendo a saúde trans], a socióloga britânica Ruth Pearce escreve uma acusação séria aos serviços de identidade de gênero encarregados de fazer cumprir as diretrizes da WPATH. Ela aponta para o fato de que um indivíduo deve ser visto (muitas vezes por dois ou mais profissionais) como tendo o "distúrbio" de disforia de gênero diagnosticado antes de poder prosseguir para terapias e tratamentos de confirmação de gênero, e argumenta: "A criação de transtornos de identidade trabalhou para construir uma classe profissional de *especialistas* em identidade de gênero [grifo de Pearce], que podem atuar como guardiões para cuidados de saúde trans-específicos".[21] Esse sentimento foi reproduzido pelo dr. John Chisholm CBE, diretor do Comitê de Ética Médica na Associação Médica Britânica, quando testemunhou em um inquérito de 2021 sobre a reforma da Lei de Reconhecimento de Gênero do Reino Unido. "É muito oneroso e desumanizante ter que fazer todas essas perguntas intrusivas para provar, em essência, que você é quem diz ser", argumentou Chisholm. "Percorremos um longo caminho de considerar a disforia de gênero como um problema médico ou psicológico ou um problema de saúde mental, e ainda assim somos forçados a voltar a esse paradigma por meio de como a lei funciona."[22]

Ao ler as palavras de Chisholm, me pergunto o que um especialista em identidade de gênero pensaria sobre mim: eu seria feminina o suficiente, com meu uniforme habitual de jeans e capuz, para me qualificar para a feminilidade sancionada pelo Estado? Como várias pessoas, muitas vezes eu protesto contra as expectativas de gênero impostas a mim pela sociedade, e nem sempre pareço, sinto ou me comporto da maneira que algumas pessoas pensam que seria o esperado de uma mulher. Eu tenho uma relação conturbada com meu útero – em algumas épocas da minha vida, implorando para que ele me desse filhos e, em outras, amaldiçoando sua propensão a sangramento intenso e dores –, mas o que uma equipe de "especialistas" faria desse relacionamento que muda de eufórico para disfórico dependendo do dia, da semana, do mês ou do ano?

Ryan Sallans foi capaz de navegar nesse sistema muitas vezes problemático até que, no geral, começou a funcionar para ele. Em última análise, ele me diz que é grato por cada parte de sua jornada, desde Kimberly Ann e seu medo do temido "bilhete vermelho" até os abraços em cachorrinhos encharcados de lágrimas que ainda o pegam de surpresa. Ele agora ganha a vida escrevendo e falando sobre a importância da escolha e da inclusão na saúde e no local de trabalho, e sabe que ele, como todos nós, ainda é um trabalho em andamento.

"Tudo isso me permitiu contar histórias e ensinar as pessoas sobre as coisas. Certo? Essa é a minha esperança", diz ele, "porque estou OK. Estou bem".

Enquanto Ryan sorri e me deseja o melhor, passa uma forte impressão de um homem que finalmente está em paz consigo mesmo – uma paz que deve ser saboreada e compartilhada e é ainda mais preciosa pelas batalhas pessoais e físicas que a precederam. Ele está feliz e inteiro porque perdeu uma parte dele que não se encaixava. Sua jornada demonstra a íntima relação entre o útero e a autonomia; a remoção de seu útero permitiu que ele fosse seu verdadeiro eu. Ele pode estar a vários séculos e milhares de quilômetros de distância da pobre Faith Raworth e de seu útero prolapsado, mas, para ele, a histerectomia era tão desesperadamente desejada quanto a dela, e estar liberto de seu útero é realmente liberdade.

Reproducucídio

Direitos e injustiças

Não há duas histórias de histerectomia iguais: cada operação tem seus motivos, seja para vencer o câncer, seja para aliviar os sintomas de alguma doença ou afirmar um senso de identidade. Felizmente, porém, a maioria desses contos guarda um princípio permanente em seu coração: o da escolha bem-informada. A decisão de abrir mão do útero é, na maioria das vezes, tomada livremente após aconselhamento e consideração. Tendo feito o juramento de Hipócrates de "não fazer mal" e (espera-se) sob a força de sua própria bússola moral, a maioria dos médicos levanta seus bisturis apenas quando a tinta da assinatura do paciente no formulário de consentimento já secou.

Infelizmente, essa autonomia foi negada a muitas mulheres em todo o mundo, agora e no passado. A história mostrou que, quando a dignidade e a humanidade de uma pessoa são retiradas, a retirada de seus direitos reprodutivos vem logo na sequência. Nesses casos, a escolha do que fazer com o útero é usurpada e pervertida, e a histerectomia se torna uma ferramenta de opressão em massa. Isso é especialmente verdadeiro para as mulheres que foram marginalizadas pela cultura dominante da terra em que vivem: mulheres negras e pardas; mulheres cuja religião é minorizada ou difamada; mulheres escravizadas, encarceradas e detidas; e mulheres que foram consideradas "as outras", "gente ruim" ou indesejáveis por qualquer motivo infundado. Onde reside a opressão sistêmica prospera a histerectomia forçada.

O uso da violência sexual como arma de guerra é tão antigo quanto o próprio combate. O estupro aparece frequentemente em relatos históricos de combates, e alega-se que foi usado em batalhas ou simultaneamente a elas por persas, israelitas, vikings e mongóis, entre muitos outros. Em

Our Bodies, Their Battlefield [Nosso corpo, o campo de batalha deles], um relato contundente dessa prática, Christina Lamb escreve: "A palavra *estupro* [*rape*, em inglês] vem do inglês antigo 'rapen', 'rappen' – abduzir, roubar, violar, arrebatar. Origina-se do latim 'rapere', que significa roubar, apoderar-se ou levar embora, como se as mulheres fossem propriedade, exatamente o que os homens pensaram por tantos séculos".[1] O advento da ginecologia moderna, com as próprias raízes pervertidas no racismo e na misoginia, deu aos opressores novas formas de roubar o poder das mulheres – não necessariamente pelo estupro, no sentido tradicional de sexo com penetração, mas por um tipo diferente e igualmente insidioso de violação corporal. O sistema reprodutor feminino representou uma nova fronteira a ser conquistada, e, para aqueles homens com domínio médico e social, o útero e as estruturas circundantes tornaram-se "o campo de batalha deles".

Um dos primeiros inovadores no campo, J. Marion Sims, refinou alguns dos instrumentos e técnicas usados ainda hoje operando mulheres já desumanizadas pelo monstruoso sistema de escravidão. A princípio só mais um clínico geral, Sims entrou na ginecologia na década de 1840 quase por acidente e com um desgosto indisfarçável pelo corpo das mulheres. "Se havia alguma coisa que eu odiava", ele escreveu mais tarde sobre sua prática no Alabama, "era investigar os órgãos da pélvis feminina".[2] No entanto, a invenção improvisada de Sims de um novo tipo de espéculo para exames íntimos alterou o curso de sua carreira para sempre. Chamado para avaliar uma mulher que parecia ter danificado seu útero depois de cair de um cavalo, Sims usou uma colher de estanho dobrada para abrir a vagina da paciente e obter uma visão mais clara de seu colo do útero, mais tarde se gabando: "Eu vi tudo, como nenhum homem jamais viu antes".[3] De repente, o corpo feminino era mais do que apenas uma fonte de desgosto, de pouco interesse para aquele médico sério; com a introdução daquela colher fatídica, Sims viu uma nova fronteira na qual ele poderia reivindicar seu quinhão.

Quando os vizinhos trouxeram ao Sims suas meninas e mulheres escravizadas, incontinentes devido aos ferimentos sofridos no parto e, portanto, "inúteis" nos campos, ele abraçou essa nova oportunidade de exploração e experimentação ginecológica com gosto. Numerosas operações foram realizadas em cada uma das jovens pacientes/vítimas, sempre sem anestesia e muitas vezes na frente de uma pequena multidão de outros médicos admirados. Os órgãos mais íntimos das mulheres e a dor mais excruciante estavam à vista de todos. "A agonia de Lucy foi extrema",[4] escreveu Sims sobre um desses casos trágicos, e mesmo assim persistiu, testando vários métodos de reparo até ficar convencido de que nenhum esforço adicional poderia ser feito. Sims pode ter narrado sua carreira em detalhes, mas os pensamentos e desejos de Lucy, Anarcha, Betsey e outras mulheres cujos corpos foram operados e esfolados à vista de todos nunca foram registrados. Suas vozes foram silenciadas enquanto Sims alcançava fama duradoura em seu campo: muitas vezes festejado como o "pai" da ginecologia moderna, ferramentas e técnicas com seu nome permanecem em uso atualmente. Enquanto alguns historiadores argumentam que Sims estava simplesmente fazendo o seu melhor dentro do contexto social único da época, seu trabalho era uma perigosa fusão de medicina e opressão, criando um precedente para o ataque a mulheres desumanizadas e humilhadas sob o disfarce socialmente aceitável de experimentação ginecológica. Esse era um modelo que seria usado mais algumas vezes ao longo do século vindouro.

Embora a escravidão tenha sido abolida logo que a carreira de Sims chegou ao fim, outro movimento – tão feio em intenção e tão abrangente em ambição – começou uma inexorável ascensão. Cunhado pela primeira vez pelo intelectual inglês Francis Galton, o termo *eugenia* – do grego "boa origem" ou "bom nascimento" – descrevia um movimento que defendia a criação seletiva de seres humanos para o aperfeiçoamento da espécie e do mundo como um todo. Em seu livro de 1869, *Hereditary Genius* [O gênio hereditário], Galton escreveu: "Como é fácil [...] obter por seleção cuidadosa uma raça permanente de cães ou cavalos dotados de poderes peculiares de corrida, ou de fazer qualquer outra coisa, de modo que seria bastante praticável produzir uma raça de homens altamente privilegiados por casamentos judiciosos durante várias gerações consecutivas".[5] Teóricos em ambos os lados do Atlântico abraçaram essa ideia, mas a eugenia encontrou terreno particularmente fértil na América, onde o duplo aumento da emancipação e da imigração representava uma ameaça assustadora à segurança e à identidade da sociedade branca de classe média e alta. A Estátua da Liberdade pode ter levantado sua tocha para receber as massas amontoadas, mas, em 1910, com o estabelecimento do Eugenics Record Office [Cartório de Registros Eugênicos] em Long Island, essa filosofia insidiosa fincou com firmeza sua bandeira em território norte-americano. O lado sombrio da ginecologia recebeu o respeitável verniz de um "movimento", e o controle reprodutivo de mulheres marginalizadas consagrou-se na sociedade norte-americana.

Nas décadas seguintes, os direitos reprodutivos de milhares de mulheres negras, pardas, pobres, deficientes, migrantes e geralmente "indesejáveis" foram dizimados por uma enxurrada de leis que promoveram a eugenia e sua serva insidiosa, a esterilização forçada. Em 1909, cinco estados aprovaram ou tentaram aprovar leis que permitiam a esterilização forçada de pessoas com deficiência mental e, em 1927, o caso *Buck v. Bell*, na Suprema Corte dos Estados Unidos, abriu as comportas para essa prática em todo o país. No centro do caso estava Carrie Buck, uma jovem de Charlottesville, Virgínia, cuja vida foi sobrecarregada pelo estigma e pela opressão muito antes de seu caso capturar a imaginação da nação. A mãe de Carrie, Emma Buck, supostamente uma profissional do sexo com histórico de uso abusivo de drogas, reumatismo, pneumonia e sífilis,[6] foi considerada intelectualmente inferior pelo estado e posteriormente internada na Colônia Estatal da Virgínia para Epilépticos e Débeis Mentais durante os primeiros anos de seus filhos. Carrie foi retirada dos cuidados de Emma e logo acolhida por um casal local, John e Alice Dobbs, mas a adoção foi malfadada: no verão de 1923, aos 17 anos, Carrie foi estuprada pelo sobrinho de Alice Dobbs, Clarence Garland.[7] Dispostos a se dissociar do incidente – que foi atribuído diretamente ao "comportamento incorrigível" de Carrie –, o senhor e a senhora Dobbs enviaram Carrie, em janeiro seguinte, para a mesma instituição onde sua mãe, Emma, ainda residia. A filha de Carrie, Vivian, nasceu na Colônia dois meses depois e, em 1927, Carrie foi usada como um caso teste para legisladores que argumentavam que a esterilização sancionada pelo Estado era a única maneira de impedir que essas mulheres "débeis" perpetuassem sua linhagem defeituosa. Em vez de olhar com compaixão para essa jovem abusada, ou mesmo com dó, o juiz Oliver Wendell Holmes Jr. decidiu que Carrie – descrita como uma "idiota de baixo grau" típica de uma "classe sem valor" – deveria ser esterilizada à força. "É melhor para todo o mundo", Holmes pronunciou, "se, em vez de esperar para executar descendentes degenerados por crime ou deixá-los morrer de fome por sua imbecilidade, a sociedade puder impedir aqueles que são manifestamente incapazes de propagar sua espécie".[8] Carrie suportou uma salpingectomia compulsória (remoção de uma tuba uterina) em outubro de 1927:[9] mais uma violação de sua dignidade e autonomia, apenas cinco meses após Holmes anunciar que "três gerações de imbecis são suficientes".[10] Como tantos casos antes e depois daquele julgamento brutal, Carrie Buck suportou o peso do desgosto da sociedade, enquanto o homem na raiz de seu infortúnio escapou da punição; mais tarde, ela disse ao biógrafo Paul Lombardo que Clarence Garland havia prometido se casar com ela após o ataque, mas que ele deixou Charlottesville, optando por abandonar sua vítima sem qualquer responsabilidade por seu crime.[11]

Com o fatídico julgamento da Suprema Corte, a eugenia foi consagrada na lei norte-americana, legitimando a esterilização legal, mas totalmente não consensual, de muitos milhares de mulheres. Algumas, como Carrie Buck, foram esterilizadas por serem "débeis mentais", outras foram consideradas perigosamente promíscuas ou anormalmente atraídas por parceiros de outra raça, e, em uma instituição estatal na Califórnia, as esterilizações eram realizadas em mulheres simplesmente por terem um clitóris ou lábios vaginais anormalmente grandes.[12] Às vezes realizado por histerectomia, às vezes por corte (muitas vezes erroneamente chamado de "amarração") das tubas uterinas, o método exato é, em grande parte, discutível; ambos são um ataque ao sistema reprodutivo feminino, e ambos os procedimentos atingem o cerne do poder e da identidade de uma mulher. Muitas "razões" foram encontradas, muitas técnicas foram usadas e, na década de 1930, a adoção entusiástica e eficiente da esterilização forçada pelos Estados Unidos atraiu a atenção do mais infame defensor da eugenia da história: Adolf Hitler.

Muito antes de sua ascensão final ao poder como líder do Terceiro Reich da Alemanha, Hitler admirava o compromisso dos Estados Unidos em perpetuar uma raça humana superior. "Há hoje um estado", escreveu ele em seu manifesto de 1924, *Mein Kampf* [Minha luta], "no qual são perceptíveis, pelo menos, fracos começos em direção a uma melhor concepção (de imigração). Claro, não é a nossa república alemã o modelo, mas os Estados Unidos".[13] Suas observações a um colega nazista demonstram um interesse particular nas maneiras como os legisladores norte-americanos legitimaram e sistematizaram esses impulsos sombrios: "Estudei com grande interesse as leis de vários estados norte-americanos, relativas à prevenção da reprodução por pessoas cuja progênie, com toda a probabilidade, não teria valor ou seria prejudicial à linhagem racial".[14]

Estima-se que 6 milhões de judeus e 11 milhões de outras pessoas perseguidas – etnias romani e sinti, pessoas com deficiência, não conformistas de gênero, dissidentes políticos, sindicalistas e tantos outros considerados indesejáveis – encontraram a morte nas mãos dos nazistas e seus colaboradores. Como em tantas guerras, estupro, abuso sexual e tortura eram comuns; no entanto, inspirada pelos programas sistemáticos de eugenia dos Estados Unidos, a campanha de Hitler de agressão reprodutiva às mulheres perseguidas alcançou uma escala de tamanho e eficiência sem precedentes. A prisão de judeus e outros em campos de concentração permitiu a morte em escala industrial; o que é menos conhecido, talvez, seja o foco dos nazistas nos úteros das mulheres encarceradas.

É verdade que a história muitas vezes registrou o trabalho monstruoso de Josef Mengele, o médico que realizou "experimentos" sexuais dolorosos e humilhantes – o que muitas vezes incluiu histerectomia – em aproximadamente 1,5 mil pares de gêmeos no campo de concentração de Auschwitz. Talvez menos conhecido, porém, seja Carl Clauberg, o ginecologista contratado para projetar e implementar um programa de esterilização em massa em Auschwitz e no campo feminino de Ravensbrück. Em uma carta de 1943 para Heinrich Himmler, um dos principais arquitetos do Holocausto, Clauberg descreveu com entusiasmo um novo método que poderia "alcançar a esterilização do organismo feminino sem cirurgia".[15] A própria terminologia revela a desumanização que possibilitou os abusos dos nazistas – o uso do impessoal, animalesco "organismo", por exemplo, em vez de "pessoa" ou "mulher" – e o desejo de coibir a reprodução de populações indesejáveis tão barata e facilmente quanto possível ("sem cirurgia"). Clauberg continua descrevendo seu novo método, uma combinação horrível de injeções uterinas e radiação de raios X na pélvis, e encerra sua carta se gabando de que atingirá facilmente os alvos projetados que lhe foram incumbidos anteriormente por Himmler: "Um médico adequadamente treinado, em um local adequadamente equipado [...] provavelmente será capaz de lidar com várias centenas, se não mil [procedimentos] por dia".[16]

Uma das sobreviventes de Clauberg mais tarde confirmou o uso desses métodos com seu testemunho comovente, dizendo: "Não consigo me lembrar de uma mulher que tenha concordado com tais experimentos – pelo contrário. O dr. Clauberg realizou experimentos de esterilização em mim sem meu consentimento". Apesar da dor excruciante e da indignidade de repetidos "tratamentos" uterinos ao longo de muitos meses – episódios extenuantes em que ela foi contida e torturada com medicamentos –, a mulher se lembra: "Não protestei porque seria inútil. Aconteceria de qualquer maneira".[17]

Compreendo que seja difícil ler até mesmo um vago resumo desses eventos, e é tentador não os abordar. Como alguém cuja família extendida foi dizimada pelos nazistas durante o Holocausto, eu também prefiro não considerar os detalhes dessas atrocidades. No entanto, é essencial compreender a forma peculiar com que o útero foi unicamente alvo do regime de Hitler, não só para reconhecer e honrar a dor vivida pelas vítimas dos nazistas, mas também para reconhecer as inúmeras formas pelas quais esse legado de esterilização forçada continuou a evoluir e a existir no chamado mundo civilizado nas décadas seguintes.

Tem-se a impressão de que os Estados Unidos estão voltando atrás em sua postura eugênica. Em 1942, a Suprema Corte – ciente das atrocidades que aconteciam no exterior – começou a ficar desconfortável em relação à esterilização forçada, decidindo em *Skinner v. Oklahoma* que a esterilização não poderia ser usada como medida punitiva contra certos criminosos condenados.[18] No entanto, há evidências que sugerem que a esterilização coercitiva ainda estava sendo usada contra mulheres nipo-americanas internadas em campos administrados por norte-americanos durante a Segunda Guerra Mundial,[19] e, mesmo depois que a guerra terminou, o impulso de reduzir e controlar a vida reprodutiva das mulheres marginalizadas simplesmente evoluiu com o tempo. Nos anos do pós-guerra, programas de esterilização coercitiva contrariaram a crescente diversificação da população norte-americana. Hospitais, legisladores e companhias de seguros encontraram novas maneiras de atingir mulheres que lutavam por igualdade e dignidade; a esterilização às vezes era legitimada (como em uma campanha que testemunhou a esterilização de 30% das mulheres de Porto Rico, em 1965, e mais de 3 mil mulheres nativas norte-americanas esterilizadas sem consentimento na década de 1970), muitas vezes incentivada (com o Medicaid pagando muito mais aos médicos para realizar a histerectomia do que a laqueadura) e amplamente utilizada como uma oportunidade de treinamento para médicos.[20]

No início da década de 1960, a realização de histerectomias em mulheres negras atendidas por hospitais para procedimentos aparentemente menores era tão difundida que esse tipo de esterilização forçada tornou-se coloquialmente conhecido como "apendicectomia do Mississippi",[21] enquanto no norte dos Estados Unidos o chefe de obstetrícia e ginecologia de um hospital admitiu: "Na maioria dos grandes hospitais universitários da cidade de Nova York, é uma política não escrita fazer histerectomias eletivas em mulheres negras e porto-riquenhas pobres, com indicações mínimas, para treinar residentes".[22] Relatórios semelhantes surgiram em Boston e Los Angeles. Essas salas de cirurgia podem estar a quilômetros de distância dos campos nazistas, mas moralmente há pouco que separe Carl Clauberg da facilidade com que o *establishment* médico norte-americano desvalorizou e destruiu os úteros de mulheres marginalizadas. A histerectomia continuou a ser usada como ferramenta de controle populacional e como arma para a supremacia branca e patriarcal. À medida que o movimento pelos direitos civis avançava nos anos 1960 e o movimento feminista ganhava ritmo nos anos 1970 e 1980, certas mulheres ainda eram tratadas como "organismos" cuja capacidade reprodutiva representava um perigo claro e bem presente para aqueles no poder. Mesmo no novo milênio – com o primeiro presidente e vice-presidente negros, e a maré virando em direção à "liberdade e justiça para todos", presente na promessa nacional de lealdade –, este capítulo sombrio da história norte-americana ainda está se desenrolando.

> *A escravidão africana, como existe nos Estados Unidos, é uma bênção moral, social e política. [...] Não dá para transformar o negro em algo um décimo tão útil ou tão bom quanto o que a escravidão permite que ele seja.*[23,24]

Essas são palavras de Jefferson Davis, o presidente norte-americano que liderou o Sul durante a Guerra Civil e cuja memória é homenageada no Jefferson Davis Memorial, cerca de 240 quilômetros a sudoeste de Atlanta, Geórgia. Os visitantes do espaço de quase 53 mil metros quadrados podem desfrutar de um museu com caixas cuidadosamente selecionadas de armamento, bandeiras e uniformes confederados; uma trilha natural por um bosque agradável; uma loja de *souvenirs*; e uma estátua do homem em si, erguida pelas United Daughters of the Confederacy [Filhas Unidas da Confederação] no local exato onde o líder dos estados do Sul foi capturado pelas tropas da União em 10 de maio de 1865. Um vídeo no site do parque descreve esse ataque e o subsequente colapso da Confederação em um tom solene e maligno, como nada menos que "o fim de um sonho".[25]

A Confederação e os sonhos de seu líder podem ter derretido na névoa do amanhecer daquela manhã em 1865, mas, a uma curta distância daquele local tranquilo na floresta, a prova da contínua perseguição e desumanização dos negros e pardos sobrevive em um complexo de longos e baixos prédios de concreto envoltos por uma cerca de arame farpado alta demais para as mãos ou os sonhos escalarem. Na 132 Cotton Drive [Estrada do Algodão] – o próprio endereço com vestígios do passado problemático dos Estados Unidos –, o Centro de Detenção de Irwin é um dos muitos locais construídos para acomodar as consequências humanas da Lei de Reforma da Imigração Ilegal e Responsabilidade do Imigrante de 1996, que delegou a identificação e a detenção de "estrangeiros" (migrantes não nativos) para agências estaduais e locais.[26] Como a maioria desses centros, Irwin foi estabelecido e administrado por uma empresa privada com fins lucrativos. A detenção é um grande negócio: só Irwin poderia acomodar mais de 1,2 mil pessoas detidas pela ICE (Immigration and Customs Enforcement, a Agência de Imigração e Alfândega), uma pequena fração dos mais de 200 mil homens, mulheres e crianças nascidos no exterior que migram para os Estados Unidos a cada ano. Como outros centros, Irwin abrigou uma verdadeira ONU de refugiados e requerentes de asilo vindos do México, da Nigéria, da Guatemala, do Nepal, de Camarões, do Paquistão, da China e além. Como outras instalações, o exterior sombrio e sem graça de Irwin desmente a diversidade da experiência humana que existe dentro de suas paredes de concreto. Ao contrário de outras, Irwin alcançou notoriedade pela violência reprodutiva desenfreada que supostamente foi infligida a suas residentes. De acordo com uma grande ação coletiva que incorpora o testemunho de mais de quarenta mulheres, as detentas de Irwin eram rotineiramente esterilizadas à força por um homem conhecido por suas vítimas como "o coletor de úteros".[27]

Azadeh Shahshahani conhece essa história horrível melhor do que quase ninguém. Anteriormente diretora do Projeto de Segurança Nacional/Direitos dos Imigrantes para a União das Liberdades Civis Americanas, Azadeh é agora a diretora jurídica e de advocacia do Project South [Projeto Sul], uma organização ativista sediada na Geórgia. Azadeh também é imigrante, tendo fugido com sua família do Irã para os Estados Unidos aos 15 anos. Quando falamos durante uma videochamada tarde da noite, nossa conversa – de uma migrante para outra – parece íntima e imediata, apesar do oceano entre nós.

"Foi por volta de meados de 2010, mais ou menos, quando comecei a ir a Irwin", lembra Azadeh, "porque eles começaram a deter imigrantes lá há cerca de uma década. No início, eles me permitiam visitar as pessoas detidas. E então, em algum momento, eles descobriram que eu sou uma advogada de direitos humanos", ela diz, com um sorriso pesaroso, "então as visitas começaram a acontecer com um pedaço de acrílico entre nós". As autoridades tinham um bom motivo para se preocupar:

as visitas de Azadeh geralmente se concentravam nas inúmeras alegações de maus-tratos dos detidos em Irwin, incluindo alimentos intragáveis, acesso limitado a visitas e ligações de familiares e advogados e trabalho pesado com remuneração mínima.

A saúde precária tornou-se um tema recorrente nessas conversas. As detidas revelaram cuidados ginecológicos e pré-natais inadequados, e um relatório de 2017 do Project South documentou o que parecia ser um desrespeito flagrante pela saúde íntima.[28]

"Uma questão que causou preocupação especial", Azadeh me diz, "foi a falta de acesso a roupas íntimas limpas para as mulheres. Elas estavam recebendo roupas íntimas usadas e molhadas por um longo tempo. E eu trouxe isso à atenção da diretora [...] e o fato de isso ser uma grande preocupação, e ela basicamente via isso como se não fosse um problema. Sabe, problema nenhum. E acho que a única maneira de fazer isso é se envolver na desumanização da população imigrante detida".

A chocante extensão dessa desumanização foi revelada em 2020, quando Dawn Wooten, enfermeira do Centro de Detenção de Irwin, fez uma denúncia. Um relatório do Project South incorporando depoimentos de Wooten e indivíduos detidos relatou uma série vertiginosa de abusos em Irwin, incluindo falsificação de registros médicos, medidas inadequadas de controle da covid-19 e condições em geral insalubres. O mais alarmante é que Wooten relatou suas preocupações com a taxa desproporcionalmente alta de histerectomias realizadas em detentas de Irwin por um médico local, Mahendra Amin. De acordo com a queixa de Wooten, muitas mulheres não consentiam com o procedimento, muitas vezes só descobrindo depois que ele havia sido realizado durante o que deveria ter sido uma pequena cirurgia exploratória.

Embora aceitando que algumas mulheres pudessem estar com sangramento intenso ou outras condições que exigissem o procedimento, Wooten sugeriu que "o útero de todo mundo não pode ser tão ruim assim" e descreveu o crescente alarme entre seus colegas de enfermagem por causa das práticas do dr. Amin. "Nós nos questionamos que, por Deus, ele está tirando as coisas de todo mundo [...] Essa é a especialidade dele, ele é o coletor de úteros."[29] Uma detenta disse que sabia de cinco mulheres diferentes que tinham feito histerectomias na clínica de Amin entre outubro e dezembro de 2019, dizendo: "Quando conheci todas essas mulheres que fizeram cirurgias, pensei que estava em um campo de concentração experimental. Era como se eles estivessem fazendo experiências com nossos corpos".[30]

Com a fatigada decepção de quem presenciou um catálogo de horrores ao longo de sua carreira, Azadeh me conta que ficou chocada, mas não surpresa, com essas alegações de esterilização furtiva.

"Acho que foi uma manifestação da desumanização que já tínhamos testemunhado", diz ela, "mas, dado o contexto mais amplo de tudo o que vimos em Irwin ao longo dos anos e o nível de impunidade [...], não foi surpreendente".

À medida que as alegações surgiram e o Project South se esforçou para reunir depoimentos de mulheres que testemunharam ou experimentaram em primeira mão essa epidemia de abuso reprodutivo, Azadeh encontrou outro obstáculo infeliz, mas não surpreendente: resistência e obstrução da própria agência de imigração.

"A ICE obviamente não cooperou de forma alguma com a investigação", diz ela. "No mínimo, eles estavam tentando esconder os próprios rastros deportando testemunhas e sobreviventes. Uma das mulheres que teve um papel realmente fundamental ao prestar seu depoimento como parte da denúncia foi Hiromi. Depois que a queixa começou a chamar a atenção, [a ICE] basicamente perguntou aos imigrantes, sabe, 'Quem falou com os advogados?', e ela se adiantou e disse: 'Eu fui uma das pessoas que fez isso'. E quando ela percebeu, já estava em um avião – eles a deportaram imediatamente. [...] A retaliação foi rápida. Eles deportaram seis pessoas antes do Congresso, e advogados intervieram para impedir a deportação adicional de testemunhas e sobreviventes."

Sem se deixar intimidar por essa resistência, Azadeh e seus colegas seguiram o boca a boca para rastrear dezenas de outras mulheres que deixaram ou foram deportadas de Irwin, usando seus testemunhos em uma ação coletiva contra a ICE, a LaSalle Corrections, Mahendra Amin e outros. A reação foi quase tão rápida e vigorosa quanto as primeiras retaliações da ICE: muitos moradores da área de Ocilla argumentaram que Amin era um membro respeitado da comunidade local, que havia cuidado de muitas de suas mulheres e trazido ao mundo muitos de seus bebês com competência e compaixão. Um grupo do Facebook, "Nós apoiamos Mahendra Amin", conquistou mais de 1,5 mil seguidores, com histórias da longa carreira de Amin ao lado de fotos de apoiadores com cartazes #TeamAmin e vestindo camisetas pró-Amin.[31] O Irwin County Hospital emitiu a própria declaração de apoio, argumentando que Amin era "um membro de longa data da equipe médica do Irwin County Hospital e sempre cumpriu corretamente todo o seu serviço à comunidade do Condado de Irwin".[32]

No momento da redação deste texto, a ação coletiva ainda não foi a julgamento. Amin ainda está praticando medicina e não enfrentou nenhuma recriminação profissional. Azadeh me diz: "A única coisa que a ICE foi forçada a fazer foi parar de enviar para ele as mulheres imigrantes detidas. E eles definitivamente enrolaram. As providências não foram tomadas logo depois que nossa reclamação foi divulgada". Ela é rápida em enfatizar, porém, que o problema da esterilização forçada de detentas da ICE possivelmente excede o escopo da prática de apenas um médico. Em vez disso, poderia muito bem estar acontecendo em uma escala muito mais ampla.

"Esse é um problema sistemático", diz ela. "Não é apenas um indivíduo." Para esse fim, o Project South apresentou solicitações de Liberdade de Informação para investigar a extensão potencial do problema em outros estados e instituições. Azadeh é compreensivelmente cautelosa em sua discussão sobre essas investigações; em um juridiquês tipicamente oblíquo, ela me diz: "Recebemos algumas informações. No momento, estamos analisando". Ela admite, no entanto, que "não ficaria surpresa se atrocidades semelhantes estivessem acontecendo em outros centros de detenção em todo o país, dado o que sabemos sobre o que está acontecendo, especialmente em centros de detenção administrados por empresas".

Outras histórias igualmente arrepiantes do passado recente dos Estados Unidos sugerem que a histerectomia institucionalmente aprovada pode ser bem mais que episódios isolados. Na Califórnia, uma investigação motivada por denúncias de mulheres encarceradas revelou que até 1,4 mil esterilizações forçadas ou coercitivas podem ter sido realizadas em detentas entre 1997 e 2013.[33] Como nas alegações contra o Project South, mulheres foram esterilizadas durante o que pensavam ser procedimentos investigativos ou tratamentos para questões ginecológicas menores.

"Na verdade, costumávamos chamá-las de cirurgias do mês", diz uma presa em *Belly of the Beast* [Barriga da besta], documentário que narra a investigação na Califórnia. "Era a cura para tudo. Foi isso que aconteceu."

A diretora do filme, Erika Cohn, me diz: "Tudo se resume a que vidas – a que úteros – têm valor", e diz que, embora o Estado tenha agora reconhecido esses abusos, há um longo caminho a percorrer para fechar as brechas legais e conseguir justiça para as mulheres cujos direitos reprodutivos foram tão cruelmente negados. "Precisamos de responsabilização por essas práticas eugênicas, justiça para as sobreviventes e salvaguardas para evitar futuros abusos", diz ela, aludindo a um projeto de lei de reparações que está avançando lenta e constantemente pela legislatura californiana no momento em que escrevo. "A eugenia está viva e passa bem. Vemos o racismo sistêmico e o controle populacional através de muitas facetas: policiamento, prisão, sistema de detenção de imigrantes, quem tem acesso à saúde e à educação etc."[34]

Relatos de abuso reprodutivo continuam a surgir em todos os cantos do mundo, desde a esterilização de mulheres ciganas sancionada e incentivada pelo Estado na Tchecoslováquia (e, mais tarde, na República Tcheca) de 1966 a 2012[35] até alegações contínuas e generalizadas de histerectomia forçada e contracepção coercitiva entre as mulheres muçulmanas uigures na China.[36] A autora e ativista da justiça reprodutiva Loretta Ross tem um nome sombrio para esse fenômeno. "Cunhei o termo 'reproducídio' para descrever quando o genocídio é cometido principalmente por meio do controle reprodutivo", escreve ela.[37] De acordo com Ross – e como atesta nossa jornada de Sims e Hitler até o "coletor de úteros" e além –, o reproducídio nunca morre, apenas evolui no tempo e no espaço de acordo com as necessidades da cultura dominante. "As mulheres negras sabem que as ideologias de controle populacional se transformam com o tempo", diz ela, "mas nunca são totalmente abandonadas".[38]

O reproducídio, então, não é novo. O útero também pode ser marcado como um alvo sangrento, tão poderoso e precioso a ponto de qualquer regime desejar oprimir as pessoas cuja própria existência representa uma ameaça ao *status quo*. Na maioria das vezes, essas pessoas são biologicamente femininas; os homens também foram certamente vítimas de esterilização forçada – a verdadeira barbárie não faz diferenciação –, mas não sofreram reproducídio de tantas maneiras, em tantos lugares e ao longo de tantos anos como as mulheres. Pode-se facilmente perdoar alguém por adotar uma visão fatalista à luz desses abusos contínuos; no entanto, mesmo Azadeh Shahshahani permanece cautelosamente otimista de que o certo prevalecerá.

"É um trabalho exaustivo", ela admite quando nossa conversa chega ao fim. Sua voz ainda está modulada pelas vogais elegantes de sua língua nativa iraniana, cada palavra um lembrete de suas raízes, bem como de suas convicções. "Mas temos que continuar assim mesmo", ela me diz. "Porque, sabe, como disse Martin Luther King, o arco da história é longo, mas se inclina para a justiça.[39] E isso é absolutamente verdade."

Na semana seguinte à nossa ligação, Azadeh compartilha notícias interessantes nas redes sociais:

"URGENTE! Imigrantes não serão mais detidos no Centro de Detenção do Condado de Irwin, administrado por empresas, onde as mulheres foram submetidas a abusos médicos. Essa importante vitória é o resultado de anos de organização e exposição das violações dos direitos humanos por organizações em campo. Avante!"[40]

Levo um momento para absorver a enormidade dessa declaração. Não posso deixar de sentir que – contra todas as probabilidades – o arco que Azadeh descreveu durante nossa conversa acabou de se curvar um ou dois graus mais para perto da justiça. Essa curva pode ser facilmente desvirtuada, e essa justiça é muito frágil: depende de uma sociedade que honre a autonomia corporal e respeite o útero como o nexo da liberdade reprodutiva, independentemente de esse órgão residir em um corpo negro ou pardo, rico ou pobre, encarcerado ou livre. Ainda há trabalho a ser feito, com desafios ainda não previstos. A cada geração, a trajetória de uma nova vida se volta para um futuro ainda inimaginável.

Futuro

Inovação e autonomia

São seis horas de uma manhã de novembro escura como breu, e estou nos degraus da clínica de saúde da mulher da Universidade de Gotemburgo, na Suécia. As luzes do saguão da *Kvinnokliniken* derramam uma fria piscina fluorescente na escuridão dos degraus do lado de fora, e paro ali por um momento para me lembrar por que vim: para vislumbrar o futuro do útero e conhecer o homem que o está moldando. Mats Brännström é professor e médico-chefe de obstetrícia e ginecologia no Instituto Sahlgrenska da universidade, e liderou a equipe que realizou o primeiro transplante de útero bem-sucedido do mundo; isto é, um que resultou no nascimento subsequente de um bebê vivo.[1] Desde esse procedimento inovador, a equipe de Gotemburgo repetiu o procedimento várias vezes, até mesmo introduzindo o uso de instrumentos robóticos controlados remotamente para cirurgias menos invasivas.[2] Transplantes de útero – o tipo de troca reprodutiva futurista que a maioria das pessoas pensaria ser impossível – são a especialidade do dr. Brännström, e estou aqui para assistir ao trabalho do mestre.

Quando entro no prédio da clínica e subo as escadas em direção ao departamento de medicina reprodutiva, fico incomodada com a sensação mesquinha de que estou aqui para conhecer a pessoa errada. Tenho aprendido o máximo que posso sobre o dr. Brännström – sua formação, suas realizações, seus planos para o futuro – e assisti a tantas de suas palestras e entrevistas no YouTube que sinto que já o conheço. No entanto, outra pessoa escreveu o início dessa história: uma mulher do outro lado do mundo. Eu conheço o nome dela, mas não seu rosto. É "Angela", ou pelo menos é assim que o dr. Brännström a chama. Eu deveria, acho, conhecer Angela.

Sei muito pouco sobre ela, mas o que eu sei é que seu comentário improvisado desencadeou uma cadeia de eventos que inclui duas décadas de troca de útero, uma corrida internacional para refinar e superar técnicas que parecem coisa de filmes de ficção científica e a viagem de hoje ao Hospital Sahlgrenska. Em 1998, Mats Brännström também embarcou em uma longa jornada – para Adelaide, Austrália, onde planejava avançar em seu trabalho sobre a função ovariana, especializando-se no estudo e no tratamento da infertilidade. Por sorte, o único espaço de pesquisa disponível era em gine-oncologia – o estudo dos cânceres do sistema reprodutor feminino.

E é aí que entra Angela. Paciente com câncer cervical, o tratamento dela incluiu uma histerectomia – um procedimento que ajudaria a prevenir qualquer disseminação ou recorrência de seu câncer, mas também a tornaria incapaz de gestar e dar à luz um filho. Embora a adoção seja uma opção para as mulheres em sua condição e até a barriga solidária estivesse em seus primeiros dias de popularidade, Angela não estava satisfeita com essas escolhas. Ela apontou para o dr. Brännström que o transplante de órgãos havia se tornado uma parte amplamente aceita da medicina moderna, com taxas crescentes de sucesso – então por que ele não poderia transplantar um útero?[3,4]

"Achei que ela era um pouco louca", disse o dr. Brännström,[5] e então o jovem médico fez o que muitos homens fazem quando uma mulher faz um comentário tão estranho, tão irracional, tão maluco que faz piscarem loucamente um milhão de lâmpadas em sua mente – ele foi ao pub e contou aos seus amigos. Quanto mais ele discutia a sugestão de Angela com seus colegas, mais percebia que um transplante de útero era "uma ideia muito boa".[6] É aí que Angela sai de cena; o dr. Brännström logo percebeu que, antes que pudesse começar a entrar no jogo dos úteros, ele precisaria provar a segurança e a eficácia do procedimento.

Acontece que já havia uma tentativa de transplante de útero humano antes mesmo de Brännström nascer. Em 1931, a artista transgênero dinamarquesa Lili Elbe recebeu um útero durante uma operação na Clínica da Mulher em Dresden. Embora Elbe já tivesse passado por várias cirurgias arriscadas – incluindo a remoção de seu pênis e o implante de tecido ovariano – para alcançar seu objetivo de levar uma vida totalmente feminina, essa operação pioneira e final foi um passo arriscado demais. Seu coração podia estar voltado para a maternidade, mas, sem o benefício das sofisticadas drogas imunossupressoras de hoje, o corpo de Elbe não poderia realizar esse sonho. Uma infecção se instalou e, três meses após o transplante, Lili Elbe morreu de parada cardíaca.[7]

Após um desfecho tão trágico – e com a saúde trans ocupando o menor nicho da medicina convencional –, a comunidade científica parece ter abandonado os transplantes de útero humano nas décadas seguintes. De vez em quando, os pesquisadores arriscavam um breve flerte com a ideia; na década de 1960, cientistas da Universidade do Mississippi testaram um transplante de útero canino, e a receptora até conseguiu sustentar uma gravidez bem-sucedida.[8] Mas, como tantos avanços médicos promissores para as fêmeas humanas, o desenvolvimento posterior do procedimento parece ter sido escasso após o sucesso inicial. Talvez esse tipo de cirurgia fosse considerado uma curiosidade, ou uma aberração da natureza; certamente, não parece haver nenhuma discussão registrada sobre a importância dos transplantes uterinos para as mulheres do mundo, 1,5 milhão das quais se estima que sofram de infertilidade por fator uterino absoluto (AUFI, do inglês *absolute uterine factor infertility*) – essencialmente, infertilidade causada pela falta ou disfunção do próprio útero.[9]

Voltemos para Angela e sua sugestão "louca", e depois para o jovem dr. Brännström, que começou a tentar transplantes de útero em roedores, ovelhas, porcos e – durante uma viagem formativa ao Quênia, onde as regras sobre experimentação animal eram mais frouxas na época do que as da Suécia – babuínos. E, desses primatas africanos, Brännström deu o salto inevitável para seus primos humanos – mulheres cujos nomes e rostos estão escondidos do domínio público, mas cuja vontade de doar ou receber um útero lhes valeu um lugar na história da medicina.

Pelo resto do dia, enquanto a escuridão de uma manhã sueca se derrete na luz leitosa do dia e volta à penumbra, vejo a história se desenrolar em um telão em uma sala de conferências ao lado da sala de operações de Mats Brännström. Juntando-se a mim ao redor da mesa estão médicos de todo o mundo, muitos dos quais participaram recentemente de uma conferência em Cleveland, na qual o dr. Brännström compartilhou suas descobertas. Um grupo de elite, ao que parece, foi convidado para observar esse transplante assistido por robô para que eles possam levar o conhecimento e a técnica de volta para seus próprios países, onde os ensaios clínicos estão em vários estágios de conclusão. O cirurgião taiwanês do outro lado da mesa me diz que os transplantes de útero podem ser uma opção importante em países como o dele, onde a barriga solidária é ilegal; a obstetra norte-americana na cabeceira da mesa não parece impressionada, já tendo estabelecido seu próprio programa de transplante; e um simpático médico australiano à minha direita me pergunta se vou ficar até segunda-feira para "fazer as ovelhas" – aparentemente, os médicos foram convidados para uma espécie de pacote de férias, começando com a operação de hoje e terminando com um workshop prático em que os participantes transplantarão úteros de animais sob a tutela do próprio dr. Brännström.

Posso não ter sido convidada para "fazer as ovelhas", mas compartilho a visão próxima dos médicos de alguma magia uterina futurista. Folhetos sobre a mesa nos falam sobre as mulheres envolvidas no transplante de hoje. A doadora, eu li, é uma mãe de três filhos de 37 anos; mais importante, todos os seus filhos nasceram por via vaginal, de modo que seu útero ainda está intacto e não danificado por cicatrizes cirúrgicas. A destinatária, de 21 anos, é sua irmã. Aparentemente, ela tem uma das razões mais comuns para a AUFI: a síndrome de Mayer-Rokitansky-Küster-Hauser (MRKH), uma condição congênita na qual a vagina e o útero são subdesenvolvidos ou ausentes.[10] Muitas mulheres com MRKH (ou #MRKHWarriors, como a pequena, mas sonora comunidade on-line costuma se chamar) só percebem que seu corpo é diferente na adolescência, quando, ao contrário de seus pares, a menstruação nunca chega. As relações sexuais podem apresentar mais problemas; esse parece ser o momento em que muitas mulheres com MRKH procuram por ajuda médica, com graus variados de sucesso com base no conhecimento e nas técnicas de estimação dos médicos que as atenderem. Blogs e fóruns estão repletos de histórias de médicos pesquisando abertamente a doença, fazendo comentários lascivos e angustiantes sobre a vida íntima das mulheres, cometendo erros em planos de tratamento que envolvem o uso de dilatadores vaginais progressivamente maiores – o potencial de humilhação beirando o abuso parece ilimitado. Enquanto algumas dessas autoproclamadas "guerreiras" se tornam mães por adoção ou barriga solidária, o que está claro é que todas elas travaram uma batalha ao longo da vida contra a ignorância, a dor e os mal-entendidos. Não é de admirar que muitas mulheres com MRKH estejam entusiasmadas com a esperança oferecida pelos testes de transplante de útero, apesar da triagem rigorosa e dos potenciais riscos; o que está por vir dificilmente poderia ser um desafio maior que aquele já suportado.

Para aqueles de nós reunidos hoje em Gotemburgo, o transplante representa os melhores esforços da medicina moderna para superar os desafios do corpo humano. Por quase dez horas, assistimos a Brännström e sua equipe sondarem a pélvis da doadora, cada movimento ampliado por uma câmera laparoscópica dentro do corpo. O trabalho é árduo: para que o útero seja removido com sucesso, ligamentos e ureteres devem ser movidos com o mínimo de perturbação. Os menores vasos do útero devem ser cindidos um a um, e as artérias devem ser cortadas com máxima precisão.

"Não é como uma histerectomia usual, em que você pode simplesmente cortar tudo e puxar o útero pela vagina e jogá-lo na lixeira", a simpática australiana à minha direita sussurra quando fico maravilhada com os detalhes do procedimento. "Se você for usar o útero novamente, precisa ter certeza de que tudo está intacto e funcional. É muito mais desafiador." Isso está ficando bem claro.

Por fim, há um momento no início da noite em que o humor do grupo se aguça em expectativa silenciosa. Dentro de nosso pequeno e estranho cinema há uma claridade de ar, uma refocalização dos olhos; eu reconheço isso como a mesma mudança sutil que ocorre na sala de parto quando, após muitas horas de dor aparentemente infrutífera, durante as quais até a mãe quase esqueceu por que está lá, uma forte contração empurra para a frente a primeira nesga visível da cabeça de um bebê.

No telão, o útero da doadora está quase completamente livre de seus emaranhados venosos, e o colo do útero carnudo que une o útero à vagina está prestes a ser descolado. Sentamo-nos em nossos assentos, de olhos arregalados; nossas pupilas se dilatam como uma só. Somando, passamos milhares de horas em salas de cirurgia; nos aproximamos do telão até quase acreditarmos que estamos dentro dele, vestidos com pijamas cirúrgicos e enluvados. Às 17h20, o ar da sala muda novamente; crepita com a eletricidade do nascimento. O útero saiu. A câmera se afasta do abdome da doadora e vemos o órgão erguido pela mão sem corpo e manchada de sangue de um cirurgião. Já vi algo assim muitas vezes durante as cesarianas – o momento do parto, quando uma criança escorregadia e com os membros caídos é retirada, seu cordão umbilical ainda espiralando no buraco úmido e quente do abdome aberto logo abaixo –, mas nesse caso não há bebê nem choro. Esse parto contém apenas a promessa de um bebê por vir e o eco de seu choro.

O momento do triunfo é curto. O telão fica em branco; evidentemente não há câmera na "mesa dos fundos", a área na sala de cirurgia onde o útero será inspecionado, limpo e lavado com drogas anticoagulantes antes de ser considerado apto para transplante no corpo da receptora. Na sala de conferências, ficamos inquietos, suspiramos e misturamos nossos papéis. Alguns de nós têm lágrimas nos cantos dos olhos; alguns de nós estão prendendo a respiração, e agora expiramos e nos sentimos expostos, como quando as luzes se acendem no final de um filme dramático e ninguém quer ser pego chorando.

Acontece que o transplante real do útero para a doadora é muito mais rápido do que a operação que o precedeu. O telão pisca, e lá está o corpo da receptora: idêntico ao de sua irmã por dentro – ureteres e ligamentos e intestino liso e brilhante –, menos pela ausência de útero. Isso está prestes a mudar, porém, porque aqui está o órgão, um prêmio esbranquiçado e sem vida. Um cirurgião vascular trabalha meticulosamente para enxertar o útero em seu novo suprimento sanguíneo; pequenos cortes, junções e suturas são feitos nesses vasos no fundo da pélvis, ainda mais notável quando lembro que o que estou vendo no telão foi ampliado muitas vezes pela lente da câmera.

E, então, um poderoso momento de surpresa: o primeiro enxerto foi preparado e a conexão está pronta para ser testada. Um grampo é liberado de uma artéria recém-conectada. No espaço de um batimento cardíaco, sangue fresco corre para o vaso adjacente e um rubor rosa se espalha lentamente pelo útero – até agora um músculo pálido e branco do tamanho de um punho. Mal posso acreditar no que estou vendo. O que estava morto agora tem vida; o que estava parado e frio agora pulsa com calor. Nesse momento, o eco do choro daquele futuro bebê parece ficar um pouco mais alto. O impossível parece – incrivelmente e contra todas as probabilidades – possível.

A visão de um músculo sem vida surgindo com vitalidade é quase estranha demais para acreditar, mas a verdade ainda mais estranha é que, no futuro, o tratamento de fertilidade para pessoas sem útero pode não exigir nenhum útero – ou, pelo menos, não úteros como nós atualmente os conhecemos. Mesmo quando o campo do transplante de útero e os ensaios clínicos surgiram em quase todos os continentes, os cientistas já estavam pensando um passo à frente, imaginando um mundo em que úteros produzidos sinteticamente poderiam eliminar as complexidades médicas e psicológicas da doação de órgãos humanos. Em 2016, Mats Hellström, professor associado de Bioengenharia e Regeneração de Órgãos da Universidade de Gotemburgo, liderou uma equipe que usou com sucesso "remendos" de tecido cultivado em laboratório para reparar danos uterinos em ratos; o objetivo, como Hellström mais tarde descreveu, era "criar um órgão de bioengenharia para substituir a necessidade de um doador".[11] A corrida para desenvolver em laboratório um útero funcional e desenvolvido continuou em ritmo acelerado desde então. Quatro anos depois de os suecos publicarem suas descobertas, o dr. Anthony Atala, diretor do Wake Forest Institute for Regenerative Medicine [Instituto Wake Forest de Medicina Regenerativa], na Carolina do Norte, usou uma técnica ligeiramente diferente para criar pedaços de tecido reparadores em úteros de coelhos, resultando na gestação e no nascimento seguros de vários coelhinhos:[12] uma versão clínica, mas não menos surpreendente, de um mágico tirando um coelho de uma cartola.

Em outros lugares, alguns cientistas evitaram completamente o tecido humano em sua busca pelo avanço uterino; em 2017, pesquisadores do Hospital Infantil da Filadélfia revelaram que haviam nutrido com segurança fetos de cordeiro extremamente prematuros – aproximadamente com idade equivalente a fetos humanos de vinte e três semanas, no limite da viabilidade – em *biobags* de plástico.[13] Os meios de comunicação de todo o mundo se agarraram à história, apresentando fotos assustadoras de um cordeiro flutuando em sua *biobag* de líquido amniótico sintético, cercado por um emaranhado de tubos e válvulas. A capacidade de gestar um feto humano fora do útero, desde a concepção até o nascimento, ainda pode estar a décadas de distância; enquanto isso, a imagem de um cordeiro dormindo pacificamente em sua *biobag* fornece uma visão de um futuro potencial que é tão atraente quanto inquietante.

Essa visão não poderia ser mais diferente do caleidoscópio de humanidade que se movimenta pelos meus dias de parteira. Nesse papel, estou cercada pelo barulho, pelo calor e pela cor dos corpos de mulheres em todas as fases da procriação. Cada hora que passa está saturada com matéria do nascimento: o sangue que escorre, vaza, jorra e coagula; o líquido amniótico cujo cheiro agridoce permanece na minha pele muito tempo depois que meu turno termina. Há tragédias ocasionais quando a natureza me surpreende com doença e morte, mas com mais frequência há triunfo, alegria e a reafirmação do poder do útero como sede e fonte de uma nova vida. Eu me pergunto se as parteiras nessa nova era de *biobags* serão pouco mais do que técnicas de laboratório, andando por intermináveis corredores de tanques cheios de fluido, monitorando as centenas de bebês silenciosos e adormecidos suspensos em seus mundos aquosos e artificiais. O nascimento como o conhecemos – visceral, feio-belo e cru – pode se tornar pouco mais que uma memória distante na consciência humana; uma prática pitoresca de povos primitivos. Não haverá mais necessidade do útero com seus ciclos imprevisíveis e expulsões inconvenientes, de "cadeiras obstétricas" e alas de parto, de sangue, de confusão. O que será das parteiras se o trabalho de parto se tornar uma tarefa do passado? Mais direto ao ponto, que valor será dado a um corpo capaz de dar à luz, mas que não faz isso, ou ao próprio útero, um órgão de carne e falhas cujo propósito evolutivo foi tornado redundante, substituído pela nova e ousada sinergia de homem e máquina?

Aldous Huxley fornece uma resposta hipotética a essas questões em *Admirável mundo novo*, um romance em que a sociedade "avançou" a ponto de o sexo e o peso da gravidez serem completamente dissociados. No mundo de Huxley, os bebês são gestados em tubos e decantados – em vez de nascerem – no momento do parto. As mulheres que ainda suportam a gravidez à moda antiga são descritas como "tendo filhos o tempo todo – como cachorros. É muito revoltante".[14] Usar o corpo feminino em sua capacidade reprodutiva mais essencial é, naquela sociedade "perfeita", primitivo e desagradável. Escolher a gravidez e o nascimento, com toda a confusão, o caos corporal e a indignidade que os acompanham, é rebaixar-se além da redenção.

Até agora, é só ficção científica. Talvez esse mundo estranho de bebês engarrafados e nascimentos limpos e desencarnados seja na verdade uma visão de progresso: uma em que a maternidade biológica esteja disponível para qualquer pessoa que a deseje, e que poderia, por sua vez, libertar essas pessoas do "fardo" da reprodução. Os úteros sintéticos podem ser a chave para uma sociedade em que, finalmente, os sexos sejam verdadeiramente iguais; quando a reprodução puder ser terceirizada para o laboratório, qualquer homem ou mulher poderá trabalhar, se divertir e viver a vida em todo o seu potencial sem a demorada (e confusa) interrupção da gravidez e do parto. Escrevendo sobre o advento de novas tecnologias de útero, os filósofos Elselijn Kingma e Suki Finn pintam uma imagem tentadora de uma sociedade na qual esse desequilíbrio é erradicado: "Embora a promessa de um útero artificial genuíno ainda seja algo de ficção científica, é fácil compreender o fascínio que causa; que grávida não desejou – ainda que brevemente – poder deixar seu 'corpo em seu volume e peso'; ou que pudesse 'colocar seu feto em uma prateleira' – e correr, beber, fumar, pular, dançar, trabalhar ou fazer amor *à vontade*, livre dos riscos, fardos e restrições morais e físicas que a gestação real acarreta?".[15]

Esse desejo de emancipação pode ser nutrido, secretamente ou não, por toda pessoa grávida que já sentiu as pontadas de azia, ou escondeu sua barriga crescente de um empregador antipático, ou simplesmente ansiava por uma pausa de anos contínuos tendo filhos. A possibilidade de pausar parte da gravidez ou toda ela – o feto boiando silenciosamente em sua *biobag* – pode ser tentadora, mas não é isenta de dilemas bioéticos significativos.

Chloe Romanis, professora assistente de Biodireito na Universidade de Durham, argumenta que úteros artificiais podem representar uma espécie de cavalo de troia reprodutivo: exteriormente irresistível, mas, em uma inspeção mais próxima, repleto de perigos.

"Acho que o olhar masculino favoreceria a cada instante a gestação que é externa, que pode ser medida, que pode ser controlada e monitorada", Chloe me diz.

Estamos falando por vídeo enquanto sua dachshund, Nora, sobe em seu colo e minha própria filha trabalha em algo na sala ao lado; como é habitual para essas entrevistas, cada uma de nós pede desculpas por nossas distrações domésticas. Sem se deixar intimidar pela interrupção entusiasmada de Nora, Chloe explica que, em um mundo dominado pelo olhar masculino, úteros artificiais – mensuráveis, controláveis – podem ser considerados muito preferíveis aos corpos e comportamentos imperfeitos, imprevisíveis e moralmente ambíguos de mulheres de carne e osso.

"Acho que ainda há uma sensação de que não se pode confiar nas mulheres", diz ela, citando a necessidade patriarcal de policiar as ações das mulheres grávidas, desde os alimentos que consomem até o trabalho que fazem e os parceiros que têm. Enquanto eu escrevia este livro, muitas mulheres compartilharam comigo suas histórias dessa insidiosa correção comportamental. Tudo, de cafeína a álcool, roupas e exercícios, está sujeito ao escrutínio da família, dos amigos e de estranhos; os comentários variam dos mais alegres aos mais insidiosamente agressivos.

"Há uma sensação de que a formação de seres humanos é um processo mágico, e precisamos ter certeza de que essas mulheres estão fazendo tudo certo", diz Chloe. No futuro, ela sugere, uma mulher cujo comportamento não esteja em conformidade com as normas sociais pode ser ameaçada de parto prematuro forçado, com o feto sendo transferido para o útero artificial "mais seguro" pelo restante da gestação.

"Acho que o argumento seria mais ou menos assim: retirar o feto daquela grávida aumenta a chance de ele ter uma vida saudável ao nascer. Portanto, devemos fazer isso. É quase uma forma sutil de coerção", ela explica, "que é assim: 'escuta aqui, há uma máquina que poderia fazer esse trabalho com perfeição. Portanto, você tem que viver de acordo com o padrão'".

Chloe chama essa gestação parcialmente externa de "ectogênese" – uma espécie de mix grego que significa, literalmente, "criação do lado fora" –, e em um artigo de 2020 para o *Journal of Medical Ethics*, ela e seus coautores alertam que "narrativas perniciosas sobre controle, conflito e o útero devem ser abordadas em face desses desenvolvimentos tecnológicos".[16]

Embora reconheça que a ectogênese pode salvar a vida de fetos extremamente prematuros que enfrentam ameaça de aborto ou outro problema iminente, a dra. Romanis argumenta que há uma grande e eticamente perigosa área cinzenta na qual os riscos e benefícios da gestação humana são subjetivos. O potencial de exploração nessa zona de penumbra gestacional é enorme.

"Intervenção coercitiva no parto acontece o tempo todo", diz ela, "e é incrivelmente provável que essa tecnologia apenas alimente isso".

Pode ser desconfortável imaginar que as parturientes estejam sujeitas a pressões e influências indevidas em um momento tão formativo e vulnerável da vida, mas pesquisas sugerem que tal coerção é um elemento penetrante do fenômeno mais amplo da violência obstétrica. Um estudo suíço publicado em 2021 descobriu que, de 6.054 mulheres, 26,7% – mais de uma a cada quatro – sofreram alguma forma de coerção informal durante o parto e o nascimento. Notavelmente, a taxa foi ainda maior entre as mulheres migrantes e aquelas que desejavam ter um parto vaginal.[17] Tenho vergonha de admitir que testemunhei esse comportamento em meu próprio trabalho; embora a maioria dos encontros que vejo no decorrer do meu trabalho diário sejam respeitosos e empoderadores, também vi muitas mulheres influenciadas por profissionais e parceiros a fazer uma escolha – tomar ou evitar um alívio para a dor, optar por cesariana ou parto vaginal, ou aceitar ou recusar determinado tipo de monitoramento ou medicação – com base no que é melhor ou mais fácil ou mais rápido, sem discussão completa dos riscos, benefícios e alternativas para tal. Nesse contexto, é fácil imaginar um cenário de futuro próximo em que as mulheres sejam coagidas a considerar a ectogênese por uma variedade de razões clínicas ou éticas, hipotéticas ou não. Quem pode dizer o que uma mãe faria se seu médico insistisse que uma *biobag* seria "melhor" para o bebê, ou se um tribunal ameaçasse uma mulher com ectogênese se ela não obedecesse a certos padrões de comportamento durante a gravidez?

Embora um mundo em que os bebês são retirados à força do útero de mães rebeldes possa parecer tranquilizadoramente distante, Chloe argumenta que as tecnologias reprodutivas já estão sendo usadas para coagir as mulheres a usar seus úteros de determinadas maneiras. Ostensivamente, essas transações são apresentadas como "benefícios" para as próprias mulheres, mas em um exame mais minucioso elas servem para beneficiar os empregadores das mulheres e o sistema capitalista mais amplo em que elas existem.

"Por exemplo", ela diz, "Facebook, Apple e Google oferecem às funcionárias o congelamento de óvulos. Então eles dizem: 'Olha, um dos benefícios de trabalhar para nós é que congelaremos seus óvulos para que você possa ser fértil por mais tempo'. Se essa tecnologia [do útero artificial] existir, eles teriam incentivos reais para dizer: 'Olha, nós respeitamos que você queira filhos, mas por que você simplesmente não evita ficar grávida?'" Chloe sugere que é apenas uma questão de tempo antes que a ectogênese se torne outra vantagem executiva. "Quero dizer, parece melodramático", diz ela, "mas, enquanto vivermos em uma sociedade capitalista, há razões pelas quais as pessoas seriam pressionadas a usar essas máquinas".

Se e quando os úteros artificiais se tornarem práticos, eficazes e acessíveis, seu uso dará início a uma nova sociedade de duas camadas, de gestantes e não gestantes? Em um mundo em que empresas de primeira linha podem alugar espaço de laboratório para os fetos de suas funcionárias, um bebê de *biobag* será o próximo símbolo de status executivo – um passo lógico em relação ao carro da empresa e ao escritório próximo? E longe do brilho do vidro e do cromo da sala de reuniões, nos setores mais sombrios e menos salubres desse admirável mundo novo, a ameaça constante do bisturi pairará sobre as mulheres com comportamentos socialmente indesejáveis? A cesariana precoce e a subsequente transferência para um útero biológico limpo e controlável serão consideradas médica e moralmente mais seguras do que a continuação da gestação no corpo de um ser humano perigosamente defeituoso? Ou – se a ectogênese a termo se tornar uma realidade viável – essa tecnologia oferecerá uma esperança preciosa para aqueles casais que são incapazes de sustentar uma gravidez e poderiam ter escolhido de outro modo uma barriga solidária para carregar e dar à luz seu filho? Casais do mesmo sexo, pais solteiros, mulheres cuja saúde impede uma gravidez – os úteros sintéticos fornecerão um "espaço" alternativo seguro para nutrir e cultivar embriões concebidos por fertilização *in vitro*?

No momento em que escrevo, essas questões são discutíveis, e os enigmas éticos apresentados pela tecnologia do útero artificial provavelmente permanecerão hipotéticos por alguns anos. Chloe admite que muitas vezes perguntam por que ela está preocupada com uma realidade uterina alternativa que pode não, ou jamais, se concretizar em sua vida.

"[As pessoas perguntam:] por que você escreve sobre isso o tempo todo? Por que você se concentra nessa coisa? Para mim, é porque é um [cenário] imaginário que pode nos ajudar a pensar em como valorizamos o útero agora. Acho que essas perguntas são fascinantes, mesmo que sejam totalmente abstratas."

Mais tarde, meu passeio diário pelos labirintos da internet relacionados ao útero me leva a uma fotografia de algo que, a princípio, parece distintamente industrial: dentro de uma caixa de vidro repleta de cabos e interruptores, há uma roda com várias câmaras. Havendo mais do que uma semelhança passageira com o cano de uma arma grande, essa roda contém um frasco dentro de cada uma de suas aberturas girando suavemente, e, dentro de cada um deles, há um embrião de camundongo flutuando em uma sopa pseudoamniótica. Esses camundongos, no entanto, não são como outros, e suas armadilhas mecânicas representam um triunfo não apenas da engenharia mas também da imaginação. Separados de suas mães no dia 5 de gestação, quando eram meros aglomerados de células, esses camundongos cresceram e se desenvolveram em seus pequenos frascos por seis dias, desenvolvendo tecidos e órgãos – cérebro, sangue e pequenos corações pulsantes – até que o experimento atingiu o limite de sua viabilidade no dia 11. Embora esse novo sistema de útero, iniciado por biólogos celulares do Instituto de Ciências Weizmann de Israel, ainda não tenha replicado uma gravidez de camundongo até o fim, está a um mero "fio de cabelo" de distância: a gestação usual dura tentadores e próximos dezenove dias.[18,19]

Talvez uma visão mais precisa da futura tecnologia do útero não seja o bebê na bolsa ou o pote na prateleira, mas uma câmara giratória, suas aberturas sendo um favo de metal de embriões humanos perfeitamente calibrados para girar em algum ritmo vital inédito. Talvez as perguntas que fazemos não sejam tão hipotéticas, afinal; talvez nos iludamos pensando que nosso futuro reprodutivo reserva caminhos divergentes: um de carne, outro de aço. Talvez não haja "se"; haja apenas "quando".

Quem sabe como serão a concepção, a gravidez e o parto no futuro? A maternidade no presente tem infinitas iterações: brilhante e com filtros nas redes sociais; desesperada, mas digna em uma cela de prisão ou um campo de migrantes; veloz e furiosa em um estacionamento de hospital; incentivada por hormônios e uma bomba epidural na barriga da ala de parto. No caso de Jennifer Gobrecht, a maternidade foi um triunfo a ser destaque na capa da revista *People*: lá está ela na edição de 13 de fevereiro de 2020, com cabelos e cílios perfeitamente tingidos, embalando seu filho adormecido, Ben, nos braços.[20] Um sonho em foco suave de felicidade materna. Mas nem tudo, como diz o ditado, é o que parece. A gravidez de Jennifer não foi uma gravidez qualquer. Ben é, literalmente, um milagre da ciência moderna; sua existência, a reviravolta na trama de um conto que alguns achariam tão horrível quanto inspirador. No dia em que Jennifer e eu "nos conhecemos" por vídeo, o brilho e o glamour foram despidos, e o retângulo brilhante da minha tela mostra apenas a verdade, surpreendente e crua.

"Estou um pouco atrasada", Jennifer me manda um e-mail enquanto espero por ela na minha mesa. "Fiquei presa em uma tempestade." É domingo à noite para mim na Escócia, mas Jennifer está cinco horas atrás de mim na Pensilvânia e acabou de voltar para casa às pressas de uma festa de aniversário. Quando minha tela ganha vida, aqui está uma versão da maternidade que reconheço: Jennifer está perturbada, pedindo desculpas, cabelos molhados grudados na testa, rosto tenso com a ansiedade familiar de uma mulher tentando parecer profissional enquanto mantém um ouvido atento aos choros de uma criança que mal acabou de cochilar no quarto ao lado. Jennifer e eu trocamos e-mails educados semanas antes dessa entrevista, mas a chuva de verão varreu qualquer formalidade. Nosso tempo é limitado antes de Ben acordar, e vamos direto ao assunto: como Jennifer foi informada de que ela nunca carregaria seu próprio filho em seu corpo e como ela acabou fazendo exatamente isso. Ela não pegou o útero emprestado de sua irmã ou de sua mãe, nem foi a primeira humana a receber um útero biológico de última geração. Ela carregou Ben dentro do tipo de órgão que está prontamente disponível agora, pronto, adequado para o propósito; o tipo de órgão que foi testado e provado estar à altura da tarefa, mas que é enterrado ou incinerado aos bilhões a cada ano como detritos humanos. Jennifer alisa o cabelo no rosto, sento-me na cadeira e ela me conta como carregou seu filho no útero de uma mulher morta.

A história da origem de Ben começa em 26 de agosto de 2004, em uma clínica que Jen descreve em um post no Instagram como "o lugar que costumava ser a Bed Bath & Beyond [loja norte-americana de produtos domésticos] em Baltimore Pike".[21] Era o primeiro ano do Ensino Médio de Jennifer e, aos 17 anos, ela era a única de suas colegas a não ter menstruado. Uma série de investigações embaraçosas e, em última análise, infrutíferas a levou a essa clínica de saúde para mulheres em um prédio indefinido em Pike, onde Jennifer tinha ido discutir os resultados de uma recente ressonância magnética. Jennifer lembra-se claramente do dia, porque era o aniversário da avó; ela e a mãe pensaram que a consulta seria uma parada rápida antes de levar a vovó para almoçar no Bennigan's [rede de restaurantes norte-americana com temática de pub irlandês].

"E esse foi o dia em que eles disseram: é isso, não há nada lá", Jennifer me diz. "Você acabou nascendo sem útero. Então, boa sorte com isso."

Assim como a paciente de transplante do dr. Brännström, Jennifer foi diagnosticada com síndrome de MRKH, uma condição que era completamente estranha para Jen, sua mãe e até seu médico, que admitiu ter tido que procurar on-line. Quando perguntado se a MRKH impossibilitaria a gravidez, o médico respondeu com otimismo cauteloso: "Eu nunca dou a ninguém um diagnóstico 100%. Acredito que sempre há algo novo na ciência, então vou dar a você 2% de chance de ter seu próprio filho. Nunca se sabe".

O almoço no Bennigan's pode ter sido meio estranho, mas, nos anos seguintes, Jennifer e sua mãe perseguiram os promissores 2% com determinação feroz. Quando ela se casou com o marido, Drew, em 2014, o casal inicialmente considerou adoção e barriga solidária. Ainda assim, eles continuaram vasculhando as notícias em busca de qualquer inovação que pudesse lhes dar outra opção.

"Começamos a acompanhar a ciência", lembra Jennifer, "e naquela época eles começaram a fazer testes suecos [de transplante de útero]. Nós achamos aquilo muito interessante".

Em 2016, os Gobrecht usaram a fertilização *in vitro* para criar embriões viáveis usando o esperma de Drew e os óvulos dos ovários de sua esposa (que, como muitas mulheres com MRKH, Jennifer ainda tem). Quando estava começando a parecer que a barriga solidária seria o caminho mais prático, Jennifer ouviu falar de um novo teste de transplante na Universidade da Pensilvânia – a poucos minutos de sua casa – que estava recrutando participantes. Um telefonema colocou Jennifer na lista para entrevistas e avaliações; a oportunidade parecia boa demais para ser verdade. Se aceita, Jennifer não receberia uma elaborada e cara máquina de proto-útero; lhe seria oferecido o útero de uma doadora falecida: uma mulher cuja vida havia sido interrompida, mas cujo útero já havia dado à luz um filho e ainda tinha potencial para fazê-lo novamente.

A colheita de órgãos de doadoras falecidas dificilmente é nova ou incomum; dezenas de milhares desses procedimentos são realizados em todo o mundo a cada ano, sendo rins, fígados, corações e pulmões os órgãos mais comumente doados no Reino Unido e nos Estados Unidos.[22,23] Por que não adicionar o útero a essa lista? Isso eliminaria o considerável custo médico, psicológico e financeiro do transplante de útero de doadoras vivas: a dinâmica tensa de abordar uma parente ou amiga com tecido compatível para doação, a dificuldade de selecionar e operar com segurança em doadoras vivas, o sofrimento quando ocorre um aborto espontâneo ou o corpo da receptora rejeita o órgão doado, o custo econômico do tratamento de uma doadora viva e o tempo longe do local de trabalho. Mesmo quando se considera a possibilidade de úteros artificiais, os úteros de doadoras falecidas têm a clara vantagem de custo zero e pronta disponibilidade; infelizmente, as mulheres, em seu auge reprodutivo, morrem o tempo todo por uma série de razões, a maioria das quais não tem nada a ver com o útero. Gratuito, funcional e fácil de encontrar: é difícil entender por que a doação de um útero falecido não é a norma há anos.

Ou não? Ter seu próprio embrião crescendo dentro do útero de uma mulher morta é um pouco... bizarro? A mídia sempre adora uma boa história de doação de órgãos – as irmãs amorosas que trocaram rins, ou o pai que sabe que o coração do filho morto agora bate no peito de outro jovem –, mas é muito íntimo, muito macabro, imaginar que uma mulher como Jennifer poderia receber o útero de outra mulher e dar à luz o próprio filho dentro dele? Quando pergunto a Jennifer se ela já se incomodou com a ideia, sua resposta é pragmática e inequívoca.

"Por que não pode haver transplantes que melhoram a vida, não apenas a salvando? Não dá para levar todas essas coisas com você quando morrer, então por que não fazer com que outra pessoa as utilize de uma maneira que possa realmente melhorar a vida; criar vida, mesmo? É um órgão tão milagroso, sabe. Seu rim filtra toxinas; o útero cria *pessoas*."

A visão clara de Jennifer sobre o processo de transplante a colocou em boa posição durante a rigorosa triagem psicológica exigida pela equipe da UPenn; isso e sua aptidão física lhe renderam um lugar na fila. E foi assim que Jen se viu, como tantas outras pretensas destinatárias cuja sorte depende da morte de outras, esperando por uma ligação. No caso de Jennifer, o momento fatídico aconteceu em uma tarde de sexta-feira. A equipe havia encontrado uma doadora adequada: uma mulher de 29 anos que já havia tido filhos e cujo útero, portanto, havia sido testado e aprovado. Em uma carta que Jennifer recebeu mais tarde da própria mãe da doadora, esta foi descrita como "a melhor mãe que já conheci".[24]

Essa jovem nunca conheceria o presente que ela deu aos Gobrecht. Aos 32 anos, apenas alguns meses após o transplante, Jennifer teve sua primeira menstruação. Por fim, ali estava o rito de passagem que suas amigas haviam experimentado tantos anos antes: o sinal inconfundível de um útero funcional. Seis meses depois, um dos embriões de fertilização *in vitro* foi transferido com sucesso, seguido por uma gravidez que Jennifer descreve como completamente correta e normal, além dos check-ups quase diários e das dezenas de drogas imunossupressoras exigidas pelo estudo. Um diagnóstico de pré-eclâmpsia de início rápido às trinta semanas significou que era hora de o bebê Gobrecht conhecer o mundo exterior, e, no que Jennifer descreve como um evento "agridoce", a equipe do estudo realizou uma cesariana seguida de uma histerectomia. Manter seu útero além dessa gravidez poderia significar assumir o risco de complicações ainda desconhecidas, o que teria exigido que Jennifer continuasse a tomar indefinidamente medicamentos antirrejeição – e suportar seus efeitos colaterais muitas vezes desagradáveis. Em novembro de 2017, Ben Gobrecht nasceu, assim como o útero que o nutriu.

Assim como "Angela" desempenhou seu papel na história reprodutiva ao inspirar Mats Brännström, um novo capítulo foi escrito pela doadora de Jennifer e por muitas outras doadoras falecidas cujos úteros já foram usados em testes semelhantes em todo o mundo. À medida que imunologistas, obstetras e cirurgiões especialistas ganham proficiência em tais procedimentos, buscaremos respostas também para as questões éticas levantadas ao longo do caminho. Ainda pode ser o caso de que os sentimentos contraditórios da sociedade sobre o útero – tanto insultado quanto reverenciado – apresentem um obstáculo maior do que qualquer problema técnico. Mas por quê? Aceitamos que praticamente todas as outras partes do corpo, dos rins às córneas, possam ser usadas dessa maneira, por isso parece irracional atribuir algum tipo de significado sagrado e intocável ao útero. Ao longo do último milênio, a ciência nos mostrou que, longe de ser "um animal dentro de um animal" com o próprio espírito inconstante, o útero é um órgão de caráter neutro e funcional como qualquer outro. Se o objetivo é dar ao maior número possível de mulheres a chance de ter filhos, poupando a saúde de potenciais doadoras vivas e aproveitando um suprimento constante de cadáveres, então por que esse próximo passo deveria ser mais controverso do que o anterior?

Certamente, o discurso inicial em torno dos transplantes de útero foi dominado pela ideia do útero como um órgão com status especial. Em um artigo de 2007, "Moving the Womb" [Movendo o útero], o bioeticista Arthur Caplan e seus coautores sugerem que os transplantes de útero podem ser um passo emocional avançado demais para mulheres que de outra forma seriam a favor da doação de órgãos: "Poucas mulheres norte-americanas, se é que alguma, pensaram que o útero poderia ser um dos órgãos considerados para doação quando assinaram um cartão de doadora. Uma mulher pode não se mostrar tão disposta a doar seu útero quanto estaria a doar seu coração ou seu fígado".[25] A lógica por trás dessa relutância não é explorada em detalhes; em vez disso, parece ser implicitamente entendido que a intuição de uma mulher sobre seu útero – a noção de que é única e irreversivelmente *dela*, mais do que qualquer outro órgão – é razão suficiente. Mais de uma década após a publicação do artigo de Caplan, essa teoria ainda não foi testada de forma sistemática e rigorosa, um pré-requisito essencial para o estabelecimento de qualquer programa de doação de útero em larga escala. Por enquanto, há um número pequeno, mas crescente, de mulheres que participaram de ensaios clínicos como doadoras de útero vivas, e também há famílias que optaram por doar o útero de uma pessoa querida que morreu. É como a mãe da doadora de Jennifer Gobrecht também escreveu em sua carta: "Que legado bonito e adequado para [minha filha] ajudar a dar o presente da maternidade a outra mulher".[26]

Jennifer diz que, embora a resposta do público à sua história seja geralmente positiva, ela também está familiarizada com o que chama de "reação". Em sua experiência, essa oposição aos transplantes de útero tem menos a ver com qualquer relutância de potenciais doadoras ou suas famílias e mais a ver com as demandas egoístas ou irracionais vísiveis das receptoras.

"Sempre há pessoas que pensam: 'Eu simplesmente não entendo por que você gostaria de passar por um tratamento de fertilidade tão extremo; é só adotar.' Como se houvesse alguma loja a que eu poderia simplesmente ir, como se fosse uma coisa psicologicamente fácil", diz ela. "As pessoas simplesmente não entendem por que alguém gostaria de passar pela gravidez e pelo parto. E sabe, pessoas diferentes têm preferências diversas sobre o que querem experimentar na vida." Nesse tipo de debate ideológico, não há um vencedor claro. Como Sheila Heti escreve em *Maternidade* – uma exploração autoficcional de escolhas em torno da gravidez –, "uma mulher sempre se sentirá uma criminosa, quaisquer que sejam as escolhas que ela faça, por mais que se esforce. As mães se sentem como criminosas. As que não são mães também".[27] A decisão de uma pessoa de ter um filho – e o método escolhido para fazê-lo – inevitavelmente será um anátema para outra pessoa que enfrente a mesma bifurcação na estrada biológica.

Em última análise, Jennifer diz, tecnologias como transplantes de útero – sejam de doadoras vivas, sejam de falecidas – fornecem escolha, algo que é escasso para muitas mulheres em idade fértil.

"Espero que mulheres com diferentes condições de infertilidade vejam isso como outro caminho que podem seguir, porque é muito difícil quando você é uma jovem mulher e lhe dizem que não tem muitas opções. Acho que quanto mais opções pudermos criar para as mulheres, melhor. Foi por isso que eu quis ser uma das primeiras pessoas a tentar, porque, mesmo que não funcionasse para mim, podemos pelo menos encontrar mais maneiras de tornar isso melhor para outras pessoas."

Vale notar, também, que esse grupo de "outras pessoas" pode ser ainda mais inclusivo no futuro: os cientistas já começaram a explorar a possibilidade de transplantar úteros em corpos com características fisiologicamente masculinas. Especificamente, eles teorizam que as mulheres trans – pessoas que foram designadas como homens ao nascer, e ainda podem reter alguma ou toda a sua anatomia masculina enquanto se identificam e vivem como mulheres – poderiam ser receptoras de úteros se e quando a ciência e a sociedade permitirem. Os autores de uma revisão de 2019 concluíram: "Apesar de várias considerações anatômicas, hormonais, férteis e obstétricas [...], não há nenhum argumento clínico contundente contra a realização de UTx [transplante de útero] como parte da GRS [cirurgia de redesignação de gênero]". Os autores vão ainda mais além nesse argumento a favor da igualdade reprodutiva sugerindo que, se esses obstáculos médicos puderem ser transpostos em segurança, de fato seria imoral excluir essa população da possibilidade de gestar e dar à luz: "As aspirações reprodutivas de mulheres transexuais merecem consideração igual às daquelas designadas mulheres no nascimento e, sujeitas à viabilidade demonstrada nas áreas sugeridas de pesquisa, pode ser legal e eticamente inadmissível não considerar a realização de UTx nessa população".[28] Esse cenário hipotético pode não ter sido imaginado pela família da doadora de Jennifer – ou mesmo por

"Angela", que inspirou as primeiras inovações de Mats Brännström –, mas pode se tornar uma realidade ainda em nossas vidas.

Está ficando tarde para mim na Escócia, e o fim da soneca está se aproximando para Jennifer na Pensilvânia; posso ver seus olhos se movendo com frequência crescente para a criança adormecida fora da tela. Ao nos despedirmos e retornarmos às nossas respectivas obrigações domésticas, me pergunto se dar opções às pessoas – mulheres, homens, casais do mesmo sexo e não binários, qualquer pessoa com útero e quem queira ter um – pode ser uma coisa tão ruim? A escolha – sobre se, quando e como fazer sexo, iniciar uma família ou terminar uma gravidez – permite que mulheres e pessoas com útero levem vidas seguras e satisfatórias. Por sua vez, fazer essas escolhas permite que essas pessoas não apenas sobrevivam em nosso mundo, mas também prosperem nele, tornando-se indivíduos realizados, bem como membros engajados e capacitados de suas comunidades. A escolha reprodutiva – como comida, água e abrigo – não é um luxo, mas uma necessidade.

Para qualquer pessoa com útero, ele é o nexo para o qual convergem as linhas da escolha reprodutiva. Em nenhum lugar essa convergência é mais evidente ou mais controversa do que no domínio do aborto. Todos os governos do mundo tentaram determinar se, como e quando um indivíduo deve ter o direito legal de interromper uma gravidez. Não há consenso global sobre quando a vida começa ou se essa vida é mais valiosa que a da pessoa que a gesta. Não há aceitação universal da noção de que o corpo de uma pessoa – ou pelo menos o útero dentro de seu corpo – é o próprio território soberano dela. Independentemente desse ponto de discordância filosófica, o aborto e as substâncias abortivas foram – como vimos – onipresentes ao longo da história, e o procedimento em si continua sendo um componente essencial da saúde reprodutiva. Em alguns casos, a interrupção de uma gravidez pode evitar crises médicas com risco de vida; em outros, pode ter efeitos menos óbvios, mas não menos benéficos, no bem-estar físico, emocional e até financeiro de uma pessoa.[29]

A posição da OMS sobre o aborto é inequívoca: "O aborto é seguro quando realizado com um método recomendado pela OMS, adequado à duração da gravidez e por alguém com as habilidades necessárias".[30] A despeito dessas diretrizes, muitos países continuam impondo leis restritivas e proibições definitivas ao aborto. Essa legislação draconiana do útero e de seu conteúdo dificilmente evita a gravidez indesejada ou impede a necessidade de aborto. Pelo contrário, leva as pessoas a procurarem ajuda de provedores não qualificados em ambientes anti-higiênicos, com a trágica – e, alguns podem dizer, inevitável – consequência de que dezenas de milhares de mulheres morrem a cada ano por complicações de abortos praticados sem condições de segurança.[31] Sofrendo de infecção, hemorragia e danos ao útero e aos órgãos adjacentes,[32] essas mulheres estão literalmente morrendo de vontade de assumir o controle de seus úteros.

Embora 97% dos abortos praticados sem condições de segurança ocorram em países em desenvolvimento,[33] o acesso a esse procedimento que salva vidas não é apenas um problema do Terceiro Mundo: grávidas em alguns dos países mais ricos do mundo, os chamados "progressistas", também estão morrendo devido às consequências de leis que priorizam a vida do feto sobre a da mãe. O rosto dessas mulheres aparecem com uma regularidade assombrosa nas primeiras páginas e nos boletins de notícias, e suas histórias são perturbadoramente semelhantes. Em 2012, a mídia global voltou sua atenção para a história de Savita Halappanavar, que procurou ajuda em um hospital irlandês para o que parecia ser a perda iminente de uma gravidez de dezessete semanas. Apesar do fato de Savita ter ficado progressivamente mais doente, com sepse secundária até uma infecção no útero, os médicos não podiam legalmente induzir a interrupção da gravidez enquanto o coração do feto continuasse a bater. Quando Savita abortou espontaneamente, a gravidez em curso havia causado uma infecção tão grave que um choque séptico, uma falência de múltiplos órgãos e uma parada cardíaca logo se seguiram.[34] Sem dúvida, a ampla cobertura da morte de Savita em 28 de outubro de 2012 desempenhou um papel na votação pública subsequente para revogar a lei restritiva do aborto na Irlanda, mas essa mudança veio tarde demais para a própria Savita. Desde sua morte, narrativas estranhamente semelhantes se desenrolaram nos casos de outras mulheres para quem o aborto que salvaria a vida delas chegou tarde demais ou não aconteceu. No início de 2022, uma polonesa conhecida publicamente como "Agnieszka T" morreu pouco mais de um mês depois de dar entrada no hospital com a ameaça de aborto de uma gravidez gemelar no primeiro trimestre; a família de Agnieszka alega que sua morte por choque séptico foi causada pelo atraso do hospital em induzir o parto dos gêmeos, embora ambos os fetos tenham morrido no útero poucos dias após a admissão de Agnieszka.[35] Como no caso de Savita Halappanavar e tantas como ela, o batimento cardíaco fetal – mesmo aquele que provavelmente cessaria espontaneamente – parece ter recebido maior prioridade do que a vida da mãe desse feto. As infecções uterinas podem se instalar com força e velocidade alarmantes, especialmente após a morte fetal. Nesses casos, a evacuação oportuna do útero por meios médicos ou cirúrgicos é fundamental: um fato que parece ter pouco peso em países com as leis de aborto mais punitivas.

Talvez a legislação mais assustadoramente retrógrada do útero possa ser encontrada não na Irlanda ou na Polônia, mas em um dos países mais poderosos política e socialmente do mundo: os Estados Unidos. Desde que Donald Trump zombou de que Megyn Kelly estava sangrando "por tudo que é lugar", uma onda de leis restritivas ao aborto – algumas delas proibições absolutas em tudo, menos no nome – varreu os Estados Unidos. Em maio de 2021, o governador do Texas, Greg Abbott, assinou a SB8, a chamada "lei do batimento cardíaco", que proíbe o aborto assim que a atividade cardíaca fetal for detectada.[36] Segundo a SB8, isso ocorre com seis semanas de gestação; em outras palavras, seis semanas após o primeiro dia do último período menstrual de uma pessoa, e, para muitas pessoas, antes mesmo de perceberem que estão grávidas, quanto mais ter tempo para escolher e buscar um aborto. Muitos estados seguiram o exemplo com restrições extremas sobre o momento e as circunstâncias do aborto legal; mais leis como essa foram aprovadas por legislaturas estaduais em 2021 do que em qualquer ano desde 1973, quando o caso histórico de *Roe v. Wade* consagrou o direito ao aborto nos Estados Unidos.[37] No começo de 2022, três estados tentaram proibir o aborto durante a gravidez, oito tentaram proibi-lo depois de seis semanas[38] e doze tinham as chamadas "leis de gatilho", que proibiriam todos ou quase todos os abortos no caso de a *Roe v. Wade* ser revogada.[39]

Em 24 de junho de 2022, a tempestade no horizonte dos direitos reprodutivos da América chegou com um trovão ensurdecedor. A Suprema Corte dos Estados Unidos, nos últimos anos um tribunal cada vez mais cheio de juízes de direita, anunciou sua decisão no caso *Dobbs v. Jackson Women's Health Organization*. Originalmente um desafio às leis restritivas do aborto no estado do Mississippi, a subida do caso para a Suprema Corte representou o desafio legal mais significativo até agora à autonomia corporal dos norte-americanos. Em sua sentença resumindo a decisão por maioria de 6 a 3, o juiz associado Samuel Alito apresentou uma pesquisa eclética e indubitavelmente seletiva da história europeia e norte-americana, citando o que ele percebe como uma longa tradição de legislação e ideologia antiaborto que remonta aos tempos medievais. Ele chega – talvez irreversivelmente – à conclusão de que o direito ao aborto não é nem nunca foi protegido pela Constituição dos Estados Unidos. "A *Roe*", ele escreve, "estava flagrantemente errada desde o início".[40]

Com uma canetada, Alito deu um duro golpe nas mulheres grávidas e seus cuidadores. A partir de agora, em muitas partes do país, uma norte-americana com um feto em seu ventre não tem mais controle sobre o próprio corpo. Independentemente de fatores como idade, gestação, necessidades sociais, risco de vida da mãe ou circunstâncias terríveis, incluindo estupro ou incesto, ela pode ser forçada a levar a gravidez a termo. Cada estado norte-americano pode determinar se o aborto é legal dentro de seus limites, e cada um pode impor as próprias punições – multas pesadas, acusações criminais e/ou prisão – para quem buscar, ajudar ou incentivar o procedimento.

Embora essa decisão tenha desencadeado ondas de choque que, sem dúvida, repercutirão nos próximos anos, talvez não devêssemos nos surpreender. A tinta da decisão de Alito pode mal ter secado, mas suas palavras, por assim dizer, estão por aí há anos. A retórica antiescolha tem sido cada vez mais proeminente na cultura norte-americana no fim do século 20 e no início do século 21 – não apenas defendida em fóruns on-line e em cartazes de protesto, mas também exibida em objetos tão mundanos quanto um carro da família. Placas com "Choose Life" [Escolha a vida] – algumas das quais trazem imagens de bebês sorridentes e pezinhos de recém-nascidos, e muitas das quais arrecadam fundos para organizações antiescolha – estão disponíveis em 33 estados norte-americanos.[41] Como contraste, pode-se imaginar um mundo em que uma placa de carro seja usada para endossar e financiar a restrição dos direitos reprodutivos dos homens? Pode-se imaginar uma placa que anuncie, digamos, vasectomias forçadas, acompanhadas de uma imagem de uma tesoura brilhante ou um bisturi? Não tem como. A comparação pode parecer absurda, mas a desigualdade é gritante e generalizada. Ela ronda todos os norte-americanos o tempo todo: em conversas privadas e debates públicos e em um vasto comboio de veículos cruzando suavemente em direção ao cataclismo social.

Nesse momento tênue, a autora Margaret Atwood nos convida a interrogar nossos valores, bem como o que eles podem significar para o futuro da autonomia reprodutiva: "Temos que perguntar: em que tipo de país nós queremos viver? Um democrático, em que cada indivíduo é livre para tomar decisões sobre sua saúde e seu corpo, ou um em que metade da população é livre e o Estado encurrala os corpos da outra?".[42] Essa questão não é exclusiva de uma pessoa ou de um Estado; o "nós" a quem Atwood se refere inclui todos nós, em todas as partes do mundo. Para muitas pessoas com útero, no entanto, a liberdade de escolha permanece ilusória. *My Body is My Own* [Meu corpo é meu], um relatório de 2021 do Fundo de População das Nações Unidas (UNFPA) (agência de saúde sexual e reprodutiva das Nações Unidas) apresenta os resultados de uma pesquisa em que mulheres de 57 países foram questionadas sobre sua autonomia corporal. Apenas 55% das entrevistadas disseram ser capazes de tomar as próprias decisões sobre saúde e direitos sexuais e reprodutivos; isso incluía se elas eram capazes de dizer não ao sexo, usar contracepção ou ter acesso a cuidados de saúde. Por outro lado, 45% – quase metade das mulheres na pesquisa – sentiam o contrário.[43] Para essa minoria não insignificante, a autonomia vem em segundo lugar, distante das demandas físicas, sexuais e reprodutivas da sociedade patriarcal e de seus agentes, desde os salões do governo até o coração do lar. Dos Estados Unidos, onde surgem novas ameaças à escolha reprodutiva quase semanalmente, aos vinte países – incluindo Bahrein, Bolívia, Federação Russa e Filipinas – nos quais as condenações por estupro podem ser anuladas se o perpetrador se casar com a vítima,[44] corpos de mulheres e seus úteros não são seus. Não totalmente e, portanto, pode-se argumentar, de modo algum. Ser parcial ou condicionalmente autônomo – livre, mas apenas na medida em que atende às necessidades de outro – é uma perda irreparável e uma injustiça fundamental.

Mesmo nos países mais avançados, podemos escolher quais alimentos colocar em nossas barrigas, quais ferramentas segurar com nossas mãos, quais pensamentos privados abrigar em nossos cérebros, mas muitas de nós – no passado, no presente e, sem dúvida, no futuro – nem sempre podem escolher o que fazer com nossos úteros ou como buscar ou evitar a maternidade de acordo com nossas esperanças e desejos. Não temos essa liberdade fundamental e, muitas vezes, nem mesmo o conhecimento das funções básicas do útero: como ele cresce, sangra, nasce e se transforma com as marés em constante mudança da vida. Muitas de nós carecem até mesmo das palavras mais simples para descrever o útero e o que ele faz; onde não há linguagem, não pode haver autoexpressão.

Este livro é simplesmente isso – linguagem –, mas esses pontos e traços secos em uma página falam de um órgão que é vital, cheio de sangue e pulsando com vida. Um órgão que está inextricavelmente ligado aos nossos destinos biológicos, sociais e políticos. Um órgão que contaria sua história – trágica, triunfante e em constante evolução – se nos dispuséssemos a ouvi-lo.

Um epílogo impenitente

ou
Um convite à leitora

Recentemente, uma amiga escritora me disse que, quando as autoras chegam ao final de um trabalho em andamento, quase sempre escrevem um epílogo cujo único propósito é servir como um pedido de desculpas pelas muitas falhas percebidas nas páginas anteriores. Suas palavras provocaram uma pontada de autorreconhecimento. Eu não tinha percebido, até essa conversa, que isso era exatamente o que eu estava planejando fazer.

Ao longo da escrita deste livro, fiz anotações mentais de todas as coisas que poderia dizer em minha conclusão que, de alguma forma, atenuariam ou desculpariam as limitações de meu trabalho. Embora seja verdade que este conteúdo possa ter suas omissões não intencionais e até (embora eu tenha feito o meu melhor para evitá-las) imprecisões, encerrar este trabalho destacando essas falhas seria contraproducente e contrário às intenções do próprio livro. Comecei com o objetivo de entender – e talvez até celebrar – um órgão muitas vezes difamado e negligenciado e os corpos e as vidas daqueles que o têm. Então, em vez de me entregar a uma autoflagelação inútil (e, de acordo com minha amiga, terrivelmente previsível), vou me voltar propositalmente contra meus instintos mais fracos e, em vez disso, refletir sobre as lições que aprendi com os entrevistados e especialistas que me guiaram tão generosamente nesta jornada.

No início, olhando maravilhada para aqueles úteros desencarnados no museu da Galeria dos Cirurgiões, pensei que sabia exatamente o que e como escreveria, a estrutura e a intenção do meu livro tão claras quanto o formaldeído nos frascos à minha frente. À medida que comecei a pesquisar e escrever, porém, o útero, sua história e seus entusiastas me mostraram que eu precisava descartar minhas ideias preconcebidas para desenvolver uma compreensão holística, precisa e com visão de futuro. O que percebi bem cedo nesse processo foi que qualquer compreensão do útero deve ser tão cíclica quanto as funções do próprio órgão. Nenhuma parte da existência do útero pode ser vista isoladamente, presa ao primeiro plano literário como uma borboleta sob o vidro. Em vez disso, cada aspecto do útero e seu significado em nossa vida estão ligados ao próximo, e ao próximo, e voltam ao anterior, e assim por diante, *ad infinitum*. Não se pode compreender o útero adulto sem primeiro explorar o órgão em sua infância. Não se pode discutir a menstruação sem olhar para trás, para a infância, e para a frente, para a menopausa. Não se podem apreciar as fortes contrações de um útero em trabalho de parto sem primeiro entender as diminutas, mas não menos importantes pulsações do útero nos primeiros momentos da concepção, e não se pode apreciar plenamente a alegria do nascimento sem parar um pouco nas sombras escuras projetadas pela perda da gravidez. Pode parecer um pouco fantasioso – um pouco oba-oba – argumentar que um livro sobre o útero deve seguir organicamente os ritmos e *loops* do próprio ciclo reprodutivo, mas foi assim que o útero me conduziu desde o início deste projeto. Espero que você também tenha sido encorajada por estas páginas a expandir seu conhecimento, juntá-lo, dobrá-lo de volta a si mesmo e integrá-lo em um todo novo e mais emocionante, que reflita as estações da vida com autenticidade e respeito.

Nem todas as lições que aprendi ao escrever esta obra foram tão fáceis ou tão palatáveis de engolir. Rapidamente ficou claro para mim que, por mais que qualquer compreensão do útero deva ser cíclica, ela também deve ser interseccional. Não se pode generalizar a experiência de ter um útero para toda a população; a vida uterina de cada pessoa será profundamente colorida pelas sombras e pelos tons sobrepostos de sua identidade. Quaisquer que sejam os problemas que um útero possa trazer, eles geralmente são mais difíceis, mais dolorosos e mais frequentemente descartados – ou até desprezados – pela medicina, pela lei e pela sociedade em geral se você for negra ou parda. E se você pertencer a um grupo que é de alguma forma marginalizado, se fizer parte dos "outros", dos dominados – se, digamos, você for pobre, escravizada, encarcerada ou migrante; ou se você não se encaixar nas normas de gênero da cultura ao seu redor –, então esses problemas serão ainda mais onerosos. Não se trata de sinalização de virtude da minha parte. Isso é fato, comprovado por evidências científicas e sociológicas. Como uma mulher branca cisgênero, heterossexual, instruída, com um emprego estável e cidadania segura, seria insincero de minha parte reivindicar essas lutas como minhas, mas o que tenho tentado fazer é amplificar as vozes daquelas para quem o útero é uma dolorosa matriz de opressão; aquelas cujas fertilidade, sexualidade, identidade e saúde foram rebaixadas e até, em alguns casos, destruídas. Espero que este livro tenha canalizado essas vozes – algumas altas e indignadas, outras suaves, mas persistentes – para estas páginas e para o seu ouvido. Algumas dessas vozes podem ecoar a sua; você pode já ter navegado por um cenário semelhante de injustiça e desigualdade. Por outro lado, você pode não sentir que a pobreza menstrual, a esterilização coercitiva e o racismo médico fazem parte do seu mundo, mas saiba que eles fazem, e saiba que dispor de um útero tem um preço alto para as pessoas afetadas por esses problemas. Honre suas experiências lendo, ouvindo e refletindo sobre se você é parte do problema ou da solução, ou – como muitos de nós provavelmente estamos – se está em algum lugar na complexa área cinzenta intermediária.

O avanço de nossa compreensão coletiva do útero e seu impacto em toda a nossa vida depende em grande parte da boa vontade dos órgãos governamentais em financiar pesquisas nessas áreas. Infelizmente, os orçamentos dessas organizações são frequentemente controlados por pessoas – muitas vezes homens – que veem esse tipo de trabalho como relativamente sem importância, um "nicho" de interesse para poucos, ou não lucrativo. Lembre-se de como Christine Metz me disse que sua pesquisa bibliográfica de publicações científicas rendeu muito mais resultados para "sêmen" do que para "sangue menstrual" – 15 mil contra uns escassos quatrocentos. Esses resultados podem ser vistos como representativos do interesse desproporcional da ciência (e do mundo em geral) pelos corpos masculinos – sua função, sua saúde e seu prazer. Essa discrepância parece míope na melhor das hipóteses e perigosa na pior, considerando que cerca de metade da população mundial nasce com um útero, e todos nós começamos a jornada de nossa vida dentro de um.

As desigualdades no financiamento da saúde das mulheres só foram exacerbadas pela pandemia de covid-19. Em um estado fisiológico extremo, o corpo desvia seu suprimento sanguíneo para os órgãos mais essenciais – o coração e os pulmões – e para longe daqueles menos intrínsecos à sobrevivência imediata. Esse racionamento de recursos se refletiu em escala global durante a pandemia. À medida que os governos investiram dinheiro e mão de obra na prevenção e no tratamento do vírus, outras áreas de atendimento – como saúde sexual, obstetrícia e ginecologia – definharam. O útero e suas donas sofreram desproporcionalmente. Em alguns lugares, as mulheres têm lutado para ter acesso à contracepção e ao aborto; problemas de abastecimento deixaram algumas mulheres sem a terapia hormonal habitual para a menopausa; grávidas sofreram cortes de serviços e restrições angustiantes aos parceiros nas maternidades; e parteiras enfrentaram níveis sem precedentes de estresse e esgotamento ao cuidar de pacientes em estado crítico dentro de um sistema já subfinanciado e com falta de pessoal. No centro de cada uma dessas questões está o útero, realizando seu trabalho de sangrar e procriar com a mesma diligência de sempre, alheio aos eventos globais. As necessidades desse orgão são tão agudas quanto sempre foram. Ondas de infecção podem estancar e fluir, picos virais podem subir e descer, mas o útero continua se esforçando e sofrendo em meio a esse fluxo. Os epidemiologistas insistem que outra pandemia é inevitável; o útero se sairá melhor da próxima vez? Ou, na pressa de proteger e preservar a vida, o mais vital dos órgãos – aquele tão necessário para a própria sobrevivência de nossa espécie, com vírus ou sem vírus – será deixado de lado mais uma vez?

Não tenho a ilusão de que este livro fará com que os manipuladores dos cordões científicos do mundo afrouxem subitamente suas garras, neste ou em qualquer outro momento no futuro. O financiamento para pesquisas como o Estudo ROSE, ou para o trabalho de Margherita Turco sobre organoides endometriais, ou para a campanha de Monica Tolofari e Linn Shepherd para o uso seguro de ocitócicos é e continuará sendo difícil de obter, como "tirar leite de pedra". O que todas nós podemos fazer agora – sem nenhum custo para nós, para os outros ou para os poderes financeiros – é aprender mais sobre nós mesmas. Como ter um útero afeta sua vida? Que linguagem você usa para descrever ou menosprezar esse órgão? Ele lhe trouxe prazer ou dor, ou talvez uma complexa teia de ambos, tão firmemente tecida quanto as fibras do próprio útero? Você entende suas funções e suas disfunções, suas fases e seus ciclos, de mês a mês, do nascimento à morte?

Ao encerrar minha entrevista com Rebecca Fischbein, ela expressou uma gratidão humilde pelo fato de que uma experiência tão perigosa e assustadora de transfusão de gêmeo para gêmeo havia levado a uma compreensão e apreciação mais profunda de seu corpo. Observei que muitas das mulheres com quem conversei seguiram uma trajetória semelhante: um trauma pessoal que levou a uma busca ao longo da vida por conhecimento, e às vezes até se traduzindo em um novo caminho profissional. "Sim", disse Rebecca, assentindo em reconhecimento a esse fenômeno comum. "Minha amiga e eu chamamos isso de *busca de mim*."

Vou fechar este livro, então, não com um pedido de desculpas, mas com um convite: se você tem um útero ou se você mora ou se importa com alguém que tem, ou mesmo se você não pensou muito no útero desde que muitos anos atrás emergiu de um, manchado de sangue e gritando, faça sua própria busca por si. Interrogue e celebre sua experiência. Entenda esse músculo em forma de punho, essa fonte poderosa, esse lugar onde todos começamos. Ele pode até nos dizer, de muitas maneiras, para onde estamos indo.

Crédito

Sonya Renee Taylor, excerto de "The Body is Not an Apology". Reproduzido com permissão da editora. Extraído de *The Body is Not an Apology*, 2. ed. revisada. Copyright © 2021, Berrett-Koehler Publishers; Inc., São Francisco, CA. Todos os direitos reservados. www.bkconnection.com. Reproduzido com a gentil permissão da autora.

Agradecimentos

Este livro começou com um e-mail muito hesitante para minha agente e terminou com uma comunidade de especialistas, entusiastas e apoiadores além dos meus sonhos mais malucos. Sou muito grata a cada pessoa que guiou *Útero: a história de onde tudo começou* durante sua gestação. O parto foi trabalhoso, mas as parteiras foram excelentes.

Sobre essa agente: Hayley Steed é a melhor. Obrigada, Hayley, por acreditar em mim desde nosso primeiro encontro como novatas editoriais. Vamos definitivamente continuar fazendo isso. Obrigada também a Liane-Louise Smith por convencer Hayley de que *Útero* era uma boa ideia, e por lançar essa ideia ao redor do mundo com a maravilhosa Georgina Simmonds.

Pela defesa feroz, habilidade editorial aguçada e gentil indulgência com as neuroses desta autora, agradeço a Rose Tomaszewska, da Virago, e Sara Birmingham, da Ecco. Obrigada, também, a Denise Oswald pelo apoio inicial; Zoe Carroll por tomar as rédeas; Mary Chamberlain pela mais imaculada edição (de novo) e Alison Griffiths pela ajuda na etapa final. *Gracias* a David Orión Pena Carpio por garantir que este livro seja o mais inclusivo e compassivo possível. Obrigada – em algumas línguas que conheço e em muitas que não – aos meus editores e tradutores internacionais.

Obrigada a Lee Randall por ver um best-seller em meu discurso de uma linha e a Jane Healey por ouvir minhas aflições em caminhadas literárias. Mary Renfrew e Sue Macdonald, lendas da obstetrícia: tenho uma dívida de gratidão com vocês e vocês têm minha admiração.

Útero não existiria sem os muitos colaboradores e entrevistados que compartilharam seus conhecimentos e experiências, muitas vezes em meio a vários graus de caos doméstico induzido pela pandemia. Não posso agradecer o suficiente por sua generosidade de tempo, sabedoria e espírito. Obrigada também àqueles que forneceram um contexto valioso, incluindo Marilen Benner, Louise Wilkie e Sebastian Hofbauer.

Enquanto escrevia, milhares de vozes ecoavam em meus ouvidos: as vozes das mulheres e famílias que tive o privilégio de apoiar em minha carreira como parteira. Suas palavras podem não ter chegado à página, mas sua força, sagacidade e dignidade reverberam neste livro. São minhas coautoras, sempre.

Outras vozes me persuadiram, aplaudiram, guiaram e me repreenderam em meu "trabalho diário" ao longo da escrita de *Útero*. Essas são as vozes das minhas professoras e amigas: das minhas colegas parteiras, assim como dos médicos, auxiliares, porteiros e funcionários associados que mantêm a máquina da maternidade em funcionamento. Obrigada por me suportarem e por manterem meus pés firmes no chão. Minha gratidão também às muitas parteiras e estudantes de obstetrícia que me apoiaram nas mídias sociais.

Ninguém conhece melhor a jornada de uma autora do que aqueles que a veem em primeira mão. Obrigada à minha família nos Estados Unidos e na Escócia, com menção especial ao meu pai, que não viveu para ver a publicação de *Útero*, mas que, depois de ler um rascunho, insistiu que "todo mundo deveria comprar este livro".

Amor – todo o amor, para sempre – para A., S. e A. É para vocês, de verdade.

Glossário

ABORTIVO: (adj.) iniciando ou causando aborto, ou (substantivo) uma substância que tem esse efeito.

ABORTO: interrupção espontânea ou induzida de uma gravidez; mais comumente, a palavra é usada para descrever uma terminação alcançada por meios farmacológicos ou cirúrgicos.

ABORTO ESPONTÂNEO: perda gestacional precoce, muitas vezes se referindo a uma gravidez antes da idade legal de viabilidade (amplamente definida como vinte e quatro semanas de gestação, embora os avanços na medicina neonatal tenham melhorado os resultados para alguns bebês nascidos ainda mais cedo).

ADENOMIOSE: uma doença na qual um tecido semelhante ao do endométrio (o revestimento do útero) é encontrado dentro do miométrio (a camada muscular interna do útero).

AMENORREIA: ausência ou interrupção da menstruação. A amenorreia pode ter uma variedade de causas, incluindo, entre outras, estresse, esforço excessivo, perda de peso, doença, distúrbios hormonais ou gravidez.

ÂMNIO: membrana interna do saco gestacional ou "bolsa de água" que contém o feto e o líquido amniótico.

ANTISSÉPTICO: produto que impede a sobrevivência e proliferação de microrganismos potencialmente perigosos, como bactérias e vírus.

ARTÉRIA: vaso que transporta sangue oxigenado para longe do coração.

ASSOALHO PÉLVICO: uma rede de músculos e tecido conjuntivo em forma de estilingue que abrange a parte inferior da pélvis da frente para trás e sustenta a bexiga, o intestino e os órgãos reprodutivos.

BLASTOCISTO: uma estrutura muito precoce da gravidez, formada cerca de cinco a sete dias após a concepção. A camada externa dessa bola de células passa a formar a placenta e o córion, enquanto a camada interna se desenvolve no feto e no âmnio.

CÉLULAS ESTROMAIS: um tipo de célula encontrada em todo o corpo (por exemplo, dentro da placenta) que é capaz de se diferenciar e reorganizar em vários tipos diferentes de células.

CÉLULAS *NATURAL KILLERS* OU CÉLULAS NK: um tipo de célula imune agora conhecida por ser encontrada na interface do endométrio e da placenta, um local de equilíbrio imunológico complexo.

CETONAS: compostos produzidos no corpo quando a gordura é queimada para obter energia em vez de glicose; por exemplo, durante a fome ou vômitos excessivos, ou em alguns estágios do diabetes não controlado.

CICLO MENSTRUAL: a sequência de eventos hormonalmente controlada em que o corpo reprodutivamente maduro de uma pessoa com anatomia biologicamente feminina se prepara para uma possível gravidez a cada mês. Nesse processo, um óvulo é liberado de um dos ovários, o revestimento do útero engrossa para se preparar para uma possível fertilização e implantação e, se uma gravidez não for alcançada, o óvulo e o revestimento uterino passam, com outros componentes do efluente menstrual (ver a seguir), pelo colo do útero e para fora da vagina.

CIRURGIA INFERIOR: uma cirurgia de confirmação de gênero na qual a genitália externa de uma pessoa é remodelada ou reconstruída para corresponder ao sexo com o qual ela se identifica; por exemplo, uma cirurgia inferior para um homem trans envolveria a remodelação da vulva e da vagina em um pênis e escroto. Por outro lado, uma mulher trans poderia optar pela criação cirúrgica de estruturas vulvares e vaginais.

CIRURGIA SUPERIOR: uma forma de cirurgia de confirmação de gênero na qual o tecido mamário de uma pessoa é remodelado ou reconstruído para corresponder ao sexo com o qual se identifica. Por exemplo, a cirurgia superior para um homem trans pode envolver a remoção de tecido mamário para criar um peito mais plano e convencionalmente masculino. Por outro lado, uma mulher trans pode optar por aumentar os seios, se desejar.

CISGÊNERO: pessoa cuja identidade de gênero corresponde àquela que lhe foi atribuída no nascimento.

CLITÓRIS: um órgão sensível e rico em nervos de tecido erétil localizado na vulva. Anteriormente, pensava-se que o clitóris era uma pequena estrutura encapuzada situada antes da abertura da vagina; entende-se agora que essa é simplesmente a parte visível do clitóris, e que o próprio órgão se estende para dentro ao longo dos lábios em duas *crurae* ou raízes semelhantes a bulbos.

COITO: o ato de relação sexual, geralmente se referindo ao sexo com penetração.

COLO DO ÚTERO: o "pescoço" ou parte mais baixa do útero; o tubo grosso e carnudo que liga o corpo do útero à vagina. O colo do útero é capaz de se inclinar para a frente e para trás dentro da pélvis, e pode afinar, amolecer e dilatar durante o parto.

CONTRAÇÃO: encurtamento das fibras musculares uterinas, seguido de relaxamento dessas fibras. O útero se contrai imperceptivelmente durante a gravidez, embora nos últimos estágios da gestação esses espasmos possam ser sentidos como contrações de Braxton Hicks, e, no trabalho de parto, essas contrações ajudem primeiro a diminuir e dilatar o colo do útero e, mais tarde, a expelir o feto, a placenta e as membranas.

CONTRAÇÕES DE BRAXTON HICKS: contrações esporádicas, às vezes rítmicas, do útero, que são frequentemente sentidas nos últimos estágios da gravidez. Geralmente indolores, mas às vezes desconfortáveis, as contrações de Braxton Hicks raramente iniciam a dilatação do colo do útero.

CÓRION: a membrana externa do saco gestacional ou "bolsa de água".

CORPO DO ÚTERO: a parte principal do órgão.

CORPO LÚTEO: após a ovulação, a parte restante do folículo do óvulo é deixada dentro do ovário. O corpo lúteo produz estrogênio e progesterona, a menos ou até que a fertilização de um óvulo liberado não ocorra.

CORRIMENTO: excreção fisiológica normal que é expelida pela vagina como uma substância mucosa. O corrimento varia em cor, consistência, quantidade e odor ao longo do ciclo menstrual e de vida feminino como um todo.

DISMENORREIA: menstruação dolorosa.

DOULA: leiga que presta apoio não clínico, emocional e prático à parturiente em qualquer momento durante o ano fértil, desde a gravidez até o parto e/ou às semanas ou meses pós-natais.

DUCTO MÜLLERIANO: uma estrutura embrionária inicial que então regride no macho e se diferencia para formar um trato urogenital e genitália externa na fêmea.

ECTOGÊNESE: a gestação de um feto fora de um útero humano.

EFLUENTE MENSTRUAL: substância expelida pela vagina na menstruação que contém não apenas sangue, mas também muco, células epiteliais, microrganismos, substâncias inflamatórias e células imunes que podem fornecer informações importantes sobre a saúde de uma pessoa que menstrua.

EMBRIÃO: um termo para descrever um mamífero ou humano que se desenvolve no útero entre aproximadamente a segunda e a oitava semana de gestação.

ENDOMÉTRIO: o revestimento do útero. Durante o ciclo menstrual, o endométrio engrossa em resposta aos sinais hormonais e é posteriormente eliminado e expelido.

ENDOMETRIOSE: uma doença na qual um tecido semelhante ao do endométrio (o revestimento do útero) se adere a estruturas fora do útero, respondendo à flutuação de níveis hormonais e muitas vezes causando dor, sangramento interno e inflamação.

EPISIOTOMIA: corte profundo feito momentos antes do parto para alargar a abertura da vagina; rotineiramente durante partos a fórceps e também, às vezes, em partos vaginais não assistidos.

EPITÉLIO: camada de células que reveste órgãos internos e vasos.

ERGOMETRINA: um alcaloide derivado do ergot, um fungo encontrado em plantas de centeio. A ergometrina é usada para prevenir ou controlar a hemorragia pós-parto, e pode ser administrada por via oral, intravenosa ou intramuscular.

ESFREGAÇO OU TESTE DE ESFREGAÇO: uma investigação para detectar células cancerosas ou pré-cancerosas no colo do útero. Também conhecido como exame de Papanicolau.

ESPÉCULO: instrumento utilizado para manter a vagina aberta, permitindo ao operador visualizar claramente as paredes vaginais e o colo do útero.

ESTÉRIL: livre de microrganismos, como bactérias ou vírus.

ESTERILIZAÇÃO: o processo de tornar uma pessoa infértil por meios cirúrgicos ou outros.

ESTRIAS: faixas com reentrâncias.

ESTROGÊNIO: hormônio essencial para o desenvolvimento sexual feminino, a função menstrual, a manutenção da gravidez e a saúde geral. O estrogênio diminui durante a menopausa e às vezes é substituído ou suplementado para ajudar no bem-estar durante essa fase da vida.

FASE LÚTEA: a última parte do ciclo menstrual, após a ovulação. Nessa fase, o saco em torno de um óvulo liberado produz progesterona e estrogênio, estimulando o engrossamento do revestimento do útero, preparando-se para uma possível gravidez.

FETO: termo usado para descrever um bebê humano que se desenvolve dentro do útero após oito semanas de gestação.

FIV OU FERTILIZAÇÃO *IN VITRO*: uma técnica de reprodução assistida em que a concepção ocorre em uma placa de petri ou recipiente (*in vitro*, ou "em vidro") em um laboratório, usando óvulos e espermatozoides previamente coletados.

FUNDO: a parte superior do útero.

GAMETA: uma célula reprodutiva masculina ou feminina madura que pode se juntar a sua contraparte do sexo oposto para formar uma gravidez fertilizada; um espermatozoide ou um óvulo.

GINECOLOGIA: o estudo do sistema reprodutor feminino; também o ramo da medicina envolvido na manutenção da saúde desse sistema e no tratamento de doenças relacionadas a ele.

GRAVIDEZ ECTÓPICA: uma gravidez que ocorre fora do útero (mas ainda dentro do corpo humano); por exemplo, em uma tuba uterina ou em outra parte da cavidade abdominal. A gravidez ectópica não pode ser levada a termo com segurança e pode ser fatal para a mãe.

HEMORRAGIA PÓS-PARTO: perda excessiva de sangue no período imediato após o nascimento (hemorragia pós-parto primária) ou até seis semanas depois (hemorragia pós-parto secundária). A hemorragia pós-parto pode ser causada por tecido gestacional retido (placenta e/ou membranas), útero superestimulado ou atônico ou trauma no trato genital.

HISTERECTOMIA: remoção cirúrgica do útero.

HISTERIA: uma teoria agora refutada de que os órgãos reprodutivos das mulheres as tornam emocional e mentalmente instáveis.

HISTEROSCOPIA: procedimento no qual um dispositivo fino e telescópico é passado através do colo do útero para permitir a inspeção visual do interior do útero.

HOWDIE: um termo escocês para parteiras leigas baseadas na comunidade, que muitas vezes atendiam os vizinhos em suas casas tanto para o nascimento quanto para a morte. As *howdies* foram prolíficas até que a Lei das Parteiras (Escócia) de 1915 introduziu a regulamentação profissional.

INTRAPARTO: durante o trabalho de parto e o parto.

LÁBIOS VAGINAIS: as dobras carnudas ou "lábios" que cercam a abertura vaginal. Os lábios mais finos e internos são os pequenos lábios; as dobras acolchoadas e externas são os grandes lábios. Há uma grande diversidade na aparência dos lábios normais, que podem variar em cor, espessura, comprimento e tonalidade.

LAPAROSCOPIA: procedimento cirúrgico no qual uma câmera interna é usada para explorar ou visualizar uma parte do corpo, muitas vezes em conjunto com instrumentos que podem ser controlados remotamente pelo operador.

LAQUEADURA TUBÁRIA: um método cirúrgico de esterilização em que as tubas uterinas são cortadas e "amarradas" com suturas, cauterizadas ou cortadas.

LEITE UTERINO: uma secreção altamente nutritiva produzida pelas glândulas dentro do endométrio no início da gravidez para nutrir o embrião em desenvolvimento.

LIGAMENTO: uma faixa resistente e fibrosa de tecido conjuntivo que une dois ossos ou sustenta um órgão interno, como o útero.

LÍQUIDO AMNIÓTICO: o líquido que envolve o feto durante a gravidez.

MECÔNIO: as primeiras fezes excretadas por um feto ou recém-nascido; uma substância espessa e muito escura que contém pigmentos biliares, muco e células epiteliais do revestimento do intestino.

MENARCA: o início do primeiro período menstrual de uma pessoa.

MENOPAUSA: termo para o estágio de vida ginecológico alcançado doze meses após o período menstrual final de uma pessoa.

MENORRAGIA: sangramento menstrual intenso.

MENSTRUAÇÃO: o tempo de sangramento menstrual de uma pessoa; também usado às vezes para descrever o próprio fluxo.

MICROBIOMA: termo coletivo para os microrganismos que existem intrinsecamente dentro de um órgão ou ambiente fisiológico. Um microbioma pode incluir bactérias, vírus, fungos, leveduras e muitos outros microrganismos que contribuem para a saúde e a doença.

MIOMA: massa fibrosa benigna ou tumor que pode ser encontrado em crescimento na cavidade uterina ou dentro da camada muscular do útero.

MIOMÉTRIO: camada muscular interna do útero.

MULTÍPARA: uma pessoa que deu à luz mais de um bebê viável.

NATIMORTO (PARTO DE): feto que morreu no útero; geralmente se referindo a um feto acima da idade legal de viabilidade.

OBSTETRA/GINECOLOGISTA: médico especializado em gravidez, parto e sistema reprodutor feminino.

OBSTETRÍCIA: o estudo médico da gravidez, do parto e do período pós-natal.

OCITÓCICO: uma droga produzida sinteticamente que, embora não seja idêntica à ocitocina produzida fisiologicamente, é amplamente utilizada para iniciar ou aumentar as contrações uterinas.

OCITOCINA: hormônio produzido no hipotálamo e secretado pela glândula pituitária que estimula a contração do miométrio (parede muscular) do útero. A ocitocina também desempenha um papel importante na ligação emocional e pode ser liberada durante momentos de pico, como o orgasmo e o parto.

ORGANOIDE: uma estrutura tridimensional cultivada em laboratório que imita a estrutura e a função do tecido de um órgão humano, como útero ou placenta.

OVÁRIO: um dos dois pequenos órgãos em forma de amêndoa localizados em ambos os lados do útero. Os ovários contêm folículos ovulares que, sob influência hormonal, amadurecem em óvulos capazes de serem fertilizados pelo espermatozoide.

ÓVULO: a célula reprodutiva feminina que contém material genético da mãe. Em um ciclo menstrual normal, um óvulo é liberado a cada mês durante a ovulação.

PERIMENOPAUSA: a fase da vida durante a qual uma pessoa começa a experimentar alterações hormonalmente controladas, indicando a aproximação da menopausa. Os sintomas da perimenopausa podem afetar todas as partes do corpo e da mente, incluindo efeitos vasomotores, como ondas de calor e suores noturnos; mudança de humor; afinamento e secura dos tecidos vaginais; e redução da massa óssea.

PERIMÉTRIO: a camada externa do útero.

PERISTALTISMO: contrações involuntárias, em forma de onda, de um músculo liso.

PITOCINA: nome comercial de uma forma de ocitocina produzida sinteticamente, muitas vezes usada para iniciar ou aumentar as contrações uterinas ou prevenir ou controlar a hemorragia pós-parto. *Ver também* Syntocinon.

PLACENTA: o órgão criado dentro do útero durante a gravidez para nutrir e sustentar um feto. Sangue, oxigênio, nutrientes e produtos residuais são trocados através da placenta em um sistema vascular sofisticado.

PÓS-NATAL OU PÓS-PARTO: após o nascimento.

PRÉ-ECLÂMPSIA: uma doença potencialmente fatal da gravidez, caracterizada por pressão alta e proteína na urina.

PRÉ-NATAL: durante a gravidez; antes do nascimento.

PROGESTERONA: hormônio produzido pelo corpo lúteo na mulher não grávida ou pela placenta durante a gravidez. A progesterona engrossa o endométrio e auxilia na gravidez, além de contribuir para a saúde e o bem-estar geral.

PROLAPSO: deslocamento de um órgão de sua localização normal dentro do corpo. O útero pode sofrer prolapso em graus variados, caindo ou até saindo da vagina.

PSEUDOMENSTRUAÇÃO: a menstruação "falsa" vivenciada por bebês do sexo feminino na primeira semana de vida; um corrimento normal e fugaz causado por hormônios flutuantes.

SEPSE: uma condição na qual o corpo inicia uma resposta sistêmica extrema a uma infecção localizada, às vezes levando a danos nos tecidos, falência de órgãos ou morte.

SÍNDROME DE MAYER-ROKITANSKY-KÜSTER-HAUSER, ou **MRKH**: uma condição congênita na qual o útero, o colo do útero e às vezes a vagina estão subdesenvolvidos ou ausentes, causada por uma variação no desenvolvimento do ducto de Müller no início da gravidez.

SYNTOCINON: o nome comercial de uma forma de ocitocina produzida sinteticamente, frequentemente usada para iniciar ou aumentar as contrações uterinas ou prevenir ou controlar a hemorragia pós-parto. *Ver também* Pitocina.

TRANSGÊNERO: diz respeito a ou descreve uma pessoa que não se identifica com o gênero que lhe foi atribuído no nascimento.

TROFOBLASTO: camada de células externas de um blastocisto, que então se desenvolve para formar a placenta e o córion. O trofoblasto deve se envolver em uma interação complexa com o revestimento do útero para estabelecer um suprimento bem-sucedido de sangue e nutrientes para a gravidez em andamento.

TROMPAS DE FALÓPIO: *ver* tubas uterinas.

TUBAS UTERINAS: tubos finos que conectam os ovários ao corpo principal do útero. Após a ovulação, um óvulo viaja ao longo das tubas para aguardar a fertilização potencial dentro do útero. Anteriormente chamadas de trompas de Falópio.

ÚTERO: o órgão forte e musculoso que engrossa e perde seu revestimento na menstruação e gesta e expele um feto na gravidez e no nascimento. A sede de toda vida humana e a primeira casa de cada pessoa.

ÚTERO DIDELFO: uma condição na qual existem dois úteros, cada um com seu próprio colo do útero, e às vezes também duas vaginas.

UTEROTÔNICO: (adj.) que tem um efeito contrátil sobre o corpo muscular do útero, ou (substantivo) uma substância que tem esse efeito.

VAGINA: a passagem interna carnuda que se estende do colo do útero ao exterior do corpo.

VEIA: um vaso que transporta sangue desoxigenado de volta ao coração.

VULVA: a genitália externa feminina; muitas vezes referida incorretamente como a vagina.

ZIGOTO: óvulo fertilizado que resulta da união com um espermatozoide.

Notas

INTRODUÇÃO: EM BUSCA DO ÚTERO

1 Lançamento de *Vagina Dialogues* [Diálogos da vagina]. *Eve Appeal*, jul. 2016. Disponível em: http://eveappeal.org.uk/wp-content/uploads/2016/07/The-Eve-Appeal-Vagina-Dialogues.pdf.

2 Scott, E. "Half of men don't know where the vagina is, according to a new survey". *Metro*, 31 ago. 2017.

3 Sherwani, A. Y. et al. "Hysterectomy in a male? A rare case report". *International Journal of Surgery Case Reports*, 5:12 (2014), p. 1285-7.

4 Pleasance, C. "Businessman to have a hysterectomy after discovering he has a WOMB as well as normal male organs". *MailOnline*, 9 fev. 2015. Disponível em: http:// www.dailymail.co.uk/news/article-2952983/Pictured-time-British-businessman-set-hysterectomy-discovering-WOMB-normal-male-organs.html.

ÚTERO: JOVEM E EM REPOUSO

1 Paltiel, H. J. e Phelps, A. "US of the pediatric female pelvis". *Radiology*, 270:3 (mar. 2014), p. 644-57.

2 Escherich, T. "The intestinal bacteria of neonates and their relationship to the physiology of digestion", tese publicada em 1886, citada em: Hacker, J. e Blum-Oehler, G. "In appreciation of Theodor Escherich". *Nature Reviews Microbiology*, 5 (2007), p. 902.

3 Tissier, H. "Recherches sur la flore intestinale des nourrissons (état normal et pathologique)". Paris: G. Carre e C. Naud., 1900, citado em: Kuperman, A. A. e Koren, O. "Antibiotic use during pregnancy: how bad is it?" *BMC Medicine*, 14 (jun. 2016) 1J: 91.

4 Parton, D. "These Old Bones", Velvet Apple Music, 2002.

5 Jiménez, E. et al. "Is meconium from healthy newborns actually sterile?" *Research in Microbiology*, v. 159, n. 3, 2008, p. 187-93.

6 Stinson, L. F. et al. "The Not-so-Sterile Womb: Evidence that the Human Fetus is Exposed to Bacteria Prior to Birth". *Frontiers in Microbiology*, 10 (2019), p. 1124.

7 Benner, M. et al. "How uterine microbiota might be responsible for a receptive, fertile endomentrium". *Human Reproduction Update*, 24:4 (jul.-ago. 2018), p. 393-415.

8 Perez-Muñoz, M. E. et al. "A critical assessment of the 'sterile womb' and 'in utero colonization' hypotheses: implications for research on the pioneer infant microbiome". *Microbiome*, 5, 48 (2017).

9 Verstraelen, H. et al. "Characterisation of the human uterine microbiome in non-pregnant women through deep sequencing of the V1-2 region of the 16S rRNA gene". *PeerJ*, 2016; 4:e1602. Publicado em 19 jan. 2016.

10 Dizzell, S. et al. "Protective Effect of Probiotic Bacteria and Estrogen in Preventing HIV-1-Mediated Impairment of Epithelial Barrier Integrity in Female Genital Tract". *Cells*, v. 8, 2019, p. 1120.

11 Moayyedi, P. et al. "Fecal Microbiota Transplantation Induces Remission in Patients With Active Ulcerative Colitis in a Randomized Controlled Trial". *Gastroenterology*, 149/1, 2015, p. 102-9.

12 Tariq, R. et al. "Efficacy of Fecal Microbiota Transplantation for Recurrent C. Difficile Infection in Inflammatory Bowel Disease". *Inflammatory Bowel Diseases*, 26/9, set. 2020, p. 1415-20.

13 International Clinical Trials Research Platform Search Portal, site da Organização Mundial da Saúde. Acesso em: 30 nov. 2021. Disponível em: http://www.who.int/clinical-trials-registry-platform.

14 Benner et al.

15 Dinsdale, N. K. et al. "Comparison of the Genital Microbiomes of Pregnant Aboriginal and Non-aboriginal Women". *Frontiers in Cell and Infection Microbiology*, 29 out. 2020.

16 Molina, N. M. et al. "New opportunities for endometrial health by modifying uterine microbial composition: present or future?". *Biomolecules*, 10/4 (abr. 2020).

MENSTRUAÇÃO: MARÉ ESCARLATE, OURO LÍQUIDO

1 Fraser, I. S. et al. "Blood and total fluid content of menstrual discharge". *Obstetrics and Gynecology*, 65/2 (1985), p. 194-8.

2 Cambridge Dictionary on-line. Disponível em: dictionary.cambridge.org/dictionary/english/effluent.

3 Martin, E. "The Egg and the Sperm: How Science Has Constructed a Romance Based on Stereotypical Male–Female Roles". *Signs*, 16/3 (1991), p. 485-501.

4 Nayyar, A. et al. "Menstrual Effluent Provides a Novel Diagnostic Window on the Pathogenesis of Endometriosis". *Frontiers in Reproductive Health*, 2/3 (2020).

5 Toksvig, S. "And woman created…". *The Guardian* (23 jan. 2004).

6 Abbink, J. "Menstrual Synchrony Claims among Suri Girls (Southwest Ethiopia): Between Culture and Biology". *Cahiers d'Études Africaines*, 55/2018 (2015), p. 279-302.

7 Gupta, A. H.; Singer, N. "Your App Knows You Got Your Period. Guess Who It Told?". *The New York Times* (28 jan. 2021).

8 Bhimani, A. "Period-tracking apps: how femtech creates value for users and platforms". *LSE Business Review* (4 maio 2020).

9 Dunn, S., mensagem on-line para a autora, 10 fev. 2021.

10 Bhimani, A. *op. cit.*

11 Healy, C., mensagem on-line para a autora, 10 fev. 2021

12 Gupta e Singer, *op. cit.*

13 Clue, post no Twitter, 18 fev. 2021. Disponível em: http://twitter.com/clue/status/1362342890152873990.

14 Hadley, R. et al. "Use of menstruation and fertility app trackers: A scoping review of the evidence". *BMJ Sexual and Reproductive Health*, 47/2 (abr. 2020).

15 Hampson, L. "Women spend £5,000 on period products in their lifetime". *London Evening Standard* (28 nov. 2019).

16 Petter, O. "Period pains responsible for five million sick days in the UK each year". *Independent* (14 out. 2017).

17 Renault, M. "Why Menstruate If You Don't Have To?". *Atlantic* (17 jul. 2020).

18 Walker, S. "Contraception: the way you take the pill has more to do with the pope than your health". *The Conversation*, 22 jan. 2019. Disponível em: http://theconversation.com/contraception-the-way-you-take-the-pill-has-more-to-do-with-the-pope-than-your-health-109392.

19 Hasson, K. A. "Not a 'Real' Period?: Social and Material Constructions". In: Bobel, C. et al (Eds.) *Palgrave Handbook of Critical Menstruation Studies* (Londres: Palgrave), 2020, p. 7.

20 Edelman, A. et al. "Continuous or extended cycle vs. cyclic use of combined hormonal contraceptives for contraception". *Cochrane Database Systematic Review*, 29 jul. 2014.

21 Comunicado à imprensa da FSRH, 21 jan. 2019, Faculdade de Saúde Sexual e Reprodutiva. Disponível em: http://www.fsrh.org/news/fsrh-release-updated-guidance-combined-hormonal-contraception/.

22 Bradshaw, H. K.; Mengelkoch, S.; Hill, S. E. "Hormonal contraceptive use predicts decreased perseverance and therefore performance on some simple and challenging cognitive tasks". *Hormones and Behavior*, v. 119 (mar. 2020), 104652.

23 FSRH Guideline: Combined Hormonal Contraception, jan. 2019 (revisto em nov. 2020). Faculdade de Saúde Sexual e Reprodutiva. Disponível em: http://www.fsrh.org/standards-and-guidance/documents/combined-hormonal-contraception.

24 Hopkins, C. S.; Fasolino, T. "Menstrual suppression in girls with disabilities". *Journal of the American Association of Nurse Practitioners*, 33/10 (out. 2021), p. 785-90.

25 Kirkham, Y. A. et al. "Trends in menstrual concerns and suppression in adolescents with developmental disabilities". *Journal of Adolescent Health*: publicação oficial da Sociedade para a Saúde Adolescente, 53/3 (2013), p. 407-12.

26 *crippledscholar blog*, 8 jul. 2016. Disponível em: http://crippledscholar.com/2016/07/08/lets-talk-about-disability-periods-and-alternative--menstrual-products/.

27 Wilbur, J. et al. "Systematic review of menstrual hygiene management requirements, its barriers and strategies for disabled people". *PLOS ONE*, 14(2) (2019): e0210974.

28 Critchley, H. O. D. et al. "Menstruation: science and society". *American Journal of Obstetrics & Gynecology*, 223/5 (1º nov. 2020), p. 624-64.

CONCEPÇÃO: MITOS MACHISTAS E CRIPTAS OCULTAS

1 Ephron, N. *When Harry Met Sally*, Columbia Pictures, 1989.

2 Singer, J.; Singer, I. "Types of Female Orgasm". *The Journal of Sex Research*, 8/4 (1972), p. 255-67.

3 Meston, C. M. et al. "Women's Orgasm". *Annual Review of Sex Research*, v. 15 (2004), p. 173-257.

4 Obituário de Irving Singer, 8 fev. 2015. *MIT News*. Disponível em: http://news.mit.edu/2015/irving-singer-obituary-0208.

5 Obituário de Josephine (Fisk) Singer, 1º out. 2014. Robert J. Lawler & Crosby Funeral Home. Disponível em: http://www.currentobituary.com/obit/146061.

6 Matsliah, E. "There are 8 Kinds of Female Orgasms – Here's How to Have Them All!". *YourTango*, 26 maio 2021. Disponível em: http://www.yourtango.com/experts/eyal-intimatepower/8-different-female--anatomy-orgasms-and-how-reach-them.

7 "All About Orgasms: Why We Have Them, Why We Don't, and How to Increase Pleasure". *Our Bodies, Ourselves online*, 15 out. 2011 (atualizado em 12 set. 2014). Disponível em: http://www.ourbodiesourselves.org/book-excerpts/health-article/all-about-orgasms/.

8 Komisaruk, B. R. et al. "Women's clitoris, vagina, and cervix mapped on the sensory cortex: fMRI evidence". *Journal of Sexual Medicine*, 8/10 (2011), p. 2822-30.

9 Roach, M. *Bonk* (Edinburgh: Canongate), 2009, p. 87-108.

10 Wildt, L. et al. "Sperm transport in the human female genital tract and its modulation by oxytocin as assessed by hysterosalpingoscintigraphy, hysterotonography, electrohysterography and Doppler sonography". *Human Reproduction Update*, 4/5 (set. 1998), p. 655-66.

11 Instituto Bernabeu, 9 set. 2020. Disponível em: http:www.institutobernabeu.com/en/news/instituto-bernabeu-study-relates--progesterone-to-uterine-contractility-and-its-effect-on-patients--with-embryo-implantation-failure/.

12 Moliner, B., mensagem de e-mail para a autora, 8 abr. 2021.
13 Martin, E. "The Egg and the Sperm: How Science Has Constructed a Romance Based on Stereotypical Male-Female Roles". *Signs,* 16/3 (primavera de 1991), p. 485-501, citado por Martin, R. "The idea that sperm race to the egg is just another macho myth". *Aeon Essays,* 23 ago. 2018. Disponível em: http://aeon.co/essays/the-idea-that-sperm-race-to-the-egg-is-just-another-macho-myth.
14 Bettendorf, G. "Insler, Vaclav". In: Bettendorf, G. (Ed.). *Zur Geschichte der Endokrinologie und Reproduktionsmedizin* (Berlim, Heidelberg: Springer, 1995).
15 Insler, V. et al. "Sperm Storage in the Human Cervix: A Quantitative Study". *Fertility and Sterility,* 33/3 (1980), p. 288-93.
16 "Sperm trapped in cervical crypt", postado por Barlow, D., em 9 maio 2015. *YouTube.* Disponível em: http://www.youtube.com/watch?v=ho5u5MapiLs.
17 Bettendorf, 'Insler, Vaclav', 1995.
18 Rhimes, S.; Nowalk, P. *Grey's Anatomy,* temporada 7, episódio 4, transmitido pela primeira vez em 14 out. 2010.
19 Goerner, C. "They Said I Have a Hostile Uterus". *Bolde.com.* Disponível em: http://www.bolde.com/hostile-uterus-sorry-what.

GRAVIDEZ: PLACENTAS E PREVENÇÃO CONTRA DESGOSTOS

1 Turco, M. Y. et al. "Trophoblast organoids as a model for maternal–fetal interactions during human placentation". *Nature,* 564 (2018), p. 263-67.
2 Turco, M. Y. et al. "Long-term, hormone-responsive organoid cultures of human endometrium in a chemically defined medium". *Nature Cell Biology,* 19/5 (2017), p. 568-77.
3 Berkers, G. et al. "Rectal Organoids Enable Personalized Treatment of Cystic Fibrosis". *Cell Reports,* 26/7 (2019), p. 1701-8.

CONTRAÇÕES: BRAXTON HICKS E O ÚTERO IRRITÁVEL

1 Fraser, D. M.; Cooper M. A (Eds.). *Myles Textbook for Midwives.* 15. ed. (Londres: Elsevier, 2009).

2 Dunn, P. "John Braxton Hicks (1823-97) and painless uterine contractions". *Archives of Disease in Childhood. Fetal and neonatal edition*, 81 (1999), p. F157-8.
3 Idem.
4 Hicks, J. B. "On the contractions of the uterus throughout pregnancy: their physiological effects and their value in the diagnosis of pregnancy". *Transactions of the Obstetrical Society of London*, 13 (1871), p. 216-31.
5 Idem.
6 "Robert Gooch", Royal College of Physicians Museum. Disponível em: http://history.rcplondon.ac.uk/inspiring-physicians/robert-gooch.
7 Idem.
8 Coghill, J. S. *Glasgow Medical Journal*, 7/26 (1859), p. 177-86.
9 Idem.
10 Mackenzie, F. W. "On Irritable Uterus". *London Journal of Medicine*, maio 1851, p. 385-401.
11 Idem.
12 Idem.
13 Idem.
14 Ferguson, R. (Ed.). "Gooch on Some of the Most Important Diseases Peculiar to Women: With Other Papers". *New Sydenham Society*, v. 2 (1859).
15 Idem.
16 ICD10Data website, 2021. Disponível em: http://www.icd10data.com/ICD10CM/Codes/O00-O9A/O60-O77/O62-/O62.2#:~:-text=12-55%20years)-,O62.,ICD-10-CM%20O62.
17 Fischbein, R. "The Irritable Uterus". In: Perzynski, A.; Shick, S.; Adebambo, I. (Eds.). *Health Disparities* (Cham: Springer, 2019), p. 41-42.

TRABALHO DE PARTO: OCITOCINA E CONTRAÇÕES CACHINHOS DOURADOS

1 Nome alterado por razões de confidencialidade.
2 *NHS Maternity Statistics, England, 2020-21*, NHS Digital. Disponível em: http://digital.nhs.uk/data-and-information/publications/statistical/nhs-maternity-statistics/2020-21.

3 *Natality statistics 2016-2020*, Centers for Disease Control and Prevention. Disponível em: http://wonder.cdc.gov/controller/datarequest/D149;jsessionid=B547207CE5CE6F4EE3B52E70FB8C.

4 *Guideline for intrapartum care in third stage of labour*, National Institute for Health and Care Excellence (NICE), ago. 2021. Disponível em: http://www.nice.org.uk/guidance.

5 Farrar, D. et al. "Care during the third stage of labour: A postal survey of UK midwives and obstetricians". *BMC Pregnancy and Childbirth*, 10/23 (2010).

6 Sage-Femme Collective. "Natural Liberty: Rediscovering Self--Induced Abortion Methods", 2008. Disponível em: http:we.riseup.net/assets/351138/22321349-Natural-Liberty-Rediscovering-Self--Induced-Abortion-Methods.pdf.

7 Gunther, R. T. "The Greek Herbal of Dioscorides" (Londres: Hafner Publishing Company, 1968), citado por den Hertog, C. E.; de Groot, A. N.; van Dongen, P. W. "History and use of oxytocics". *European Journal of Obstetrics & Gynecology and Reproductive Biology*, 94/1 (2001), p. 8-12.

8 Handley, S. "Abortion in the 19th Century", 2016. National Museum of Civil War Medicine. Disponível em: http://www.civilwarmed.org/abortion1/.

9 Schiebinger, L. "Exotic abortifacients and lost knowledge". *The Lancet*, 371 (1º mar. 2008), p. 718-19.

10 West, E. "Reproduction and Resistance". In: *Hidden Voices: Enslaved Women in the Lowcountry and U. S. South*, Lowcountry Digital History Initiative. Disponível em: http://ldhi.library.cofc.edu/exhibits/show/hidden-voices/resisting-enslavement/reproduction-and-resistance.

11 Haarmann, T. et al. "Ergot: from witchcraft to biotechnology", *Molecular Plant Pathology*, 10/4 (2009), p. 563-77.

12 Lonitzer, A. *Kreuterbuch* (Frankfurt: Egenolff, 1482). Disponível em: http://www.digitale-sammlungen.de/de/view/bsb11200293?page=589.

13 Joachim Camerarius, o Novo. *Commentary on herbal book of P. A. Mattioli* (1586). Disponível em: http://bildsuche.digitale-sammlungen.de/index.html?c=viewer&bandnummer=bsb00091089&pimage=00238&v=100&nav=.

14 Autor desconhecido do *Codices Palatini* (Nuremberg, 1474). Disponível em: http://digi.ub.uni-heidelberg.de/diglit/cpg545/0144.

15 Rozier, F. et al. *Journal de Physique, de chimie, d'histoire naturelle et des arts*, 1774. Disponível em: http://archive.org/details/journaldephysiq03unkngoog/page/144/mode/2up.

16 Desgranges, J-B. "Sur la propriété qu'a le Seigle ergoté d'accélérer la marche de l'accouchement, et de hâter sa terminaison". *Nouveau Journal de Médecine* (1818). Disponível em: http://archive.org/details/BIUSante_90147x1818x01/page/n53/mode/2up.

17 Stearns, J. "Account of the Pulvis Parturiens, a Remedy for Quickening Child-birth". *The Medical Repository*, 2/5 (1º jan. 1808), p. 308-9. Disponível em: http://babel.hathitrust.org/cgi/pt?id=nyp.33433011578865&view=1up&seq=324&skin=2021.

18 Newsroom Staff. "Medical mysteries of Scotland's medieval hospital unearthed". *The Scotsman* (25 out. 2017, atualizado em 12 dez. 2017).

19 Marya, R.; Patel, R. *Inflamed: Deep Medicine and the Anatomy of Injustice* (Londres: Allen Lane, 2021), p. 188.

20 Stearns, J. *op. cit.*

21 O'Dowd, M. J. "The History of Medications for Women" (Nova York, Londres: Parthenon, 2001).

22 Wellcome Collection. Disponível em: http://wellcomecollection.org/works/ehuwzq2d/items.

23 Dudley, H. W.; Moir, C. "The Substance Responsible For The Traditional Clinical Effect of Ergot". *British Medical Journal*, 16 mar. 1935, p. 520-3.

24 Hofmann, K. "Vincent du Vigneaud 1901-1978: A Biographical Memoir" (Washington: National Academy of Sciences, 1987). Disponível em: http://www.nasonline.org/publications/biographical-memoirs/memoir-pdfs/du-vigneaud-vincent.pdf.

25 Dale, H. H. "On some physiological actions of ergot". *Journal of Physiology*, 34/3 (1906).

26 Bell, G. H. "On Parturition and Some Related Problems of Reproduction". University of Glasgow (Reino Unido), 1943. Disponível em:

http://www.proquest.com/openview/207bd85ab4cba13ca52be52720c149d1/1?pq-origsite=gscholar&cbl=2026366&diss=y.
27 McLellan, A. "Response of Non-Gravid Human Uterus to Posterior--Pituitary Extract: and its Fractions Oxytocin and Vasopressin". *The Lancet* (1940), p. 919-22.
28 Bishop, E. H. "Elective Induction of Labor". *Obstetrics & Gynecology*, 5 (1955), p. 519-27.
29 Friedman, E. "The graphic analysis of labor". *American Journal of Obstetrics and Gynecology*, 68/6 (1954), p. 1568-75.
30 MacRae, D. J. "Monitoring the fetal heart during a Pitocin drip", Unidade de Cinema da Sociedade Real de Medicina, 196? (ano exato desconhecido), acessado via the Wellcome Collection.
31 Nucci, M.; Nakano, A. R.; Teixeira, L.A. "Synthetic oxytocin and hastening labor: reflections on the synthesis and early use of oxytocin in Brazilian obstetrics". *História, Ciências, Saúde - Manguinhos*, 25/4 (out.-dez. 2018), p. 979-98.
32 Idem.
33 Reed, R. *Reclaiming Childbirth as a Rite of Passage* (Yandina: Word Witch, 2021), p. 56.
34 Newnham, E. C.; McKellar, L. V.; Pincombe, J. I. "Paradox of the institution: findings from a hospital labour ward ethnography". *BMC Pregnancy and Childbirth*, 17/1 (3 jan. 2017), p. 2.
35 Middleton, P. et al. "Induction of labour at or beyond 37 weeks' gestation". *Cochrane Database of Systematic Reviews*, 7 (2020), art. nº CD004945.
36 Dahlen, H. G. et al. "Intrapartum interventions and outcomes for women and children following induction of labour at term in uncomplicated pregnancies: a 16-year population-based linked data study". *BMJ Open* 11 (2021), e047040.
37 Agg, J. "The Uterus Monologues", 12 jan. 2021. Disponível em: http://uterusmonologues.com/2021/01/12/birth-after-loss/.
38 Tolofari, M.; Shepherd, L. "Postpartum Haemorrhage and Synthetic Oxytocin Dilutions in Labour". *British Journal of Midwifery*, 29/100 (2021), p. 590-6.

39 "Childbearing for women born in different years, England and Wales", Escritório de Estatísticas Nacionais. Disponível em: http:www.ons.gov.uk/peoplepopulationandcommunity/birthsdeathsandmarriages/conceptionandfertilityrates/bulletins/childbearingforwomenbornindifferentyearsenglandandwales/2019#childlessness.

40 Livingston, G. "They're Waiting Longer, but U.S. Women Today More Likely to Have Children Than a Decade Ago". *Pew Research Center*, 18 jan. 2018. Disponível em: http://www.pewresearch.org/social-trends/2018/01/18/theyre-waiting-longer-but-u-s-women-today-more-likely-to-have-children-than-a-decade-ago/.

41 "Campaign Against Painful Hysteroscopy", *Hysteroscopy Action*. Disponível em: http://hysteroscopyaction.org.uk.

42 Siricilla, S.; Iwueke, C. C.; Herington, J. L. "Drug discovery strategies for the identification of novel regulators of uterine contractility". *Current Opinion in Physiology*, 13 (fev. 2020), p. 71-86.

43 Bafor, E. E.; Kupittavanant, S. "Medicinal plants and their agents that affect uterine contractility". *Current Opinion in Physiology*, 13 (2020), p. 20-6.

44 Reed, *Reclaiming Childbirth as a Rite of Passage*, p. 34.

PERDA: UM MOMENTO DE QUIETUDE

1 "What causes a miscarriage?", *Tommy's*. Disponível em: http:www.tommys.org/baby-loss-support/miscarriage-information-and-support/causes-miscarriage.

2 Riverius, L. et al. (Eds.). *The Practice of Physick* (Londres: Peter Cole, 1658).

3 Jones, B.; Shennan, A. "Cervical cerclage". In: Critchley, H.; Bennett, P.; Thornton, S. (Eds.). *Preterm Birth* (Londres: RCOG Press, 2004).

4 "Cervical incompetence", *Tommy's*. Disponível em: http://www.tommys.org/pregnancy-information/pregnancy-complications/cervical-incompetence.

5 Tanner, L. D. et al. "Maternal race/ethnicity as a risk factor for cervical insufficiency". *European Journal of Obstetrics & Gynecology and Reproductive Biology*, v. 221 (2018), p. 156-9.

6 "Cervical incompetence", *Tommy's. op. cit.*

7 C-STICH2, registro no ISRCTN. Disponível em: http:www.isrctn.com/ISRCTN12981869?q=&filters=conditionCategory:Pregnancy%20and%20Childbirth,recruitmentCountry:United%20Kingdom&sort=&offset=1&totalResults=338&page=1&pageSize=10&searchType=basic-search.

8 Morris, K., mensagem de e-mail para a autora, 4 out. 2021.

CESARIANA: O ÚTERO E A FACA

1 Cameron, M. "The Caesarean Section: With notes of a successful case". *British Medical Journal*, 26 jan. 1889, p. 180-3.

2 "Caesarean Section – A Brief History: Part 1". *US National Library of Medicine*, 27 abr. 1998 (atualizado em 26 jul. 2013). Disponível em: http:www.nlm.nih.gov/exhibition/cesarean/part1.html#:˜:text=Perhaps%20the%20first%20written%20record,unable%20to%20deliver%20her%20baby.

3 Dyce, R. "Case of Cæsarean Section". *Edinburgh Medical Journal*, 7/10 (1862), p. 895.

4 Cameron, M. "Caesarean section and its modifications: with an additional list of five cases". *Glasgow Hospital Reports* (1901). Disponível em: http://wellcomecollection.org/works/hh4sbm2x/items?canvas=3.

5 *Births by Caesarean section*, Organização Mundial da Saúde. Disponível em: http://apps.who.int/gho/data/node.main.BIRTHSBYCAESAREAN?lang=en.

6 *WHO Statement on Caesarean Section Rates*, Organização Mundial da Saúde, 2015. Disponível em: http:WHO_RHR_15.02_eng.pdf;jsessionid=A673C403BE2860E7837A50BABA2DD855.

7 *NHS Maternity Statistics, England – 2020-21*, NHS Digital. Disponível em: http:digital.nhs.uk/data-and-information/publications/statistical/nhs-maternity-statistics/2020-21.

8 Weaver, J.; Magill-Cuerden, J. "'Too posh to push': the rise and rise of a catchphrase". *Birth*, 40/4 (2013), p. 264-71.

9 Weaver, J. J.; Statham, H.; Richards, M. "Are there 'unnecessary' cesarean sections? Perceptions of women and obstetricians about cesarean

sections for nonclinical indications". *Birth*, 34/1 (mar. 2007), p. 32-41.

10 *Cesarean Delivery on Maternal Request*. American College of Obstetricians and Gynecologists, jan. 2019. Disponível em: http://www.acog.org/clinical/clinical-guidance/committee-opinion/articles/2019/01/cesarean-delivery-on-maternal-request.

11 *NICE Guideline 192: Caesarean Birth*. National Institute for Health and Care Excellence (NICE), 31 mar. 2021. Disponível em: http:www.nice.org.uk/guidance/ng192/chapter/Recommendations#maternal-request-for-caesarean-birth.

12 Jolly, M.; Dunkley-Bent, J. "Letter on Use of Caesarean Section Rates Data", 15 fev. 2022.

13 Negrini, R. et al. "Reducing caesarean rates in a public maternity hospital by implementing a plan of action: a quality improvement report". *BMJ Open Quality*, 9 (2020), e000791.

14 Lopes, M. "Caesarean sections in Brazil are an audience spectacle, with wedding-style parties". *The Washington Post* (12 jun. 2019).

15 Potter, J. E. et al. "Unwanted caesarean sections among public and private patients in Brazil: prospective study". *British Medical Journal*, 323/7322 (2001), p. 1155-8.

16 Khazan, O. "Why Most Brazilian Women Get C-Sections". *The Atlantic* (14 abr. 2014).

17 Vedam, S. et al. "The Giving Voice to Mothers study: inequity and mistreatment during pregnancy and childbirth in the United States". *Reproductive Health*, 16 (2019), p. 77.

18 Perez D'Gregorio, R. "Obstetric violence: A new legal term introduced in Venezuela". *International Journal of Gynecology and Obstetrics*, 111/3 (dez. 2010), p. 201-2.

19 Sen, G.; Reddy, B.; Iyer, A. "Beyond measurement: the drivers of disrespect and abuse in obstetric care". *Reproductive Health Matters*, 26/53 (2018), p. 6-18.

20 Perrotte, V.; Chaudhary, A.; Goodman, A. "'At Least Your Baby is Healthy', Obstetric Violence or Disrespect and Abuse in Childbirth Occurrence Worldwide: A Literature Review". *Open Journal of Obstetrics and Gynecology*, 10 (2020), p. 1544-62.

21 Smith, J.; Plaat, F.; Fisk. N. M. "The natural caesarean: a woman--centred technique". *British Journal of Obstetrics and Gynaecology*, 115/8 (2008), p. 1037-42.

22 Posthuma, S. et al. "Risk and benefits of a natural caesarean section – a retrospective cohort study". *American Journal of Obstetrics and Gynecology*. Suplemento de janeiro 2015, S346.

23 Zafran, N. et al. "The impact of 'Natural' cesarean delivery on peripartum maternal blood loss. A randomized controlled trial". *American Journal of Obstetrics and Gynecology*. Suplemento de janeiro. 2019, S630.

24 Bronsgeest, K. et al. "Short report: Post-operative wound infections after the gentle caesarean section". *European Journal of Obstetrics & Gynecology and Reproductive Biology*, 241 (2019), p. 131-2.

25 Young, S. "Women who have 'natural' C-section bond more with their baby, say doctors". *The Independent* (5 jun. 2017).

26 Armbrust, R. et al. "The Charité cesarean birth: a family orientated approach of cesarean section". *Journal of Maternal-Fetal & Neonatal Medicine*, 29/1 (2016), p. 163-8.

27 Webb, R.; Ayers, S.; Bogaerts, A. "When birth is not as expected: a systematic review of the impact of a mismatch between expectations and experiences". *BMC Pregnancy and Childbirth*, 21, 475 (2021).

28 Tonei, V. "Mother's mental health after childbirth: Does the delivery method matter?". *Journal of Health Economics*, 63 (2019), p. 182-96.

29 Evans, E.; Kupper, M. "Humanising obstetric care in operating theatres", *thebmjopinion* blog, *British Medical Journal*. 22 abr. 2021. Disponível em: http:blogs.bmj.com/bmj/2021/04/22/humanising-obstetric-care-in-operating-theatres/.

30 Fisk, N.; Plaat, F.; Smith, J. "Natural Caesarean – a decade on". *Positive Birth Movement*, 30 jul. 2018. Disponível em: http:www.positivebirthmovement.org/natural-caesarean-a-decade-on/.

31 Idem.

32 Yoder, R. *Nightbitch* (Londres: Harvill Secker, 2021), p. 237.

PÓS-PARTO: FECHANDO OS OSSOS, PREENCHENDO O ESPAÇO

1 Athan, A. "*Matresecence*". Disponível em: http://www.matrescence.com.
2 Mercado, T. *La Matriz Birth Services*. Disponível em: http://www.lamatrizbirth.com/postpartum-sealing.
3 Dennis, C. L. et al. "Traditional postpartum practices and rituals: a qualitative systematic review". *Women's Health*, 3/4 (jul. 2007), p. 487-502.
4 Mahabir, K. "Traditional health beliefs and practices of postnatal women in Trinidad", 1997. Dissertação defendida na Universidade da Flórida. Disponível em: http://ufdc.ufl.edu/AA00048623/00001/163j.
5 Layla B. "Closing the Bones (Al Shedd), The Moroccan Way!". 26 jun. 2018. Disponível em: http:www.laylab.co.uk/tnp-blog/moroccan-closingthebones.
6 Fraser, D. M.; Cooper, A. M. (Orgs. *op. cit.*, p. 656).
7 Nashar, S. et al. "Puerperal uterine involution according to the method of delivery". *Akush Ginekol*, 46/9 (2007), p. 14-18 Bulgarian. PMID: 18642558.
8 Negishi, H. et al. "Changes in uterine size after vaginal delivery and cesarean section determined by vaginal sonography in the puerperium". *Archives of Gynecology and Obstetetrics,* 263/1-2 (nov. 1999), p. 13-16.
9 *Core Restore Postpartum Belly Band*, Lola & Lykke. Disponível em: http://www.lolalykke.com/products/core-restore-postpartum-support-band.
10 *Post-Pregnancy Belly Band*, MammaBump. Disponível em: http://mammabump.com/?gclid=CjwKCAiA4veMBhAMEiwAU4XR-r208YwzUR-bzO1XVBYx9jPsl1fDr9aeNrq6RmHZIDbNUs_gPZu10eRoC0bIQAvD_BwE.
11 "Brenda S.", na Amazon, 23 jan. 2018. Disponível em: http:www.amazon.com/ChongErfei-Postpartum-Support-Recovery-Shapewear/dp/B01EVGLMM8/ref=sr_1_1_sspa?crid=2NN04J7JDPA35&keywords=3%2Bin%2B1%2Bpostpartum%2Bsupport%2Brecovery%2Bbelly%2Fwaist%2Fpelvis%2Bbelt%2Bshapewear&qid=1651140426&sprefix=shapewear%2Bpostpartum%2Brec%2Caps%2C180&sr=8-1-spons&smid=A1JGA7MTV6VSHK&spLa=ZW5jcnlwdG-

VkUXVhbGlmaWVyPUEyOEk0UDJJSldFTTExJmVuY3J5cHR-lZElkPUEwMDUwMTM4M0lRT0wzUVlXTk45QiZlbmNyeXB-0ZWRBZElkPUEwNjE0MjU0MkdZUFZLMUlWTUFFRSZ3a-WRnZXROYW1lPXNwX2F0ZiZhY3Rpb249Y2xpY2tSZWRpcm-VjdCZkb05vdExvZ0NsaWNrPXRydWU&th=1.

12 MammaBump.

13 Karaca, I. et al. "Influence of Abdominal Binder Usage after Cesarean Delivery on Postoperative Mobilization, Pain and Distress: A Randomized Controlled Trial". *Eurasian Journal of Medicine*, 51/3 (2019), p. 214-18.

14 Ghana, S. et al. "Randomized controlled trial of abdominal binders for postoperative pain, distress, and blood loss after cesarean delivery". *International Journal of Gynecology and Obstetrics*, 137/3 (jun. 2017), p. 271-6.

15 Szkwara, J. M. et al. "Effectiveness, Feasibility, and Acceptability of Dynamic Elastomeric Fabric Orthoses (DEFO) for Managing Pain, Functional Capacity, and Quality of Life during Prenatal and Postnatal Care: A Systematic Review". *International Journal of Environmental Research and Public Health*, 16/13 (6 jul. 2019), p. 2408.

16 Donnelly, G., e-mail para a autora, 6 jan. 2022.

17 Davies, B., e-mail para a autora, 7 jan. 2022.

18 Thomé, J. "I Tried Postpartum Belly Binding and Here's What Happened". *Mom.com*, 30 maio 2019. Disponível em: http://mom.com/baby/202232-i-tried-postpartum-belly-binding-and-heres-what-happened.

SAÚDE: NA DOENÇA E NO BEM-ESTAR

1 *Uterine cancer statistics*, Cancer Research UK. Disponível em: http://www.cancerresearch.uk.org/health-professional/cancer-statistics/statistics-by-cancer-type/uterine-cancer#.

2 *Uterine Cancer: Statistics*, Cancer.Net. Disponível em: http://www.cancer.net/cancer-type/uterine-cancer/statistics.

3 Cancer Research UK.

4 Cervical Cancer Action for Elimination, 2021. Disponível em: http://www.cervicalcanceraction.org.

5 *Cervical Cancer*, Global Surgery Foundation, 2022. Disponível em: http:www.globalsurgeryfoundation.org/cervical-cancer.

6 *Guidelines for the Prevention and Early Detection of Cervical Cancer*, The American Cancer Society, 22 abr. 2012. Disponível em: http://www.cancer.org/cancer/cervical-cancer/detection-diagnosis-staging/cervical--cancer-screening-guidelines.

7 *When you'll be invited for cervical screening*, NHS. Disponível em: http://www.nhs.uk/conditions/cervical-screening-when-youll-be-invited.

8 Chantziantoniou, N. "Lady Andromache (Mary) Papanicolaou: The Soul of Gynecological Cytopathology". *Journal of the American Society of Cytopathology*, 3/6 (2014), p. 319-26.

9 Kiourktsi, E. "Lifesaver". *Greece Is*, 25 dez. 2017, p. 104-7.

10 Papanicolaou, G. N.; Traut, H. F. "The diagnostic value of vaginal smears in carcinoma of the uterus". *American Journal of Obstetrics and Gynecology*, 42/2 (1941), p. 193-206.

11 *Cervical Cancer Screening (PDQ – Health Professional Version)*, National Cancer Institute, 25 ago. 2021. Disponível em: http://www.cancer.gov/types/cervical/hp/cervical-screening-pdq.

12 Pinnell, I. "Behind the headlines: HPV self-sampling". *Jo's Cervical Cancer Trust*, 24 fev. 2021. Disponível em: http://www.jostrust.org/uk/about-us/news-and-blog/blog/behind-headlines-hpv-self-sampling.

13 *HPV Vaccination*, Cervical Cancer Action. Disponível em: http://www.cervicalcanceraction.org.

14 *Cervical Cancer Elimination Initiative*, World Health Organization. Disponível em: http://www.who.int/initiatives/cervical-cancer-elimination--initiative.

15 *YouScreen: Cervical Screening Made Easier*, Small C, 2022. Disponível em: http://www.smallc.org.uk/get-involved-youscreen.

16 "Three quarters of sexual violence survivors feel unable to go for potentially life-saving test". *Jo's Cervical Cancer Trust*, 31 ago. 2018. Disponível em: http://www.jostrust.org.uk/node/1075195.

17 "The impact of trauma and cervical screening". *Somerset and Avon Rape and Sexual Abuse Support*, 14 jun. 2021. Disponível em: http://www.sarsas.org.uk/cervical-screening.

18 Berner, A. M. et al. "Attitudes of transgender men and non-binary people to cervical screening: a cross-sectional mixed-methods study in the UK". *British Journal of General Practice*, 71/709 (2021), e614-e625.

19 *Screening and Treatment of Precancerous Lesions*, Cervical Cancer Action. Disponível em: http://www.cervicalcanceraction.org/screening-and--treating-precancerous-lesions.

20 Global Surgery Foundation.

21 "Supporting Our Sisters: Transforming Uterine Fibroid Awareness into Action". *Society for Women's Health Research*, 23 mar. 2021. Disponível em: http://swhr.org/event/supporting-our-sisters-transforming-uterine-fibroid-awareness-into-action/.

22 Ghant, M. S. et al. "Beyond the physical: a qualitative assessment of the burden of symptomatic uterine fibroids on women's emotional and psychosocial health". *Journal of Psychosomatic Research*, 78/5 (maio 2015), p. 499-503.

23 Chiuve, S. E. et al. "Uterine fibroids and incidence of depression, anxiety and self-directed violence: a cohort study". *Journal of Epidemiology and Community Health*, n. 76 (2022), p. 92-9.

24 Roberts-Grey, G. "The Feelings Behind Our Fibroids". *Essence*, 27 out. 2020.

25 Boynton-Jarrett, R. et al. "Abuse in childhood and risk of uterine leiomyoma: the role of emotional support in biologic resilience". *Epidemiology*, 22/1 (jan. 2011), p. 6-14.

26 Hutcherson, H. "Black Women Are Hit Hardest by Fibroid Tumors". *The New York Times* (15 abr. 2020).

27 Baird, D. D. et al. "High cumulative incidence of uterine leiomyoma in black and white women: Ultrasound evidence". *American Journal of Obstetrics and Gynecology*, 188/1 (2003), p. 100-7.

28 Myles, R. "Unbearable Fruit: Black Women's Experiences with Uterine Fibroids". Dissertação para a Universidade Estadual da Georgia, 2013. Disponível em: http://scholarworks.gsu.edu/cgi/viewcontent.cgi?article=1071&context=sociology_diss.

29 Jones, S. T. "Uterine fibroids: a silent epidemic". *The Hill*, 6 jun. 2007.

Disponível em: http://thehill.com/homenews/news/12121-uterine-fibroidsa-silent-epidemic.

30 Dunham, L. "In Her Own Words: Lena Dunham on Her Decision to Have a Hysterectomy at 31". *Vogue* (14 fev. 2018).

31 *Endometriosis Facts and Figures*, Endometriosis UK. Disponível em: http://www.endometriosis-uk.org/endometriosis-facts-and-figures#1.

32 Russell, W. W. *Johns Hopkins Hospital Bulletin*, v. 10, p. 8-10, citado por Hannant, G. *Endometriosis: 1881-1940: the discovery, naming, framing and understanding of a complicated condition*. Dissertação apresentada para a Universidade de Londres (2002). Disponível em: http:wellcomecollection.org/works/etvep4bg.

33 Sampson, J. A. "Metastatic or Embolic Endometriosis, due to the Menstrual Dissemination of Endometrial Tissue into the Venous Circulation". *American Journal of Pathology*, 3/2 (1927), p. 93-110.42.

34 Citado por Hannant, p. 523.

35 Redwine, D. "Mulleriosis not Mullerianosis", comentário sobre Signorile, P. G. et al. "Ectopic endometrium in human foetuses is a common event and sustains the theory of müllerianosis in the pathogenesis of endometriosis, a disease that predisposes to cancer". *Journal of Experimental & Clinical Cancer Research*, 13 maio 2009. Disponível em: http://jeccr.biomedcentral.com/articles/10.1186/1756-9966-28-49/comments.

36 Signorile, P. G. et al. "Ectopic endometrium in human foetuses is a common event and sustains the theory of müllerianosis in the pathogenesis of endometriosis, a disease that predisposes to cancer". *Journal of Experimental & Clinical Cancer Research*, 28/1 (9 abr. 2009), p. 49.

37 Meike Schuster, D. O.; Mackeen, D. A. "Fetal endometriosis: a case report". *Fertility and Sterility*, 103/1 (jan. 2015), p. 160-2.

38 Osborne-Crowley, L. "A common treatment for endometriosis could actually be making things worse". *The Guardian* (2 jul. 2021).

39 Bougie, O. et al. "Influence of race/ethnicity on prevalence and presentation of endometriosis: a systematic review and meta-analysis". *British Journal of Obstetrics and Gynaecology*, 126/9 (ago. 2019), p. 1104-15.

40 Farland, L. V.; Horne, A. W. "Disparity in endometriosis diagnoses between racial/ethnic groups". *British Journal of Obstetrics and Gynaecology*, 21 maio 2019, p. 1115-16.

41 Norman, A. *Ask Me About My Uterus* (Nova York: Bold Type Books, 2018), p. 19.

42 "BBC research announced today is a wake-up call to provide better care for the 1.5 million with endometriosis". *Endometriosis UK*, 7 out. 2019. Disponível em: http://www.endometriosis-uk.org/news/bbc-research-announced-today-wake-call-provide-better-care-15-million-endometriosis-37606.

43 Hazard, L. *What the Midwife Said podcast*, temporada 1, episódio 4 (24 nov. 2020). Disponível em: http://open.spotify.com/episode/2zUEA0NusEx0bDTQAGgnjJ?si=fgszmfuzRF22xNsyKwolqw.

44 Young, K.; Fisher, J.; Kirkman, M. "Do mad people get endo or does endo make you mad?: Clinicians' discursive constructions of Medicine and women with endometriosis". *Feminism & Psychology*, 29/3 (2019), p. 337-56.

45 Excerto de *Don Lemon Tonight*, 8 ago. 2015. *CNN.com*. Disponível em: http:edition.cnn.com/videos/us/2015/08/08/donald-trump-megyn--kelly-blood-lemon-intv-ctn.cnn.

46 Betz, H. D. *The Greek Magical Papyri in Translation, Including the Demotic Spells* (Chicago: University of Chicago Press, 1992), citado por Marino, K. *Setting the Womb in its Place: Toward a Contextual Archaeology of Graeco-Egyptian Uterine Amulets*. Tese de doutorado apresentada à Universidade Brown, mar. 2010. Disponível em: https://repository.library.brown.edu/studio/item/bdr:11094/PDF/.

47 Wright, E. "Magic to Heal the 'Wandering Womb' in Antiquity". *Folklore Thursday*, 18 jan. 2018. Disponível em: http://folklorethursday.com/folklife/magic-to-heal-the-wandering-womb-in-antiquity/.

48 Rivière, L. *The secrets of the famous Lazarus Riverius, councellor & physician to the French king, and professor of physick in the University of Montpelier newly translated from the Latin by E.P., M.D.* Disponível no Text Creation Partnership em: http://name.umdl.umich.edu/A57364.0001.001. Prat, E. p. 73.

49 Tasca, C. et al. "Women and hysteria in the history of mental health". *Clinical Practice and Epidemiology in Mental Health*, 8 (2012), p. 110-19.

50 Hustvedt, A. "Medical Muses" (Londres: Bloomsbury, 2011).

51 *The Ladies Dispensatory* (Londres: Printed for James Hodges and John James, 1739). Disponível em: http://wellcomecollection.org/works/m3kfwmyk.

52 Strohecker, J. "A New Vision of Wellness". *Healthy.net*, 24 set. 2019. Disponível em: http://healthy.net/2019/09/24/a-new-vision-of-wellness/.

53 Parvati, J. *Hygieia: A Woman's Herbal* (Berkeley: Freestone, 1979), p. 99.

54 Idem, p. ix.

55 Idem, glossário.

56 Callaghan, S. et al. "The future of the $1.5 trillion wellness Market". *McKinsey*, 8 abr. 2021. Disponível em: http://www.mckinsey.com/industries/consumer-packaged-goods/our-insights/feeling-good-the-future-of-the-1-5-trillion-wellness-market.

57 "Alice" [sobrenome omitido a pedido da entrevistada], mensagem on-line para a autora, 1º jun. 2021.

58 "The Infrared Sauna and Detox Spa Guide". *Goop*. Disponível em: http:goop.com/city-guide/infrared-saunas-detox-spas-and-the-best-spots-for-colonics/tikkun-spa/?cjevent=8c38780e574811ec809d398c0a18050f&utm_source=junction&utm_medium=affiliate&utm_campaign=100080543_500x500&cjdata=MXxZfDB8WXww.

59 Idem.

60 *Pu$$y Power Rose Quartz Infused Yoni & Vaginal Wash*, Goddess Detox. Disponível em: http://goddessdetox.org/collections/self-love-inspired-products/products/pu-y-power-crystal-infused-yoni-vaginal-wash?variant=39370179084336.

61 Femmagic. Disponível em: http://femmagic.com.

62 *Queen Tings Yoni & Vagina Steaming Gown*, Goddess Detox. Disponível em: http:goddessdetox.org/collections/self-love-inspired-products/products/queen-tings-yoni-vaginal-steaming-gown?variant=32337904042032.

63 *Yoni Steam Herbs: Women's Blend*, The Plant Path Folk. Disponível em: http://www.theplantpathfolk.co.uk/apothecary.

64 Trivedi, A., resposta a uma publicação da autora no Twitter, 15 jun. 2021.
65 Gunter, J. "No GOOP, we are most definitely not on the same side", blog pessoal, 26 jul. 2019. Disponível em: http://drjengunter.com/2019/07/26/no-goop-we-are-most-definitely-not-on-the-same-side/.
66 Shea, C. "Jen Gunter On Why Vulvas Don't Need A Summer Glow--Up". *Refinery29*, 2 jun. 2021. Disponível em: http://www.refinery29.com/en-ca/2021/06/10445943/jen-gunter-menopause-manifesto--vagina-glow-up.
67 "Dr. Jen Gunter on 'Vagina Profiteers: The Economics of the Wellness Industrial Complex'". *Gender and the Economy*. Disponível em: http://www.gendereconomy.org/dr-jen-gunter/.
68 Ding, N.; Batterman, S.; Park, S. K. "Exposure to Volatile Organic Compounds and Use of Feminine Hygiene Products Among Reproductive-Aged Women in the United States". *Journal of Women's Health*, 29/1 (2020), p. 65-73.
69 Zhang, J.; Thomas, A. G.; Leybovich, E. "Vaginal douching and adverse health effects: a meta-analysis". *American Journal of Public Health*, 87 (1997), p. 1207-11.
70 Vandenburg, T.; Braun, V. "Basically, it's sorcery for your vagina: unpacking Western representations of vaginal steaming". *Culture, Health & Sexuality*, 19/4 (10 out. 2016), p. 472.
71 Idem, p. 480.
72 Fricker, M. Introdução de *Epistemic Injustice: Power and the ethics of knowing* (Oxford: Oxford University Press, 2007). Disponível em: http://www.mirandafricker.com/uploads/1/3/6/2/136236203/introduction.pdf.
73 Lorde, A. *A Burst of Light* (Ann Arbor: Firebrand Books, 1988).

MENOPAUSA: FINAIS E COMEÇOS

1 Baron, Y. M. *A History of the Menopause*, University de Malta, 2012. Disponível em: http://www.researchgate.net/publication/304346490_A_History_of_the_Menopause.

2 De Gardanne, C. P. L. *Avis aux femmes qui entrent dans l'age critique* (Paris: Imprimerie de J. Moronval, 1816). Disponível em: http://wellcomecollection.org/works/utrvvj2v/items?canvas=9.

3 De Gardanne, C. P. L. *De la menopause: ou de l'age critique des femmes* (Méquignon-Marvis, 1821).

4 Strachey, A. (Ed.). "The standard edition of the complete psychological works of Sigmund Freud", v. 12 (1911-1913) (Londres: Vintage, 1958), citado por Maddison, P. "Reclaiming menopause from the medics". Contemporary Psychotherapy, 11/2 (2019). Disponível em: http://www.contemporarypsychotherapy.org/volume-11-issue-2-winter-2019/reclaiming-menopause-from-the-medics/.

5 Deutsch, H. *The Psychology of Women* (Nova York: Grune and Stratton, 1958), citado por Luhrmann, T. M. "Review of *The Slow Moon Climbs* by Susan P. Mattern". *Times Literary Supplement*, 13 mar. 2020.

6 Wilson, R. *Feminine Forever* (Nova York: M. Evans and Company, 1968), citado por T. M. Luhrmann.

7 Doughty, M. "Case study: The Medical Menopause". *Bodies of Difference*, 26 dez. 2016. Disponível em: http://thedifferenceofbodies.wordpress.com/2016/12/06/75/.

8 Eytan, T. "Pharmaceutical Ads from the 20th Century". *Flickr*, 14 jan. 2018. Disponível em: http:www.flickr.com/photos/taedc/38798081665.

9 Benaroch, R. "Premarin – How Marketing Popularized Treatment for Menopausal Symptoms". *Wondrium Daily*, 29 abr. 2019. Disponível em: http:www.wondriumdaily.com/premarin-how-marketing-popularized-treatment-for-menopausal-symptoms.

10 Waller-Bridge, P. *Fleabag*, temporada 2, episódio 3, transmitido originalmente na BBC em 18 mar. 2019.

11 Le Guin, U. K. "The Space Crone". In: Formanek, R. (Ed.). *The Meanings of Menopause* (Londres: Routledge, 1990), p. xxiii.

HISTERECTOMIA: AUSÊNCIA E TRANSIÇÃO

1 Wright, J. D. et al. "Nationwide trends in the performance of inpatient hysterectomy in the United States". *Obstetrics & Gynecology*, 122/2, Pt 1 (2013), p. 233-41.

2 Cornforth, T. "Facts About Hysterectomy in the United States". *Verywell Health*, 25 nov. 2020. Disponível em: http://www.verywellhealth.com/the-facts-about-hysterectomy-in-the-united-states-3520837.

3 Willughby, P. *Observations in midwifery: as also the country midwifes opusculum or vade mecum* (Warwick: H. T. Cooke and Son, 1863), p. 251-2. Disponível em: http://archive.org/details/observationsinmi00will/page/n5/mode/2up.

4 Keith, T. "Contributions to the Surgical Treatment of Tumours of the Abdomen", v. 1, citado por Sutton, C. "Hysterectomy: a historical perspective". *Baillière's Clinical Obstetrics and Gynaecology*, 11/1 (mar. 1997), p. 1-22.

5 Savage, Y., e-mail para a autora, 30 abr. 2021.

6 Whelan, D., e-mail para a autora, 29 abr. 2021.

7 "Stephanie" [nome alterado a pedido da entrevistada], mensagem on-line para a autora, 28 abr. 2021.

8 "Natalya" [nome alterado a pedido da entrevistada], e-mail para a autora, 29 abr. 2021.

9 Forst, J. "Study finds women at greater risk of depression, anxiety after hysterectomy". *Mayo Clinic News Network*, 4 set. 2019. Disponível em: http://newsnetwork.mayoclinic.org/discussion/study-finds-women-at-greater-risk-of-depression-anxiety-after-hysterectomy/.

10 *Hysterectomy – Recovery*, NHS. Disponível em: http:www.nhs.uk/conditions/hysterectomy/recovery/.

11 The University of Arizona. Disponível em: http://www.arizona.edu/about.

12 Koebele, S. V. et al. "Hysterectomy Uniquely Impacts Spatial Memory in a Rat Model: A Role for the Nonpregnant Uterus in Cognitive Processes". *Endocrinology*, 160/1 (1º jan. 2019), p. 1-19.

13 Enders, G. *Gut: The Inside Story of Our Body's Most Underrated Organ* (Revised Edition) (Londres: Scribe, 2017).

14 Corona, L. E. et al. "Use of other treatments before hysterectomy for benign conditions in a statewide hospital collaborative". *American Journal of Obstetrics and Gynecology*, 212/3 (mar. 2015), p. 304.e1-7.

15 "Nearly One in Five Women Who Undergo Hysterectomy May Not Need the Procedure". *Elsevier*, 6 jan. 2015. Disponível em: http://www.

elsevier.com/about/press-releases/archive/research-and-journals/nearly--one-in-five-women-who-undergo-hysterectomy-may-not-need-the--procedure.

16 World Professional Association for Transgender Health, *Standards of Care for the Health of Transsexual, Transgender, and Gender Nonconforming People*, 7. versão, 2012. Disponível em: http://www.wpath.org/publications/soc.

17 Nolan, I. T.; Kuhner, C. J.; Dy, G. W. "Demographic and temporal trends in transgender identities and gender confirming surgery". *Translational Andrology and Urology*, 8/3 (2019), p. 184-90.

18 James, S. E. et al. *The Report of the 2015 U.S. Transgender Survey* (Washington, DC: National Center for Transgender Equality, 2016).

19 *The Oprah Winfrey Show*, 15 abr. 2008.

20 Parsons, V. "Academic says pregnancy is 'masculine' as it's revealed 22 transgender men gave birth in Australia last year". *Pink News*, 15 ago. 2019. Disponível em: http://www.pinknews.co.uk/2019/08/15/22-transgender-men-gave-birth-in-australia-last-year-pregnancy/.

21 Pearce, R. *Understanding Trans Health* (Bristol: Policy Press, 2018), p. 27.

22 Women and Equalities Committee, House of Commons, *Oral Evidence: Reform of the Gender Recognition Act HC129*, 12 maio 2021. Disponível em: http://committees.parliament.uk/oralevidence/2177/html/.

REPRODUCÍDIO: DIREITOS E INJUSTIÇAS

1 Lamb, C. *Our Bodies, Their Battlefield* (Londres: William Collins, 2021).

2 Zhang, S. "J. Marion Sims: the Gynecologist Who Experimented on Slaves". *The Atlantic* (18 abr. 2018).

3 Sims, J. M. (Ed.: Marion-Sims, H.). *The story of my life* (Nova York: D. Appleton and Company, 1884). Disponível em: http://babel.hathitrust.org/cgi/pt?id=hvd.32044013687306&view=1up&seq=9&skin=2021.

4 Ojanuga, D. "The medical ethics of 'the father of gynaecology', Dr J. Marion Sims". *Journal of Medical Ethics*, 19 (1993), p. 28-31.

5 Galton, F. *Hereditary Genius: An Inquiry into its Laws and Consequences* (Londres: Macmillan & Co. London, 1869).

6 Antonios, N.; Raup, C. "Buck v. Bell (1927)". *The Embryo Project Encyclopedia*, 1º jan. 2012. Disponível em: http://www.embryo.asu.edu/pages/buck-v-bell-1927.

7 Cohen, A. *Imbeciles: The Supreme Court, American Eugenics, and the Sterilization of Carrie Buck* (Nova York: Penguin Press, 2016), p. 24.

8 U.S. Supreme Court. "BUCK v. BELL, Superintendent of State Colony Epileptics and Feeble Minded", 1927. Disponível em: http://www.law.cornell.edu/supremecourt/text/274/200.

9 Cynkar, R. J. "Buck v. Bell: 'Felt Necessities' v. Fundamental Values?". *Columbia Law Review*, 81/7 (1981), p. 1418-61.

10 U.S. Supreme Court, *op. cit.*

11 Lombardo, P. Transcrição de "The rape of Carrie Buck". *Cold Spring Harbour Laboratory DNA Learning Center*, 2020. Disponível em: http://dnalc.cshl.edu/view/15234/The-rape-of-Carrie-Buck--Paul-Lombardo.html.

12 Black, E. "Eugenics and the Nazis – the California connection". *SFgate*, 9 set. 2003. Disponível em: http://www.sfgate.com/opinion/article/Eugenics-and-the-Nazis-the-California-2549771.php.

13 Hitler, A. *Mein Kampf*, 1924, citado na referência anterior.

14 Black, E. Idem.

15 Clauberg, C., carta para Himmler, H., em 7 jun. 1943, de "Nazi Letters on Sterilization", *Remember.org*. Disponível em: http://remember.org/witness/links-let-ster.

16 Idem.

17 Benedict, S.; Georges, J. "Nurses and the sterilization experiments of Auschwitz: A postmodernist perspective". *Nursing Inquiry*, 13/4 (dez. 2006), p. 277-88.

18 U.S. Supreme Court. "SKINNER v. STATE OF OKLAHOMA ex rel. WILLIAMSON, Atty. Gen. of Oklahoma", 1942. Disponível em: http://www.law.cornell.edu/supremecourt/text/316/535.

19 Sebring, S. "Sterilization – japanese american women". *Mississippi Appendectomy*, 25 nov. 2007. Disponível em: http:mississippiappendectomy.wordpress.com/2007/11/25/sterilization-japanese-american-women/.

20 Garcia, S. "8 Shocking Facts About Sterilization in U. S. History". *Mic*, 7 out. 2013. Disponível em: http:www.mic.com/articles/53723/8-shocking-facts-about-sterilization-in-u-s-history.

21 "Fannie Lou Hamer", *PBS: American Experience*. Disponível em: http://www.pbs.org/wgbh/americanexperience/features/freedomsummer-hamer/.

22 Ross, L. J.; Solinger, R. *Reproductive Justice* (Berkeley: University of California Press, 2017), p. 50-1.

23 Brown, T. B. "Who are the Confederate Men Memorialized With Statues?". *NPR*, 18 ago. 2017. Disponível em: http://www.npr.org/2017/08/18/543626600/who-are-the-confederate-men-memorialized-with-statues?t=1638887435968.

24 Heim, J. "How is slavery taught in America? Schools struggle to teach it well". *The Washington Post* (28 ago. 2019).

25 *Jefferson Davis Memorial State Historic Site*, Department of Natural Resources Division, George State Parks. Disponível em: http://www.gastateparks.org/jeffersondavismemorial.

26 Câmara dos Deputados, 104º Congresso norte-americano, 2ª sessão, "Illegal Immigration Reform and Immigrant Responsibility Act of 1996", 24 set. 1996. Disponível em: http://www.congress.gov/104/crpt/hrpt828/CRPT-104hrpt828.pdf.

27 *Oldaker v. Giles*, District Court, M. D. Geórgia, 4 ago. 2021. Disponível em: http://casetext.com/case/oldaker-v-giles.

28 *Imprisoned Justice*, Project South. Jun. 2017. Disponível em: http://projectsouth.org/wp-content/uploads/2017/06/Imprisoned_Justice_Report-1.pdf.

29 *Complaint Re: Lack of Medical Care, Unsafe Work Practices, and Absence of Adequate Protection Against COVID-19 for Detained Immigrants and Employees Alike at the Irwin County Detention Center*, Project South, 14 set. 2020. Disponível em: http://www.projectsouth.org/wp-content/uploads/2020/09/OIG-ICDC-Complaint-1.pdf.

30 Idem.

31 *We Stand With Mahendra Amin*, Facebook. Disponível em: http://www.facebook.com/We-Stand-With-Mahendra-Amin-109571914226828/.

32 Merchant, N. "Migrant women to no longer see doctor accused of misconduct". *APNews.com* (Associated Press), 22 set. 2020. Disponível em: http://apnews.com/article/georgia-archive-immigration-f3b1007a9d2ef3cb6d2bd410673eae83.

33 *Belly of the Beast*, ITVS e Idlewild Films, 2020.

34 Cohn, E., e-mail enviado para a autora, 20 maio 2021.

35 "Czech Republic: Hard won justice for women survivors of unlawful sterilization". *Amnesty International*, 22 jul. 2021. Disponível em: http://www.amnesty.org/en/latest/news/2021/07/czech-republic-hard-won-justice-for-women-survivors-of-unlawful-sterilization/.

36 "China cuts Uighur births with IUDs, abortion, sterilization". *APNews.com* (Associated Press), 29 jun. 2020. Disponível em: http://apnews.com/article/ap-top-news-international-news-weekend-reads-china-health-269b3de1af34e17c1941a514f78d764c.

37 Ross, L. "Conceptualizing Reproductive Theory: A Manifesto for Activism". In: Ross, L. et al. (Eds.), *Radical Reproductive Justice: Foundation, Theory, Practice, Critique*. (Nova York: The Feminist Press, 2017), eBook location 3506.

38 Idem.

39 A tradução livre da citação exata de Martin Luther King Jr., de uma palestra dada na Catedral Nacional de Washington, D.C., em 31 de março de 1968, é: "Nós vamos vencer, porque o arco da moralidade universal é longo, mas tende em direção à justiça". Disponível em: http://www.youtube.com/watch?v=AFbt7cO30jQ.

40 Shahshahani, A., post no Twitter em 20 maio 2021. Disponível em: http://twitter.com/ashahshahani/status/1395378848498339840.

FUTURO: INOVAÇÃO E AUTONOMIA

1 Brännström, M.; Johannesson, L.; Bokström, H. et al. "Livebirth after uterus transplantation". *The Lancet*, 385 (2015), p. 607-16.

2 Brännström, M. et al. "Live birth after robotic-assisted live donor uterus transplantation". *Acta Obstetricia Gynecologica Scandinavica*, 99/9 (set. 2020), p. 1222-9.

3 Brännström, M. "The Swedish uterus transplantation project: the story behind the Swedish uterus transplantation Project". *Acta Obstetricia Gynecologica Scandinavica*, 94 (2015), p. 675-9.

4 TEDx Talks. "The world's first uterus transplantation from mother to daughter: Mats Brännström at TEDxGöteborg", 27 dez. 2013. Disponível em: http://www.youtube.com/watch?v=60AJPw--qwk.

5 Idem.

6 Idem.

7 Murphy, T. F. "Assisted gestation and transgender women". *Bioethics*, 29/6 (2015), p. 389-97.

8 Eraslan, S.; Hamernik, R. J.; Hardy, J. D. "Replantation of uterus and ovaries in dogs, with successful pregnancy". *Archives of Surgery*, 92/1 (1966), p. 9-12.

9 Brännström, M. "Uterus transplantation". *Current Opinion in Organ Transplantation*, 20 (2015), p. 621-8.

10 Idem.

11 Thomasy, H. "Scientists Think a Lab-Grown Uterus Could Help Fight Infertility". *Future Human*, 3 fev. 2021. Disponível em: http://futurehuman.medium.com/scientists-think-a-lab-grown-uterus-could-help-fight-infertility-e263ab2e397d.

12 Magalhães, R. S. et al. "A tissue-engineered uterus supports live births in rabbits". *Nature Biotechnology*, 38 (2020), p. 1280-7.

13 Partridge, E. et al. "An extra-uterine system to physiologically support the extreme premature lamb". *Nature Communications*, 8 (2017), 15112.

14 Huxley, A. *Brave New World* [Admirável Mundo Novo] (Londres: Chatto & Windus, 1932).

15 Kingma, K.; Finn, S. "Neonatal incubator or artificial womb? Distinguishing ectogestation and ectogenesis using the metaphysics of pregnancy". *Bioethics*, 34/4 (5 abr. 2020), p. 354-63.

16 Begović, D. et al. "Reviewing the womb". *Journal of Medical Ethics*, 47 (2021), p. 820-9.

17 Oelhafen, S. et al. "Informal coercion during childbirth: risk factors and prevalence estimates from a nationwide survey of women in Switzerland". *BMC Pregnancy and Childbirth*, 21 (2021), p. 369.

18 Jeffay, N. "In breakthrough, Israelis grow hundreds of mouse embryos in artificial wombs". *The Times of Israel*, 17 mar. 2021.
19 Aguilera-Castrejon, A. et al. "Ex utero mouse embryogenesis from pre-gastrulation to late organogenesis". *Nature*, 593 (2021), p. 119-24.
20 Kantor, W. G. "Woman Gave Birth Via Uterus Transplant". *People*, 13 fev. 2020.
21 Gobrecht, J., post no Instagram, 17 nov. 2020.
22 Stewart, C. "Number of deceased organ transplants in the UK 2020/21, by organ donated". *Statista*, 28 jul. 2021. Disponível em: http://www.statista.com/statistics/380145/number-of-organ-transplants-by-organ-donated-in-uk/.
23 *Transplant Safety*, Centers for Disease Control and Prevention. Disponível em: http://www.cdc.gov/transplantsafety/overview/key-facts.html.
24 Syrtash, A. *Pregnantish podcast*. Apple Podcasts, 23 dez. 2020. Disponível em: http://podcasts.apple.com/gb/podcast/meet-the-3rd-person-in-the-world-to-have-a/id1461336652?i=1000503354444.
25 Caplan, A. L. et al. "Moving the womb". *Hastings Center Report*, 37/3 (maio–jun. 2007), p. 18-20.
26 *Pregnantish*, 2020.
27 Heti, S. *Motherhood* (Londres: Vintage, 2019), p. 44.
28 Jones, B. P. et al. "Uterine transplantation in transgender women". *British Journal of Obstetrics and Gynaecology*, 126/2 (2019), p. 152.
29 "The harms of denying a woman a wanted abortion". *Advancing New Standards in Reproductive Health (ANSIRH) at University of California San Francisco (UCSF)*, 16 abr. 2020. Disponível em: http://www.ansirh.org/sites/default/files/publications/files/the_harms_of_denying_a_woman_a_wanted_abortion_4-16-2020.pdf.
30 *Abortion factsheet*, Organização Mundial da Saúde, 2022. Disponível em: http://www.who.int/health-topics/abortion#tab=tab_1.
31 Lale, S. et al. "Global causes of maternal death: a WHO systematic analysis". *Lancet Global Health*, 2/6 (2014), p. e323-e333.
32 *Abortion*, Organização Mundial da Saúde, 25 nov. 2021. Disponível em: http://www.who.int/news-room/fact-sheets/detail/abortion.

33 Idem.

34 Health Information and Quality Authority, *Investigation into the safety, quality and standards of services provided by the Health Service Executive to patients, including pregnant women, at risk of clinical deterioration, including those provided in University Hospital Galway, and as reflected in the care and treatment provided to Savita Halappanavar*, 7 out. 2013. Disponível em: http://www.hiqa.ie/sites/default/files/2017-01/Patient-Safety--Investigation-UHG.pdf.

35 "Czestochowa. Agnieszka, 37, died in the hospital. Family: decaying bodies of unborn sons were left in it, the hospital's statement". *Polish News*, 26 jan. 2022. Disponível em: http://polishnews.co.uk/czestochowa-agnieszka-37-died-in-the-hospital-family-decaying-bodies-of--unborn-sons-were-left-in-it-the-hospitals-statement/.

36 Legislatura do Texas, S.B. n. 8, aprovada em 1º set. 2021. Disponível em: http://capitol.texas.gov/tlodocs/87R/billtext/pdf/SB00008F.pdf.

37 Society for Maternal-Fetal Medicine. *Advocacy Action Center*. Disponível em: http://www.smfm.org/advocacy/vv?vsrc=%2fcampaigns%-2f86901%2frespond.

38 Guttmacher Institute. *State Bans on Abortion Throughout Pregnancy*, 1º jan. 2022. Disponível em: http://guttmacher.org/state-policy/explore/state-policies-later-abortions.

39 Guttmacher Institute. *Abortion Policy in the Absence of Roe*, 13 jan. 2022. Disponível em: http://www.guttmacher.org/state-policy/explore/abortion-policy-absence-roe.

40 Alito, S., Suprema Corte dos EUA. *Dobbs, State Health Officer of the Mississippi Department of Health, et al. v. Jackson Women's Health Organization et al.*, 24 jun. 2022. Disponível em: https:www.supremecourt.gov/ opinions/21pdf/19–1392_6j37.pdf

41 Guttmacher Institute. *"Choose Life" License Plates*, 1º jan. 2022. Disponível em: http://www.guttmacher.org/state-policy/explore/choose-life--license-plates.

42 Atwood, M., introdução a "The Network", citada por Pires, C., *Guardian*, 19 fev. 2022, p. 29.

43 UNFPA, *My Body is My Own: Claiming the Right to Autonomy and Self-Determination*, 2021. Disponível em: http://unfpa.org/SOWP-2021.

44 Idem.

Editora Planeta Brasil | 20 ANOS

Acreditamos nos livros

Este livro foi composto em Dante MT Std e impresso
pela Geográfica para a Editora Planeta do Brasil
em maio de 2023.